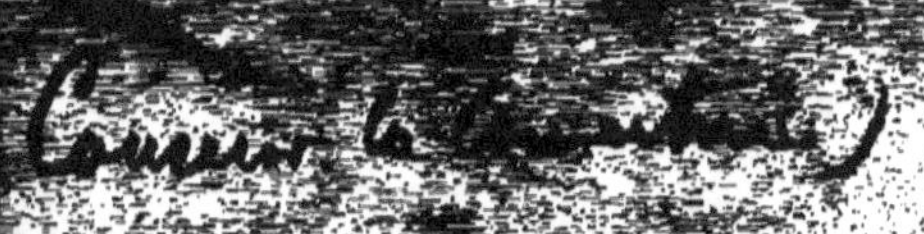

CONFÉRENCES DE THÉRAPEUTIQUE DE L'HÔPITAL COCHIN
1885-1886

L'HYGIÈNE ALIMENTAIRE

ALIMENTS, ALIMENTATION
RÉGIME ALIMENTAIRE DANS LES MALADIES

PAR

LE DOCTEUR DUJARDIN-BEAUMETZ
Membre de l'Académie de médecine
et du Conseil d'hygiène et de salubrité de la Seine
médecin de l'hôpital Cochin

AVEC FIGURES DANS LE TEXTE
ET UNE PLANCHE CHROMOLITHOGRAPHIÉE

DEUXIÈME ÉDITION REVUE, CORRIGÉE ET AUGMENTÉE

PARIS
OCTAVE DOIN,
8, PLACE DE L'ODÉON
1889

L'HYGIÈNE ALIMENTAIRE

PARIS. — TYPOGRAPHIE A. HENNUYER, RUE DARCET, 7.

CONFÉRENCES DE THÉRAPEUTIQUE DE L'HOPITAL COCHIN
1885-1886

L'HYGIÈNE ALIMENTAIRE

ALIMENTS, ALIMENTATION
RÉGIME ALIMENTAIRE DANS LES MALADIES

PAR

LE DOCTEUR DUJARDIN-BEAUMETZ
Membre de l'Académie de médecine
et du Conseil d'hygiène et de salubrité de la Seine
médecin de l'hôpital Cochin.

AVEC FIGURES DANS LE TEXTE
ET UNE PLANCHE CHROMOLITHOGRAPHIÉE

DEUXIÈME ÉDITION REVUE, CORRIGÉE ET AUGMENTÉE

PARIS
OCTAVE DOIN, ÉDITEUR
8, PLACE DE L'ODÉON, 8
—
1889

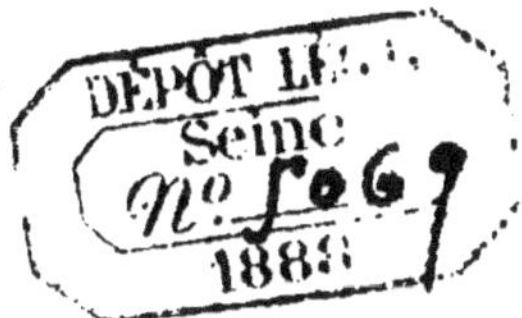

PRÉFACE

DE LA PREMIÈRE ÉDITION

L'accueil si empressé que le public médical a fait à la première série de mes conférences de thérapeutique professées à l'hôpital Cochin sur les nouvelles médications m'enhardit à faire paraître cette seconde série, qui porte cette fois sur l'hygiène alimentaire.

J'ai pensé qu'il était utile de montrer aux élèves et aux praticiens que si la thérapeutique proprement dite fait chaque jour, par la découverte de nouveaux médicaments, des progrès extraordinairement rapides, il ne fallait pas abandonner pour cela les moyens que l'hygiène met à notre disposition pour la cure des maladies.

Cette hygiène thérapeutique joue, en effet, un rôle prépondérant dans la plupart de nos médications, et malheureusement le médecin, séduit par l'activité des remèdes qu'il ordonne, oublie de formuler, avec la même rigueur qu'il a mise à faire ses prescriptions pharmaceutiques, ce qui a trait à la diététique.

J'ai voulu m'élever contre cet oubli et dans ces leçons sur l'hygiène alimentaire j'ai montré tout le parti que l'on pouvait tirer de cette hygiène pour la cure et le traitement d'un grand nombre d'affections. Je me suis efforcé d'établir ce régime alimentaire sur des bases aussi scientifiques que possible, et c'est toujours guidé par la chimie biologique, la physiologie expérimentale, et surtout la zootechnie, que j'ai formulé les préceptes qui doivent guider le médecin dans ses prescriptions bromatologiques.

Dans une autre série de leçons, je me propose de compléter ce sujet en étudiant les autres agents que l'hygiène fournit à la thérapeutique, tels que l'aérothérapie, la balnéothérapie, la gymnastique, etc.

J'avoue que c'est avec un certain plaisir et un vif intérêt que j'ai fait ces leçons sur l'hygiène alimentaire ; j'ose espérer que le lecteur y trouvera et le même plaisir et le même intérêt ; en tout cas, il puisera dans ces conférences, j'en suis persuadé, des documents utiles dont il pourra faire chaque jour des applications dans sa pratique.

Dujardin-Beaumetz.

15 octobre 1886.

PRÉFACE

DE LA DEUXIÈME ÉDITION

Je publie aujourd'hui une seconde édition de mon *Hygiène alimentaire;* sauf les corrections nombreuses de typographie que j'ai dû faire pour cette seconde édition, je n'ai rien modifié à la forme et à la teneur de ces conférences.

Seulement, j'ai fait quelques additions au régime alimentaire des diabétiques en parlant du pain de soya et surtout de la saccharine ; j'ai aussi complété ce qui a trait à la diététique des affections de l'estomac en signalant les récents travaux sur l'acidité du suc gastrique comme moyen de diagnostic de ces maladies.

Ces conférences sur l'hygiène alimentaire ont été complétées par la publication faite il y a peu de temps de mes leçons sur l'hygiène thérapeutique, et, cette année, je consacre mon cours à l'hygiène prophylactique. On aura ainsi dans ces trois volumes toutes les notions que le médecin peut tirer de l'hygiène pour la cure des maladies.

Il me reste en terminant à remercier le public médical de sa bienveillance et en particulier les nombreux traducteurs qui ont fait connaître mon enseignement à l'étranger ; c'est ainsi que j'adresse l'expression de ma gratitude au docteur Hurd, de Newburyport, qui a traduit mes leçons pour les États-Unis ; au docteur Dobieszewski, qui les a traduites en polonais ; au docteur Santoliquido, qui les a fait connaître au public médical italien, et au professeur Semmola, qui a bien voulu faire une introduction à cette traduction ; au docteur Rébolès y Campos, qui a mis tant de soin à la translation de ces conférences en langue espagnole, et enfin, au docteur Bogomoloff, qui a publié ces conférences sur l'hygiène alimentaire en russe.

DUJARDIN-BEAUMETZ.

Juillet 1888.

SOMMAIRE DES CONFÉRENCES

I. De l'hygiène thérapeutique...... 1

II. Des principes alimentaires primordiaux........... . 15

III. Des aliments complets et du régime lacté... 33

IV. Des aliments azotés........................ 51

V. Des aliments végétaux et des aliments gras.......... .. 71

VI. Des boissons................................... 91

VII. De la ration alimentaire.............. 115

VIII. Du régime insuffisant et du régime alimentaire dans l'obésité... 131

IX. Du régime surabondant et de la suralimentation 149

X. Du régime alimentaire dans la goutte et dans les gravelles urinaire et hépatique........................ 163

XI. Du régime alimentaire dans le diabète........... ... 175

XII. Du régime alimentaire dans l'albuminurie............. 191

XIII. Considérations générales sur le régime alimentaire dans les maladies de l'estomac........................ 201

XIV. Du régime alimentaire spécial des maladies de l'estomac et de l'intestin................................ 213

XV. Du régime alimentaire dans les maladies fébriles....... 223

HYGIÈNE ALIMENTAIRE

PREMIÈRE CONFÉRENCE

DE L'HYGIÈNE ALIMENTAIRE

MESSIEURS,

A l'origine, l'homme n'avait pour combattre les maladies que quelques moyens hygiéniques bien restreints, et au seuil de l'histoire du genre humain, la médecine devait consister dans l'administration de quelques boissons, dans l'application de la chaleur et du massage, car l'homme, ignorant les propriétés médicinales des végétaux qui l'entouraient, ne pouvait en user; bien ou mal comprise, l'homme préhistorique ne devait faire que de l'hygiène thérapeutique. Nous en avons une preuve certaine en observant ce qui se passe aujourd'hui dans les peuplades qui vivent encore à notre époque comme vivaient autrefois les individus de l'âge de pierre.

Période préhistorique.

Voyez les habitants de la Terre de Feu; grâce aux indications qui nous ont été fournies par notre ami, le docteur Hyades, qui a passé un an dans cette île, nous savons que le Fuégien, pour combattre les diverses maladies, n'emploie que les moyens suivants : le massage, quelques bains de vapeur qu'il obtient en plaçant le malade sous des couvertures où du feu est allumé, et des bains froids que toute nouvelle accouchée doit prendre immédiatement après la parturition. Voilà en quoi se résume la thérapeutique de ces hommes primitifs.

Ils pourraient utiliser cependant quelques plantes médicinales qui poussent dans la contrée, mais ils ne le font point, ignorant leurs vertus curatives. Seulement, aux derniers moments de l'agonie, par un sentiment de commisération plutôt que par un sentiment de cruauté, ils terminent cette scène pénible en étouffant le malade.

A mesure que l'homme s'est élevé par la civilisation, nous voyons les moyens hygiéniques et thérapeutiques se perfectionner. Pour nous, issus de la branche indo-européenne, c'est chez les Hindous que nous devons trouver les premiers éléments de cette thérapeutique hygiénique. Avec le peuple hindou, l'hygiène thérapeutique prend un caractère religieux, caractère qu'elle gardera pendant de longs siècles.

Période hindoue.

C'est dans les livres sacrés de l'Inde, dans les *Védas*, et en particulier dans le *Rig-Véda* et le *Code de Manou*, que l'on trouve les préceptes de cette hygiène religieuse. Des dieux protecteurs de la médecine, les *Aswins*, président à tout ce qui a trait à la santé. C'est à eux que l'on s'adresse pour combattre les maladies et pour vous montrer le rôle important que l'on attribue à l'air et à l'eau dans la thérapeutique, je ne saurais mieux faire que de vous citer quelques passages d'un hymne sacré de ce *Rig-Véda*. Cet hymne s'adresse au *Viswadevas*.

« O Dieu, l'homme chancelle ; ô Dieu, vous le dirigez. O Dieu, l'homme commet des fautes ; ô Dieu, vous le rendez à la vie.

« Deux vents soufflent ; l'un de la mer, l'autre du continent lointain. Que le souffle de l'un te donne la force ; que le souffle de l'autre emporte le mal.

« O vent, apporte le remède ; ô vent, dissipe le mal. Tu possèdes tous les médicaments ; tu es l'envoyé des Dieux.

« Le vent parle : « Je viens à toi avec le bonheur et la santé ; « je t'apporte la force et la beauté, j'emporte la maladie. »

« Les ondes sont salutaires ; les ondes repoussent la maladie. Elles renferment toute espèce de remèdes ; qu'elles te donnent la guérison (1). »

En dehors de ces préceptes d'hygiène, la thérapeutique hindoue est surtout une thérapeutique de prières et d'offrandes adressées aux dieux. Cette thérapeutique n'offre rien de précis, c'est plutôt du fétichisme qu'un art véritable.

Hygiène de Moïse.

Il est un autre peuple qui devait imprimer à l'hygiène une impulsion beaucoup plus grande, en lui conservant son caractère religieux, c'est le peuple israélite, qui trouva, dans les tables de lois de Moïse, des préceptes hygiéniques qui sont encore appliqués de nos jours. Cette loi réglait l'alimentation, les soins de

---

(1) Voir Daremberg, *Recherches sur l'histoire de la médecine durant la période primitive de l'histoire des Hindous*, 3ᵉ série, p. 161, 342, 455, 1867.

propreté (1), les mesures d'aération qui faisaient l'homme pur ou impur selon qu'il observait rigoureusement ces règles, ou selon qu'il les négligeait.

Le Talmud, qui est, comme vous le savez, un commentaire de la loi de Moïse, insiste surtout très longuement sur l'hygiène de l'alimentation, sur celle des habitations et des vêtements, et enfin sur l'hygiène des organes générateurs. Pour l'alimentation, il recommande au sacrificateur qui tue les animaux, d'examiner avec soin les poumons, la rate, le foie, les intestins, et soutient que l'adhérence des poumons chez les animaux qu'on vient d'abattre doit les faire rejeter de l'alimentation. Devançant ainsi les prescriptions toutes modernes, les docteurs talmudistes repoussaient de l'alimentation les viandes tuberculeuses. Pour l'hygiène des habitations, il insiste sur la nécessité de détruire toutes les maisons où se seront développées des maladies contagieuses et celles qui seront malsaines. Enfin, pour l'hygiène des organes générateurs il séquestre la femme pendant la période menstruelle, et le Lévitique s'exprime ainsi : « *Mulier quæ, redeunte mense, patitur fluxum sanguinis, septem diebus separabitur* » (2).

L'Egypte continua la pratique hindoue, et fit surtout de la médecine sacerdotale, médecine qui se composait exclusivement de soins hygiéniques, et dont les bains, la gymnastique, le massage, les exercices du corps faisaient presque tous les frais ; et si l'on y joint l'usage de quelques purgatifs, on aura l'ensemble très restreint des moyens dont on disposait pour combattre les maladies. Le tout était dirigé par des lois et des décrets qui fixaient les époques où chacun de ces moyens devait être appliqué.

Période égyptienne.

Mais le peuple de l'antiquité qui devait pousser le plus loin ces préceptes hygiéniques et en former un ensemble complet, c'est le peuple grec : il était poussé dans cette voie par son amour du beau sous toutes ses formes, qui lui a permis de créer ces chefs-d'œuvre impérissables, que nous n'avons encore pu égaler, et qui sont un objet d'admiration pour les générations passées, présentes et futures.

Période grecque.

Pour montrer l'union intime de la médecine et de l'hygiène, les Grecs firent, dans leur poétique mythologie, Hygie, la déesse

Esculape,

(1) Rabinowitz, *De la médecine dans les livres hébraïques.*

(2) Noël Guéneau de Mussy, *Étude sur l'hygiène de Moïse et des anciens israélites* (*Union médicale*, 1885).

de la santé, la fille ou la femme d'Esculape. D'ailleurs, l'élève du centaure Chiron n'avait à sa disposition que des moyens hygiéniques, et les prêtres qui servaient ses autels à Cos et à Epidaure, ne faisaient que de l'hygiène thérapeutique.

Ses temples, placés près du rivage de la mer dans les conditions les plus salubres, entourés de bois sacrés, élevés dans le voisinage de sources thermales ou d'eaux vives, offraient aux nombreux malades qui accouraient pour y chercher la santé, toutes les conditions hygiéniques désirables que nous recherchons de nos jours dans nos sanitaria. Exposés sur les marches du temple, soumis à un régime alimentaire spécial, heureusement influencés au point de vue moral par l'idée de la divinité présente et par les nombreuses plaques votives qui, accrochées aux murs du temple, montraient les innombrables guérisons obtenues en ce lieu, les malades se trouvaient dans les meilleures conditions pour guérir.

Ces moyens hygiéniques étaient les seuls dont disposaient les Asclépiades ; c'est à peine s'ils ajoutaient à cet ensemble de prescriptions, l'usage de quelques simples, et en particulier celui de l'hellébore, l'hygiène thérapeutique, comme vous le voyez, régnait ici en maîtresse absolue.

Puis, les Asclépiades se divisèrent bientôt en deux groupes ; les uns restèrent attachés au temple, gardant leur caractère sacerdotal : ce furent les Asclépiades sacrés ; les autres abandonnèrent les temples, et constituèrent les Asclépiades laïques, qui se mirent à parcourir les diverses parties de la Grèce et de l'Orient et prirent, à cause de leurs voyages, le nom de *Periodeutes*. C'est dans ce dernier groupe que doit être placé le fondateur de la médecine, le divin Hippocrate.

Hippocrate. Contemporain de Socrate et de toutes les illustrations du siècle de Périclès, Hippocrate (de Cos) a établi, le premier, les bases de la diététique dans les maladies, et dans l'ensemble des livres hippocratiques il nous a laissé deux chapitres qui ont été, pendant des siècles, le seul guide du médecin dans l'emploi des moyens hygiéniques pour le traitement des maladies.

Dans son livre consacré à l'étude des airs, des eaux et des lieux, pour montrer l'importance qu'il attache à ce chapitre sur l'hygiène, Hippocrate commence par ces mots : « Quiconque veut connaître la médecine à fond, ne doit pas ignorer le sujet dont je vais parler. »

Mais c'est surtout dans le livre intitulé : *le Régime dans les maladies*, qu'Hippocrate insiste sur l'hygiène thérapeutique. Il passe en revue les différents aliments, insiste sur les avantages et inconvénients du vin, et considère le vin blanc comme un excellent diurétique. Pour lui, l'ail est un stimulant et pousse aux urines, le fromage est échauffant, la lentille astringente. Pour les viandes, la viande de porc crue est nuisible, et il conseille surtout de manger cette viande froide. Pour le pain, celui qui est mal cuit donne lieu à du tympanisme; celui qui est trop chaud est d'une digestion difficile. Enfin, créateur de la balnéation dans les maladies aiguës, Hippocrate conseille de traiter les inflammations du poumon par les bains tièdes. Vous trouverez d'ailleurs dans l'ensemble de l'œuvre hippocratique d'innombrables citations se rapportant à l'hygiène thérapeutique.

Pendant longtemps les Asclépiades suivirent la doctrine du médecin de Cos, mais peu à peu elle s'altéra ; on substitua à l'hygiène des pratiques empiriques plus ou moins grossières, qui atteignirent leur apogée à l'école d'Alexandrie. Il résulta de cet empirisme grossier de tels abus, que bientôt on revint à la doctrine hippocratique, et le plus ardent réformateur en ce sens fut, à coup sûr, Asclépiade, de Pruse (en Bithynie).

Asclépiade repoussa toutes les drogues inutiles et dangereuses. Il voulut que par les soins seuls de l'hygiène et surtout par l'exercice on soutînt et ranimât le malade. Il recommanda particulièrement de surveiller les différents émonctoires de l'économie et spécialement la peau.

Les Romains prirent à la Grèce ses arts et ses médecins, et l'on a pu affirmer qu'il n'existait pas de médecins romains ; presque tous étaient Grecs et le plus grand nombre avaient été formés à l'école d'Alexandrie. Ces médecins ajoutèrent peu à la doctrine hippocratique.

Celse, dans son beau livre *De re medica*, consacre à l'hygiène, un long chapitre, c'est même le premier de cet ouvrage ; son livre premier est réservé aux préceptes hygiéniques que doivent suivre les personnes robustes pour conserver la santé; puis, dans d'autres chapitres, il trace les règles de la diète en été et de la diète en automne et montre que ces règles sont variables non seulement avec la saison de l'année, mais encore avec le tempérament et l'âge des personnes auxquelles on les applique.

A la même époque, c'est-à-dire au premier siècle de notre ère, lors du règne d'Auguste, on voit apparaître les premiers vestiges d'une pratique hygiénique, qui, renouvelée à notre époque, est une des armes les plus puissantes de l'hygiène thérapeutique ; je veux parler de l'emploi de l'eau froide dans le traitement des maladies aiguës. C'est Antonius Musa qui appliqua le premier ce moyen et guérit par l'usage de l'eau froide *intùs et extrà* l'empereur Auguste. Euphorbe, frère de Musa, continua les mêmes pratiques ; mais c'est Charmis (de Marseille), qui exerçait à Rome à la même époque, qui poussa le plus loin la méthode des bains froids appliqués à la cure de maladies, et Pline nous fait connaître que les vieux sénateurs romains, dociles aux ordonnances de Charmis, se laissaient saisir par le froid dans les bains ordonnés par ce médecin.

Galien.

Puis arrive Galien, qui devait résumer toute la pratique médicale de l'antiquité et servir de code aux générations qui allaient suivre. Dans son œuvre, il n'oublie pas l'hygiène thérapeutique, et dans son célèbre chapitre *de Sanitate tuendâ*, il montre l'influence de la qualité des aliments, de l'exercice et du repos, de la veille et du sommeil sur la marche des maladies. Seulement ces préceptes hygiéniques sont noyés au milieu d'un empirisme doctrinal qui en diminue considérablement la valeur.

Période
des Barbares.

A partir de ce moment, que l'on peut considérer comme l'apogée de la médecine grecque, tout va en déclinant et une nuit profonde se fait sur tout ce qui a trait à la médecine. Les barbares envahissent l'Italie et le monde entier ; la religion qui va conduire les peuples modernes vers une nouvelle civilisation, le christianisme, dirigera la médecine vers des voies nouvelles en abandonnant tout ce qui a trait à l'hygiène.

Les peuples de l'antiquité, admirateurs de la beauté physique, devaient mettre en usage tous les moyens hygiéniques qui permettaient d'atteindre cette perfection du corps, et leur idéal philosophique, religieux et social se résumait dans la formule suivante : l'âme d'un sage dans le corps d'un athlète.

S'adressant au contraire exclusivement à l'âme, le christianisme, dans son mysticisme fervent, devait repousser tous les soins qui s'appliquent au corps, cette enveloppe charnelle de l'âme, les considérant comme inutiles et superflus. Ces tendances furent si tenaces et si profondes, que nous voyons encore aujourd'hui des corporations religieuses pousser, aussi loin qu'il

est possible de l'imaginer, le mépris des soins les plus élémen-
taires de l'hygiène.

Les Arabistes, qui devaient recueillir la tradition de Galien, Période arabe.
ajoutèrent peu aux prescriptions hygiéniques du médecin de
Pergame et, laissant de côté ce qui a trait à l'hygiène thérapeutique, ils insistèrent beaucoup plus sur l'emploi des agents
pharmaceutiques.

Cependant nous trouvons dans l'œuvre de certains médecins
arabes des indications précieuses sur l'hygiène. C'est ainsi que
Harets ben Cadalah qui vivait au sixième siècle donnait les con-
seils suivants : « Ce qu'il y a de plus grave, disait-il, c'est d'introduire des aliments sur des aliments, autrement, de manger
quand on est rassasié. » Il proscrit l'usage des bains après le
repas, le coït à l'état d'ivresse, recommande de se bien couvrir
la nuit, de boire de l'eau de préférence et de n'user jamais de vin
pur. Les viandes salées et séchées, celles des jeunes animaux,
lui paraissent un mauvais aliment. Les fruits doivent être mangés
au commencement de leur saison et à leur propre époque. Si
une maladie survient, il faut la couper par tous les moyens convenables avant qn'elle ne prenne racine ; etc.

Tsabet ben Corra, autre médecin qui vivait au neuvième
siècle, ajoutait : « Ce qu'il y a de pire pour un vieillard, c'est
un bon cuisinier et une jeune femme. » Enfin vous trouverez
dans les ouvrages de Rhasès un grand nombre d'observations
qui ont trait à l'hygiène thérapeutique et parmi lesquelles je
ferai particulièrement la citation suivante : « Il ne faut pas
contrarier l'appétit des hommes bien portants ni celui des
malades » (1).

Il nous faut arriver à l'an 1100 pour voir, au milieu de ce chaos, École
de Salerne.
apparaître quelques médecins qui tendent à ramener la médecine
vers son origine, c'est-à-dire vers la pratique de l'hygiène thérapeutique, et cette tentative, on la doit tout entière à l'école de
Salerne.

Située sur les bords du golfe de Salerne, cette ville fut con-
quise par ces hardis Normands, qui, revenant des Croisades,
s'emparèrent, à la suite de Robert Guiscard, des Pouilles et de
la Calabre. Il s'y créa, sous la direction de Jean de Milan, une

(1) Bertherand, *Contribution des Arabes au progrès des sciences médicales. — Paris médical,* nᵒˢ 17, 18, 19, 1883.

école de médecine, qui jouit pendant longtemps d'une grande réputation. Cette école constituait un mélange assez étrange d'ecclésiastiques, de médecins et de femmes-médecins, dont l'histoire a gardé le nom et parmi lesquelles il faut citer Trotula, Abdalla, Mercuriade. Mais ce qui a fait surtout la réputation de cette école de Salerne, c'est l'ouvrage en vers léonins auquel on a donné divers noms ; que les uns ont appelé *Régime de santé de Salerne* ; les autres, *Fleurs de la médecine ;* les autres enfin, *Médecine de Salerne*.

Ces préceptes sont tous des préceptes hygiéniques. De nombreuses traductions ont été faites de cette école de Salerne : la plus curieuse, à coup sûr, est celle que je vous présente, et qui a été donnée, en 1661, par un médecin de Saint-Germain en Laye, Dufour de la Crespelière. Comme l'original, cette traduction est en vers.

Notre confrère était un joyeux rabelaisien, et l'on peut appliquer à sa traduction l'épithète moderne de *naturaliste*. Pour en juger, vous n'avez qu'à parcourir les vers qu'il consacre à l'inconvénient de la rétention des gaz dans l'intestin, et il termine ainsi ses commentaires :

> C'est pourquoi tout bon médecin
> Veut que le malade et le sain,
> Fasse canonner son derrière
> Pour mettre hors cette matière.

Et, plus haut, il résume son opinion dans les deux vers magistraux que voici :

> Et péter magnifiquement
> Peut faire vivre longuement.

Quinzième et seizième siècle.

Puis pendant de longs siècles l'ombre se fit sur cette hygiène thérapeutique. C'est à peine si quelques novateurs combattent l'empirisme grossier qui dirige alors l'art de guérir. C'est ainsi que nous voyons Mercurialis rappeler tous les avantages que les anciens tiraient de la gymnastique ; que Cornaro, dans son célèbre ouvrage sur l'*Art de vivre longtemps*, montra tous les bénéfices de la sobriété et du régime pour atteindre ce but. C'est ainsi que Sanctorius, par des études personnelles faites sur lui-même, mit en lumière le rôle considérable de la transpiration.

Mais toutes ces tentatives restèrent infructueuses, et la thérapeutique continua à suivre la route que lui avaient tracée les idées chémiatriques et iatro-mécaniciennes de l'époque. On abusa de plus en plus des drogues et l'on appliqua dans toute sa sévérité l'aphorisme : Aux grands maux les grands remèdes. Pour en juger, jetez les yeux sur ce journal si curieux de la santé du roi Louis XIV, tenu de 1647 à 1711 par les trois premiers médecins de Sa Majesté : Vallot, Daquin et Fagon, et vous y verrez notée chaque jour la quantité innombrable de purgations, de lavements, de saignées, de drogues, que l'on faisait supporter à ce malade. C'est la justification la plus complète de la critique de Molière, et les comptes de l'apothicaire Fleurant sont peu de chose en comparaison de la pratique médicale extravagante qui présidait alors à la santé de nos rois._Dix-septième siècle._

Les premières tentatives faites contre cet abus des drogues pharmaceutiques nous vinrent d'Angleterre. Sydenham, en ramenant les esprits à l'observation et à l'expérience, en montrant l'influence des constitutions atmosphériques sur la production des épidémies, imprima à la médecine une direction favorable à l'étude de l'hygiène. Mais ce fut surtout Gédéon Harvey, descendant du célèbre William Harvey, auquel on doit la découverte de la circulation, ce fut surtout, dis-je, Gédéon Harvey, médecin de Charles II et de Guillaume III d'Angleterre, qui poussa aussi loin que possible cette haine des médecines extravagantes dont on abreuvait les malades, et il proposa hardiment qu'on substituât l'art culinaire à l'art pharmaceutique dans le traitement des maladies._Dix-huitième siècle._

Ces idées furent soutenues en Allemagne, au dix-huitième siècle, par Stahl, qui, suivant les doctrines professées par Sydenham et Gédéon Harvey, soutint qu'un grand nombre de maladies évoluant normalement vers la guérison, les seuls soins de l'hygiène suffisaient à les guérir, et dans un ouvrage daté de 1730, et ayant pour titre l'*Art de guérir par l'expectation*, il exposa sa manière de voir à cet égard.

En France, ce fut surtout un médecin des jansénistes, Hecquet, doyen de la Faculté, qui adopta les idées de Gédéon Harvey et de Sydenham. Il combattit surtout les excès de nourriture et s'efforça de montrer que la plupart des maladies dépendaient d'infraction au régime alimentaire. Aussi recommande-t-il la diète sévère, le régime végétal et le lait, et il publie, en 1724, un traité d'hygiène appliquée à la thérapeutique, qui avait pour titre : *De infirmorum sanitate tuenda, vitâque producendâ.*

Période moderne.
Mais tous ces écrits du dix-huitième siècle étaient passés presque inaperçus, et il faut revenir à notre époque pour voir renaître l'hygiène thérapeutique. Trois hommes furent les promoteurs de cette rénovation; ce sont : Ribes, Fonssagrives et Bouchardat.

Ribes.
Ribes, professeur à l'Ecole de Montpellier, dans un volume que l'on peut encore consulter avec fruit, établit les bases de l'hygiène thérapeutique. Fonssagrives continua l'idée de Ribes (1), et, dans de nombreux ouvrages sur l'hygiène et en particulier dans son traité d'hygiène alimentaire, il montra ce que l'on pouvait attendre du régime envisagé comme moyen thérapeutique.

Fonssagrives.

Bouchardat.
Enfin, mon regretté maître Bouchardat, dont la science française pleure la mort récente, avait insisté longuement dans tous ses écrits sur cette hygiène thérapeutique, et je ne saurais mieux faire, pour montrer l'importance que Bouchardat donnait à l'hygiène thérapeutique, que de vous lire les phrases qui terminaient un article sur ce sujet :

« J'ai eu, dit-il, deux phases distinctes dans ma vie thérapeutique : j'ai consacré une partie de ma jeunesse à la thérapeutique pharmaceutique, et mon âge mûr aux recherches originales de thérapeutique hygiénique. En avançant dans la vie, les jeunes médecins verront comme moi que la pharmaceutique ne tient

---

(1) Ribes, *Traité d'hygiène thérapeutique ou application des moyens de l'hygiène au traitement des maladies.* — Fonssagrives, *Traité d'hygiène navale*, 2e édit., 1877. — *Hygiène alimentaire des malades, des convalescents et des valétudinaires ou du régime envisagé comme moyen thérapeutique*, 2e édition. Paris, 1867. — *Entretiens familiers sur l'hygiène*, 5e édition. Paris, 1870. — *Le Rôle des mères dans les maladies des enfants ou ce qu'elles doivent savoir pour seconder le médecin*, 2e édition. Paris, 1869. — *Education physique des filles ou avis aux mères et aux institutrices sur l'art de diriger leur santé et leur développement*, Paris, 1870. — *Education physique des garçons ou avis aux pères et aux instituteurs sur l'art de diriger leur santé et leur développement*, 2e édition. Paris. — *Livret maternel* pour prendre des notes sur la santé des enfants, Paris, 1869. — *La Maison*, étude d'hygiène et de bien-être domestiques, Paris, 1871. — *Hygiène et assainissement des villes*, Paris, 1874. — *Dictionnaire de la santé ou répertoire d'hygiène à l'usage des familles et des écoles*, Paris, 1874.

pas toutes ses promesses, et il reviendront bien souvent à l'emploi sagement dirigé des modificateurs hygiéniques. » On ne saurait dire plus juste ni plus vrai (1).

L'hygiène thérapeutique est donc, comme vous venez de le voir, cette partie des sciences médicales qui a pour objet de diriger l'emploi des modificateurs hygiéniques dans le traitement des maladies, d'en régler les conditions de manière à conduire le plus promptement et le plus sûrement possible au rétablissement de la santé. On donnait autrefois à cet ensemble de moyens le nom de *diététique*, mot que l'on a attribué depuis plus particulièrement à l'hygiène alimentaire.

Définition de l'hygiène thérapeutique.

Cette définition que j'emprunte à Bouchardat me paraît excellente. Elle permet d'établir les limites de l'hygiène thérapeutique. En effet, si l'on faisait entrer dans l'hygiène thérapeutique tous les moyens qui sont propres à conserver la santé, c'est l'hygiène tout entière qui serait ainsi comprise sous le nom d'*hygiène thérapeutique*. Ici, ce n'est plus à l'homme sain que l'on s'adresse, mais à l'homme malade ; et tous les moyens puisés dans l'hygiène qui seront appliqués à la cure de la maladie rentreront dans le sujet qui nous occupe aujourd'hui. Nous éloignerons même de ce sujet tout ce qui a trait à ce que l'on décrit aujourd'hui sous le nom de *traitement prophylactique*, traitement qui, vous le savez, est un traitement absolument hygiénique. Mais, dans ce cas, les individus auxquels il s'adresse sont sains, tandis qu'au contraire, je ne saurais trop le répéter, l'hygiène thérapeutique ne comprend que les moyens propres non pas à prévenir la maladie, mais à combattre celle-ci lorsqu'elle s'est déclarée. Je laisserai donc de côté tout ce qui a trait à l'hygiène internationale, aux cordons sanitaires, aux quarantaines, à l'hygiène urbaine, etc., etc., en un mot, à tous ces moyens qui jouent un rôle considérable dans la prophylaxie des maladies contagieuses et infectieuses, mais ne font pas partie de l'hygiène thérapeutique proprement dite.

Limites de l'hygiène thérapeutique.

Il ne faudrait pas, messieurs, que vous puissiez confondre dans votre esprit la médecine expectante ou expectation avec l'hygiène thérapeutique. La médecine expectante est une négation, c'est le respect de la maladie, tandis qu'au contraire l'hygiène thérapeu-

(1) Bouchardat, *Considérations générales sur l'hygiène thérapeutique* (*Bull. de thér.*, 1874, t. LXXXVII, p. 145).

tique prétend agir activement et sûrement dans le traitement des maladies, et nous pouvons dire qu'il existe un grand nombre d'affections pour lesquelles toute la thérapeutique se résume en une hygiène bien entendue.

Voyez les affections de l'estomac et en particulier l'ulcère de cet organe, le régime lacté n'est-il pas le seul agent curatif de cette affection? La glycosurie n'est modifiée dans un sens favorable que par le régime alimentaire et par les exercices musculaires; pour l'albuminurie, avons-nous d'autres armes actives que le régime? La thérapeutique de la première enfance n'est en grande partie qu'une thérapeutique hygiénique et dans ces êtres frêles et délicats les maladies résultant le plus souvent d'infractions aux règles de l'hygiène, ne trouvent leur cure que par l'application rigoureuse des préceptes d'une saine hygiène.

D'ailleurs, les belles découvertes de Pasteur, et celles plus récentes de mon ami le professeur Armand Gautier, donnent à cette question de l'hygiène thérapeutique une importance capitale. En nous montrant la nature vivante du contage dans les maladies virulentes et infectieuses, en nous signalant la présence de ces germes morbides dans l'air que nous respirons ou dans les eaux qui nous servent de boisson, Pasteur nous a donné une preuve éclatante de la nécessité de cette hygiène pour combattre les maladies.

Si les doctrines microbiennes ont bouleversé bien des points de la thérapeutique, elles ont, au contraire, servi de démonstration à l'utilité des pratiques hygiéniques. C'est surtout en modifiant le terrain et en le rendant pour ainsi dire stérile au développement des microbes, que nous pouvons combattre un grand nombre d'affections. Voyez, par exemple, la phthisie : sa contagion est admise par tous; Koch nous a montré la cause même de cette contagion. Nous connaissons la résistance énergique que présente le bacille tuberculeux aux agents antiseptiques ; nous n'ignorons pas que dans nos salles d'hôpital, par exemple, nous sommes entourés de micro-organismes tuberculeux. Pourquoi résistons-nous ? Parce que nous offrons un terrain impropre à la culture de ces proto-organismes, et pour créer ces milieux réfractaires, l'hygiène est une des armes les plus puissantes.

Les doctrines de Bouchard et de Gautier montrent aussi l'importance de la question qui nous occupe. La cellule vivante sécrète à chaque instant des produits toxiques que l'économie doit éliminer par ses différents émonctoires. Le rôle de l'hygiéniste est ici tout tracé, il doit favoriser les fonctions physiologiques de ces différents émonctoires, de manière à s'opposer à la rétention de ces produits morbides.

Ne croyez pas, messieurs, que je veuille suivre une route exclusive, et que j'abandonne les moyens pharmaceutiques dans le traitement des maladies. Je crois plus que jamais à l'utilité des médicaments. Mais je crois aussi que l'on oublie trop souvent qu'à côté de ces agents médicamenteux actifs, il en est d'autres d'une activité égale et qui sont entièrement puisés dans le domaine de l'hygiène. C'est sur l'ensemble de ces moyens que je désire appeler votre attention, et j'espère vous montrer dans la suite de ces leçons, l'utilité du sujet que je vais aborder.

Pour mener à bien notre œuvre, deux routes nous étaient tracées. Dans l'une, nous pouvions réunir les maladies des différents systèmes de l'économie, puis passer en revue les agents hygiéniques propres à la cure de ces maladies. Nous eussions ainsi étudié successivement l'hygiène des maladies du cœur, de celles du poumon, de l'estomac, etc., etc. L'autre voie consistait à examiner séparément chacun des grands agents hygiéniques : l'alimentation, l'aération, l'exercice, etc., etc., et à voir le rôle que chacun d'eux peut jouer dans la cure des maladies. C'est cette dernière méthode que j'ai adoptée. Elle me permet, en effet, d'étudier dans des considérations générales le rôle physiologique de chacun de ces grands agents hygiéniques et d'en faire découler d'une façon logique les applications cliniques et thérapeutiques. Dans les leçons qui vont suivre, je me propose donc d'étudier ainsi l'alimentation et ses applications à la cure des maladies.

Division
du sujet.

DEUXIÈME CONFÉRENCE

Messieurs,

La question du régime alimentaire que je veux aborder aujourd'hui devant vous est l'une des plus importantes de l'hygiène alimentaire, mais aussi c'est une des plus difficiles. J'ai donc besoin de toute votre bienveillance et de toute votre attention pour me suivre dans les développements dans lesquels je vais entrer.

Pour mettre de l'ordre et de la méthode dans ce vaste chapitre d'hygiène thérapeutique, je me propose d'étudier dans des leçons successives les différents points suivants : d'abord, les principes primordiaux des aliments, puis les aliments complets, ensuite les aliments complexes, et enfin les boissons. Une fois ces notions acquises, nous établirons les bases du régime alimentaire normal ; nous verrons après ce que produisent les régimes insuffisant, surabondant et exclusif, et les applications qu'en a faites la thérapeutique à la cure des maladies.

L'homme perd chaque jour une certaine quantité d'azote, de carbone, d'eau et de sels ; ces déperditions journalières, qui sont le résultat des différents actes de la nutrition, doivent trouver dans l'alimentation une compensation suffisante ; sans quoi l'homme dépérit, s'affaiblit et succombe. Cette quantité d'azote et de carbone a été calculée et nous savons qu'en vingt-quatre heures l'homme perd par les urines $15^g,5$ d'azote et dans les matières fécales, le mucus et les exhalaisons cutanées, $5^g,5$, ce qui représente un total de 20 grammes d'azote. Pour le carbone, ce chiffre s'élève à 310 grammes, dont 250 grammes par la respiration, 45 grammes par les reins, et 15 grammes par les exhalaisons, les excréments et le mucus. L'eau qui s'exhale par la respiration, par la transpiration et enfin par les urines, varie entre 2 000 et 3 000 grammes par jour. Enfin 30 grammes de matières salines sont aussi nécessaires chaque jour à la nutrition.

De l'aliment.   Nous donnerons le nom d'*aliment* à toute substance de quelque origine que ce soit qui, introduite dans l'organisme vivant, peut servir à la nutrition ; l'alimentation sera l'association méthodique et raisonnée de ces divers aliments.

Division des principes alimentaires.   Lorsqu'on embrasse d'un coup d'œil général les éléments primordiaux de tous ces aliments, on voit qu'ils peuvent se diviser en deux grandes classes : les principes organiques et les principes inorganiques. Ces deux grandes classes se subdivisent elles-mêmes en deux grands groupes : les principes organiques en principes azotés et principes non azotés ; les principes inorganiques en éléments salins et en un second groupe qui comprend l'eau. Examinons plus attentivement chacun de ces groupes.

Les principes azotés comprennent trois classes : les substances albuminoïdes proprement dites, les substances gélatinigènes ou non protéiques ; enfin la troisième classe renfermerait certains alcaloïdes, soit végétaux, soit animaux, que nous trouvons dans nos aliments. Les principes organiques non azotés se subdivisent en deux groupes : les graisses neutres et les hydrates de carbone.

Le tableau ci-après vous donne l'ensemble de ces différents principes alimentaires primordiaux.

PRINCIPES ALIMENTAIRES PRIMORDIAUX.

PRINCIPES ORGANIQUES.	Principes azotés.	Principes albuminoïdes ou protéiques.	Fibrine. Albumine. Glutine. Caséine. Légumine.
		Substances gélatinigènes ou non protéiques.	Chondrine. Osséine. Gélatine. Colle de poisson. Cartilage, etc.
		Alcaloïdes.	Théobromine. Caféine. Théine. Matéine, etc.
	Principes non azotés.	Hydrate de carbone.	Amidon. Sucre. Gomme.
		Graisses neutres.	Beurre. Graisse. Huile.

<table>
<tr><td rowspan="2">PRINCIPES
INORGANIQUES.</td><td>Sels.</td><td>Chlorures.
Carbonates.
Phosphates.
Lactates.</td><td>Soude.
Chaux.
Potasse.</td></tr>
<tr><td>Eau.</td><td></td><td></td></tr>
</table>

Passons en revue maintenant chacune de ces subdivisions.

· Les substances albuminoïdes proprement dites ou protéiques constituent la base des aliments azotés. Ce sont : la fibrine, l'albumine, la caséine, la légumine, etc., etc. Elles correspondent toutes à une formule générale dont la notation atomique n'est pas encore fixée, mais que les récents travaux de Sterry Hunt, Schützenberger, Paul Thénard, considèrent comme de la cellulose unie à l'ammoniaque moins de l'eau, ce qui est représenté par la formule suivante :

Des substances albuminoïdes.

$$C^{32}H^{17}Az^3O^4 = 2(C^{16}H^{10}O^5) + 3AzH^3 - 6H^2O.$$
$$\text{Albuminoïde} = \text{cellulose} + \text{ammoniaque} - \text{eau.}$$

Leur composition pour 100 parties serait représentée par les nombres qui suivent :

Carbone....................................	53,5
Hydrogène..................................	7,0
Azote......................................	15,5
Oxygène....................................	22,4
Soufre....................................	1,6

Vous savez que Mülder considérait tous ces corps comme ayant pour base un principe spécial auquel il avait donné le nom de *protéine*, de là la qualification de *protéique* que l'on a appliquée à toutes ces substances. Aujourd'hui cette conception a été abandonnée et l'on pense, d'après les beaux travaux de A. Gautier sur ce sujet, que les substances albuminoïdes, dont quelques-unes peuvent être reproduites par synthèse, comme la xanthine, par exemple, ont toutes pour base, ou si vous préférez comme squelette, des composés cyanhydriques, et que l'économie éliminerait au dehors comme inutiles ou dangereuses ces combinaisons toxiques sous forme de leucomaïnes. Mais l'accord est loin d'être fait sur ce sujet, et malgré les travaux plus récents d'Hoppe-Seyler, de Béchamp, de Schützenberger, nous ignorons la véritable composition des substances albuminoïdes.

Composition des substances albuminoïdes.

Tous ces principes albuminoïdes, quelle que soit d'ailleurs leur origine, qu'il s'agisse de la légumine ou de la caséine, ou de la

Digestion des substances albuminoïdes. myosine, subissent une action spéciale de la part du suc gastrique qui, grâce au ferment qu'il contient, la pepsine, les transforme d'abord en syntonine, puis en peptone ; chacun de ces principes ayant d'ailleurs, comme l'a montré Henninger, une peptone spéciale, de telle sorte qu'on décrit une fibri-peptone, une caséi-peptone, etc., etc.

Des peptones. Je n'ai pas ici à vous faire l'histoire de ces peptones, vous savez tous les grands caractères qui séparent les substances albuminoïdes des peptones ; tandis que les premières sont coagulables par la chaleur et par les acides, les secondes ne le sont plus. Les peptones présentent de plus une réaction spéciale avec les liqueurs cupro-potassique et cupro-sodique ; elles les font virer au violet. Cependant ces peptones conservent encore la réaction caractéristique des substances albuminoïdes, c'est-à-dire que sous l'influence du réactif de Milon, nitrate nitreux de mercure, elles prennent une coloration rouge orange caractéristique.

Meissner, qui a étudié surtout cette question des peptones, les a divisés, comme vous le savez, en parapeptones, métapeptones, dyspeptones ; il a même créé les peptones A, B, C. Ce sont là des questions d'ordre purement chimique qui sont loin d'être adoptées par tous les savants.

De la peptonisation. Ce rôle de peptonisation n'est pas exclusivement réservé au suc gastrique. Le pancréas complète l'œuvre de l'estomac, avec cette différence toutefois que tandis que la peptonisation stomacale doit se faire toujours dans un milieu acide, et nous savons aujourd'hui, grâce aux recherches de Richet, que cet acide est probablement de l'acide chlorhydrique combiné à la leucine sous forme de chlorhydrate de leucine, la peptonisation pancréatique se fait, au contraire, dans un milieu alcalin.

Mais il y a plus : cette peptonisation peut se retrouver dans le règne végétal, et Darwin nous a tracé l'histoire de plantes carnivores qui peptonisent les substances albuminoïdes au même titre que l'estomac et le pancréas ; Wurtz et Bouchut nous ont montré que le suc de certaines plantes, comme celui du *Carica papaya*, du figuier, etc., jouissait des mêmes propriétés.

Quant à la nature même de ce phénomène de peptonisation, qu'il s'agisse de celle produite par l'estomac, par le pancréas ou par les sucs végétaux, nous l'ignorons encore. Cependant on est en droit de penser avec Wurtz, Hoppe-Seyler, Schützenberger, etc., etc., que la peptonisation est constituée surtout par l'hydratation des substances albuminoïdes.

Quel rôle jouent ces substances albuminoïdes dans la nutrition ? Liebig avait pensé qu'elles étaient surtout destinées à la réparation de nos tissus, et par opposition aux aliments respiratoires constitués par les graisses et les hydrates de carbone, il avait donné le nom d'*aliments plastiques* à ces principes albuminoïdes. Gautier a bien montré ce qu'il y avait de théorique dans cette manière de voir ; aussi attribue-t-on un rôle beaucoup plus considérable à ces substances albuminoïdes. Les unes pourraient passer directement dans l'économie et se combiner à l'hémoglobine pour former des globules sanguins ; d'autres s'hydrateraient pour constituer la leucine et la tyrosine ; enfin les peptones, en contact avec l'oxygène, se combureraient en partie et fourniraient de l'acide carbonique, d'une part, puis de la créatine, de la xanthine et de l'acide urique, et si l'action de l'oxygène se continue, nous aurions alors formation d'eau, d'acide lactique et surtout d'urée.

Comme vous le voyez, messieurs, cette vieille conception des aliments plastiques et des aliments respiratoires doit être abandonnée, et les substances albuminoïdes fournissent non seulement des éléments à la réparation des tissus, mais elles procurent encore des aliments à la respiration.

Telle était la théorie ancienne, je pourrais dire classique de la transformation des albuminoïdes. Aujourd'hui cette théorie semble être abandonnée et a fait place à la théorie dite *cellulaire*, qui a été soutenue par Hoppe-Seyler, Moritz Traube, Pettenkofer, Voit et Pflüger (1). Depuis Lavoisier jusqu'à Liebig, on

(1) Hoppe-Seyler, *Ueber die Processe der Gæhrungen, und ihre Beziehungen zum Leben des Organismus, Pflüger's Arch.*, Bd II, Heft. 1; *Ueber Gæhrunsprocesse, Zeitschrift f. Physiolog. Chemie*, Bd II, p. 1 ; *Einfage Darstellung von Harnfarbstoff aus Blutfarbstoff Berichte d. Deutsch Chem. Gesell.*, Bd. VII, p. 1065. — Moritz Traube, *Arch. f. Path. Anat.*, XXI, S. 407, 1861. — Pettenkofer u. Voit, *Zeitsch. f. Biologie*, VII, S. 493, 1871 ; *Zeitsch. f. Biologie*, VII, S. 432, 1867 ; V, S. 169 u. 437, 1869 ; VI, S. 321, 1870 ; VIII, S. 493, 1871. — Voit, *Ueber die Theorien d. Ernæhrung d. Therorganismen Rede*, S. 25, 1868. — Pflüger, *Arch. f. d. Ges. Physiologie*, VI, S. 343, 1872; XIV, S. 630, 1877; *Ueber Warmes und Oxydation der Lebendigen Materie (Pflüger's Arch.*, Bd. XVII, Heft. 7-9. *Ueber die Physiologisch Verbrennung in den lebendigen Organen (Pflüger's Arch.*, Bd X, S. 251. — Liebig, *Selzgsber. d. bagr. Acad.*, IV, S. 481, 1869

pensait que l'oxygène, pénétrant dans le sang grâce à la respiration, puis porté par les globules dans l'intimité des tissus, faisait subir une combustion à tous ces principes albuminoïdes, qui s'éliminaient ensuite par les différents émonctoires de l'économie sous forme d'urée, si la combustion était complète, d'acide urique, si elle était incomplète ; l'oxygène jouait ici un rôle primordial.

La nouvelle théorie ne fait jouer à l'oxygène qu'un rôle secondaire. C'est la cellule vivante qui modifie ces principes albuminoïdes, agissant au même titre que les ferments, et, de même que nous voyons la levure de bière transformer le sucre en alcool, le *micrococcus ureæ*, l'urée en ammoniaque, le *bacillus subtilis* déterminer la fermentation butyrique, de même la cellule dissocierait les différentes albumines, éliminerait les unes, fixerait les autres et transformerait, par exemple, l'albumine de l'œuf en albumine du sang ou sérine. Puis une fois cette dissociation faite suivant les besoins de l'économie, l'oxygène accomplirait son action et comburerait ces éléments dissociés.

Deux hypothèses même ont été faites au point de vue de ces théories cellulaires ; les uns, avec Pflüger, Valentin et Hoppe-Seyler, veulent que cette dissociation des corps albuminoïdes ne porte que sur l'albumine fixée, c'est-à-dire sur la sérine ; Voit, au contraire, soutient que cette dissociation porte aussi bien sur l'albumine absorbée et ingérée que sur l'albumine fixée. Lecorché (1), qui a exposé d'une façon fort complète toutes ces théories dans son remarquable traité de la goutte, adopte la théorie de Voit.

Cette théorie cellulaire de la nutrition paraît confirmée par les récentes recherches de Pasteur et de Gautier. Donnant à la cellule vivante l'action des ferments figurés, elle assimile la nutrition à une fermentation, fermentation subissant les lois établies par Pasteur. Elle met bien en lumière aussi le rôle de la cellule vivante, à laquelle Gautier attribue la propriété de séparer des matières albuminoïdes les leucomaïnes qui résulteraient de leur dissociation. Je tenais à vous signaler tous ces nouveaux faits, qui vous montreront combien se sont modifiées dans ces dernières années nos idées sur la nutrition.

Mais ce qu'il est important de savoir, et ce que Pettenkofer a

______

(1) Lecorché, *Traité théorique et pratique de la goutte*. Paris, 1884.

très bien mis en lumière, c'est que ces substances albuminoïdes, ou si vous aimez mieux le déchet de leur combustion, se retrouvent en totalité dans les urines. De telle sorte que lorsque nous augmentons l'administration de ces substances azotées dans l'économie, nous augmentons proportionnellement et d'une façon pour ainsi dire mathématique, la quantité d'azote de l'urine. Lorsque nous privons l'économie de ces principes azotés, c'est l'organisme lui-même qui alors le fournit. Le tableau suivant que j'emprunte à Pettenkofer montre bien les faits que j'avance.

Alimentation.	Azote des aliments en grammes.	Oxygène inspiré.	Azote de l'urine et des excréments.	Carbone de l'eau par les poumons.
Régime azoté. { Premier jour.....	42,61	850	28,71	273,6
Deuxième jour....	42,59	876	36,14	283,1
Régime mixte. { Repos..........	19,48	831,6	19,47	253,1
Travail..........	19,4	980	19,28	329,1
Régime non azoté..........	1,29	808	13,43	228
Jeûne. { Repos..........	0	766,25	12,39	195,4
Travail..........	0	807,18	12,36	323,9

On a songé à appliquer les peptones à la thérapeutique, et c'est Sanders, l'un des premiers, qui a rendu cette application pratique. Lors d'un congrès international de médecine qui se tint à Amsterdam, j'avais pu constater *de visu* la fabrication commerciale de ces peptones, et lorsque je revins à Paris, je priai Catillon de s'efforcer à son tour de reproduire ces peptones commerciales. Les premières tentatives ne furent pas heureuses ; mais depuis vous savez combien les procédés de fabrication se sont perfectionnés et généralisés, et aujourd'hui on peut dire que nous produisons des peptones excellentes.

Les expériences de Haly, celles de Plotz et celles plus récentes de Catillon, ont montré d'une façon indubitable que ces peptones pouvaient suffire à l'alimentation. Pour l'homme, il faut, pour entretenir la nutrition, donner 1 gramme de peptone solide par kilogramme du poids du corps. Pour le chien, la dose est plus considérable, elle s'élève à 3 grammes par kilogramme du poids du corps. Bien entendu dans cette ration, il faut ajouter des éléments hydrocarburés, tels que de la graisse et du pain.

Ces peptones commerciales ont des propriétés différentes, selon leur mode de fabrication. Les unes sont acides, les autres sont neutres ; les unes sont liquides, les autres sont solides. Leurs réactions mêmes sont différentes, ce qui montre combien est complexe cette question des peptones. En tout cas, quelle que soit la marque commerciale que vous adoptiez, il me paraît important de recommander non pas des peptones liquides, mais des peptones sèches.

Ces peptones ont un goût qui rappelle celui de la colle forte, et ce goût est souvent assez intense pour que beaucoup de malades répugnent à en faire usage. On a bien proposé, il y a quelque temps, des peptones plus agréables au goût, comme celles d'origine allemande, mais il est à craindre que la gélatine entre pour beaucoup dans cette fabrication. Vous pouvez donc dissoudre ces peptones sèches, ou liquides, ou gélatineuses, dans du bouillon, et les administrer ainsi aux malades, mais c'est là un mode d'administration qui s'est peu répandu. Je tâcherai de vous démontrer que le meilleur stimulant de la sécrétion peptique de l'estomac est la viande, et que les peptones, loin de favoriser la sécrétion du suc gastrique et la digestion stomacale, la ralentissent au contraire.

Aussi ces préparations sont-elles loin de remplir toutes les promesses engageantes que vous voyez signalées dans les divers prospectus qui en vantent l'usage ; en revanche, elles rendent de grands services dans l'alimentation rectale. Depuis 1879, j'ai démontré, en effet, que le gros intestin, incapable par lui-même de modifier les substances albuminoïdes, ne remplissait que des fonctions d'absorption, et que si l'on voulait suffire à l'alimentation par cette voie, il était nécessaire de ne se servir que d'aliments peptonisés. Ces lavements peptonisés sont donc les seuls lavements alimentaires à employer, et je vous répète ici la formule que je vous ai maintes fois donnée. Dans une tasse de lait vous ajoutez les quatre substances qui suivent : de deux à trois cuillerées à soupe de peptone liquide, ou bien ce qui est préférable, deux à trois cuillerées à café de peptone sèche, un jaune d'œuf, cinq gouttes de laudanum, et 50 centigrammes de bicarbonate de soude, si les peptones dont vous faites usage sont acides, car, comme vous le savez, le contenu du gros intestin est neutre ou alcalin, mais il n'est jamais acide.

Des substances gélatinigènes. Le second groupe des substances organiques azotées est constitué par les substances gélatinigènes. Ce sont l'osséine, le collagène, le chondrogène ou cartilagéine, la chondrine, l'élastine, etc., etc. Toutes ces substances présentent ce caractère commun, que leur ébullition prolongée donne lieu à de la gélatine. Bikfalvi (1) a prétendu récemment qu'elles étaient surtout digérées par l'estomac; ce qui est certain, c'est que, pour plusieurs d'entre elles, la digestion est rapide; malheureusement le plus grand nombre renferme des parties tendineuses non absorbables, et que nous retrouvons pour leur presque totalité dans les matières fécales.

La valeur nutritive de ces substances gélatinigènes est extrêmement faible, et, à cet égard, je n'ai qu'à vous citer l'histoire que vous connaissez tous du bouillon à la gélatine, autrefois si vanté par Darcet, et cela au point que l'on fit de véritables usines de bouillon de gélatine, et que celle établie à l'hôpital Saint-Louis nourrit, de 1829 à 1840, 94542 personnes.

Leur rôle dans la nutrition.

La commission académique montra que ce bouillon ne jouissait d'aucune propriété nutritive ; cependant par de récentes expériences, Etzinger et Voit (2) ont montré que si les substances gélatinigènes ne suffisaient pas par elles-mêmes à la nutrition, elles s'opposaient cependant dans une certaine mesure à la destruction des matières albuminoïdes et de la graisse. Ce seraient des aliments d'épargne. Schiff, nous a aussi signalé une propriété de ces substances gélatinigènes, c'est qu'elles favorisent la sécrétion du suc gastrique et qu'elles doivent rentrer par ce fait dans le groupe des aliments peptogènes.

J'ai peu de chose à vous dire de mon troisième groupe des substances azotées, qui est constitué par les alcaloïdes végétaux ou animaux. Vous savez qu'il comprend la théobromine, la caféine, et des alcalis organiques tels que les leucomaïnes et les ptomaïnes. Je reviendrai sur ces premiers alcaloïdes à propos des boissons, et je vous montrerai alors que la caféine et ses dérivés doivent être considérés comme de véritables aliments. Ce que je puis vous rappeler dès maintenant, c'est le rapprochement si curieux qui existe entre certains produits d'oxydation des substances albuminoïdes, tel que la xanthine avec la caféine et la théobromine, puisque la caféine ne serait que de la triméthylxanthine et la théobromine de la diméthylxanthine.

Des alcaloïdes.

(1) Bikfalvi, *Quelles sont les substances alimentaires que l'estomac digère le plus facilement ? (Aus dem physiol. Institut zu Klausenburg. Orvostermészeltir domanyi Ertesito, 1884, s. 261).*

(2) Etzinger, *Ueber die Verdaulichkeit der Leimgebenden Gewebe (Zeitsch. f. Biologie, X, p. 84). —Voit, Bemerkungen fiber die Betentung des Leimgebenden Gewebes fur die Ernäkrung. (Zeitsch. f. Biologie, X, p. 202).*

Substances organiques non azotées.

Je passe maintenant à l'étude des substances organiques non azotées ; nous les avons divisées, vous le savez, en deux groupes : les hydrates de carbone qui comprennent les amidons, les sucres et les gommes, et les graisses neutres qui sont constituées par les beurres, les graisses et les huiles.

Des hydrates de carbone.

Ce n'est que transformés en glycose que les hydrates de carbone peuvent pénétrer dans la circulation ; cette transformation se fait dans différents points du tube digestif. Depuis que Leusch, en 1831, a signalé le premier l'action saccharifiante de la salive sur l'amidon, nous savons, par les expériences de Schwann, par celles de Sébastien et surtout par celles de Mialhe, que cette transformation est due à un ferment spécial auquel on a donné le nom de *ptyaline* ou de *diastase salivaire*. Le suc gastrique n'empêche pas cette action saccharifiante, comme l'avaient prétendu Boutron et Frémy ; il l'activerait au contraire si l'on s'en rapporte aux expériences de Charles Richet.

Mais dans cette transformation des matières amylacées, la salive, il faut bien le reconnaître, ne joue qu'un rôle secondaire, c'est le suc pancréatique auquel est dévolu surtout cette fonction, comme l'ont bien montré les recherches si complètes de Bouchardat et de Sandras. Le suc pancréatique doit son action saccharifiante à un ferment particulier auquel on donne le nom d'*amylapsine*, et cette action serait complétée par la sécrétion des glandes de Brunner, qui ne seraient, d'après Cl. Bernard, que des glandes salivaires intestinales.

Le sucre de canne, pour pénétrer dans l'économie, doit être interverti, il doit cette transformation au suc intestinal. Une fois à l'état de glycose, les hydrates de carbone passent dans le sang, et la présence de ce corps dans le liquide sanguin constitue ce que l'on appelle la *glycémie physiologique*. Quand la quantité de glycose fournie par les substances amylacées et sucrées est trop considérable, elle s'élimine par les urines et provoque la glycosurie alimentaire.

La plus grande partie de cette glycose subit l'action de l'oxygène et est rapidement brûlée en fournissant de l'acide carbonique et de l'eau ; une autre partie va se fixer dans le foie pour y constituer le glycogène hépatique, glycogène qui fournira à son tour la glycose nécessaire à l'économie lorsque l'alimentation n'en contiendra plus.

Ces hydrates de carbone peuvent-ils fournir de la graisse à

l'économie? C'est là un point fort important, surtout pour le régime alimentaire des obèses. Pour Liebig, la question ne fait pas de doute, les hydrates de carbone peuvent fournir directement de la graisse; Soxhlet partage le même avis, et, dans l'engraissement des porcs, les hydrates de carbone fourniraient les éléments de la graisse. Voit, lui, ne pense pas que l'amidon et le sucre fournissent directement de la graisse à nos tissus, mais il soutient que ces hydrates de carbone, lorsqu'ils sont administrés avec des substances albuminoïdes, favorisent la transformation de ces substances en graisse. On sait, en effet, d'après Henneberg, que 100 grammes d'albumine pourraient ainsi fournir jusqu'à 52 grammes de graisse, c'est-à-dire plus de moitié.

Pour ma part, je crois à la possibilité de la transformation de la glycose en graisse. Entre la formule de la glycose : $C^6H^{12}O^6$, et celle de la glycérine : $C^3H^8O^3$, il y a de grandes analogies, et l'on peut dire que la glycérine résulte du dédoublement de la glycose avec un excès d'hydrogène. N'oublions pas que si la plupart de nos cellules sont aérobies, c'est-à-dire vivent au contact de l'oxygène, il en est un certain nombre, comme l'a bien montré Gautier, qui sont anaérobies et il est probable que c'est à ces derniers corps que l'on doit cette transformation spéciale des hydrates de carbone en graisses. Qu'on adopte les idées de Liebig ou celles de Voit, les résultats sont toujours les mêmes, c'est-à-dire que les hydrates de carbone favorisent soit directement, soit indirectement le dépôt des graisses dans l'économie.

Quant aux graisses neutres, c'est à l'état d'émulsion et probablement de dédoublement qu'elles pénètrent par les chylifères dans l'organisme. La pénétration de la graisse même émulsionnée à travers la muqueuse intestinale a donné lieu dans ces derniers temps à de nombreux travaux. Je citerai particulièrement ceux de Th. Zawarykin (1), de Schäfer (2) et de O. Wiemer (3). D'après ces auteurs, l'absorption de la graisse se ferait dans l'intestin grêle à travers les cellules épithéliales cylindriques qui

Des graisses.

(1) Th. Zawarykin, *Ueber die Fettresorption, im Dünndarm* (*Archiv für die gesammte Physiologie*, Band XXXI, p. 231, 1883).

(2) E.-A. Schäffer, *Ueber die Fettresorption in Dünndarm* (*Ibid.*, Band XXXIII, p. 513, 1884).

(3) O. Wiemer, *Mechamsnius der Fettresorption* (*Ibid.*, Band XXXIII, p. 515, 1884). — Th. Zawarykin, *Einige die Fettresorption in Dünndarm betreffende Bemerkungen* (*Ibid.*, Band XXXV, p. 145, 1884).

limitent cette muqueuse et elles seraient aidées dans ce transport par les cellules lymphatiques qui les feraient cheminer ainsi à travers les parois de l'intestin.

C'est encore au pancréas que nous devons cette transformation des substances grasses qui les rend assimilables. Je ne saurais trop insister sur l'importance considérable du pancréas dans nos actes digestifs et aux doctrinaires qui veulent, les uns, que l'homme se soumette à une alimentation exclusivement végétale, les autres à une alimentation exclusivement azotée, vous devez répondre que l'homme est omnivore. Il l'est par la disposition de son système dentaire, il l'est surtout par les fonctions de sa glande pancréatique et je ne connais que le porc qui, au point de vue du développement du pancréas, lui soit comparable.

Le suc sécrété par cette glande contient donc trois ferments, la trypsine de Schiff ou myopsine de Defresne, qui peptonise les substances azotées ; l'amylapsine, qui saccharifie les principes amylacés, et enfin la stéapsine, qui émulsionne et dédouble les substances grasses.

De l'absorption des graisses. Les graisses pénètrent-elles directement dans l'économie, ou bien subissent-elles une action spéciale qui les transforme ? Malgré les expériences de Lebedeff, qui, en donnant à des chiens affamés de l'huile de lin ou de la graisse de mouton, aurait retrouvé dans le tissu cellulaire de ces animaux des corps gras analogues à cette huile de lin ou à cette graisse de mouton, on peut affirmer que chaque animal, par un mécanisme qui nous échappe, fait une graisse spéciale ; la graisse de mouton diffère complètement de la graisse de bœuf et celle-ci de la graisse de cheval, et cela par leur goût et surtout par leur composition chimique. Il y a plus, chez le même animal, la composition de la substance grasse varie suivant les points de l'économie où on l'examine. Tous ces faits montrent bien que ces substances grasses introduites dans l'économie ne se déposent pas en nature dans le tissu cellulaire, mais qu'elles subissent des transformations variables suivant les individus et suivant les espèces.

Les graisses introduites par l'alimentation sont comburées en partie, mais comme leur destruction est lente, si l'on en croit Ebstein, elles concourraient beaucoup moins que les hydrates de carbone à la formation de la graisse dans l'économie. Aussi, comme je vous le dirai quand je parlerai de l'hygiène alimentaire dans l'obésité, Ebstein ne rejette-t-il pas leur emploi dans ce régime spécial et considère-t-il ces substances grasses comme un des agents les plus utiles à la nutrition, surtout lorsque l'homme doit être soumis à d'extrêmes fatigues (1).

Les 250 grammes de lard que l'empereur d'Allemagne exigeait journellement pour chaque soldat en campagne pendant la guerre de 1870 constituent pour lui en quelque sorte la reconnaissance officielle de l'importance de la graisse dans l'alimentation rationnelle des hommes destinés à supporter de rudes labeurs.

Ces résultats ont été en partie confirmés par des expériences récentes de Debove et Flamant, qui ont montré que la presque totalité de la graisse ingérée est emmagasinée dans l'économie. Pour ces expérimentateurs non seulement la graisse est un excellent aliment, mais encore elle diminue la combustion des aliments azotés, et à cet égard, elle peut être rangée parmi les aliments d'épargne (2).

J'arrive maintenant à la dernière division des principes alimentaires primordiaux, je veux parler des principes inorganiques que j'ai divisés en sels et en eaux. *Principes inorganiques.*

Pour les sels, Moleschott a montré qu'il fallait pour entretenir la nutrition au moins 30 grammes de substances salines par jour. Le rôle de ces sels est considérable, c'est grâce à eux et aux combinaisons qui se forment avec les substances nutritives que celles-ci peuvent pénétrer dans l'économie d'une part et en sortir de l'autre ; ce sont, comme vous le voyez, des facteurs indispensables de la nutrition. Parmi ces sels, deux surtout doivent appeler notre attention, ce sont les chlorures et les phosphates. *Des sels.*

Cette question du chlorure de sodium dans la nutrition a surtout été étudiée en zootechnie, et on s'est demandé s'il y avait avantage pour les animaux à leur donner du sel. Aujourd'hui elle paraît résolue, et tous les éleveurs sont d'accord pour reconnaître que si l'administration du sel augmente chez les animaux les fonctions de nutrition, elle ne fait pas augmenter ces animaux de poids. Cette augmentation des combustions sous l'influence du chlorure de sodium a, du reste, été démontrée *Du chlorure de sodium.*

(1) Ebstein, *De l'obésité et de son traitement,* trad. de Cullmann. Paris, 1883, p. 28

(2) Debove et Flamant, *Recherches sur l'influence de la graisse sur la nutrition* (*Soc. méd. des hôp.*, 9 juin 1886, n° 10, p. 263).

chez l'homme par Voit et par Rabuteau (1). Ce dernier, en ajoutant 10 grammes de chlorure de sodium à la ration journalière, a vu le chiffre de l'urée s'élever de quelques dixièmes de degré.

A quoi est due cette augmentation dans les combustions ? Est-ce à l'augmentation du chiffre de ce sel contenu à l'état normal dans le sang ? On peut répondre à cet égard négativement, car Lehmann (2) nous a montré que, quelle que soit la quantité de chlorure de sodium administrée, la proportion de ce sel contenu dans le sang était toujours la même et oscillait entre 4,138 et 4,140 pour 1 000. Mais ce chlorure de sodium se retrouve presque en entier dans les urines, et il est probable que c'est en stimulant les fonctions digestives et en augmentant surtout l'acidité du suc gastrique, comme l'ont bien montré les expériences de Labellin, de Dorogow (3) et de Bardleben (4) qu'agit le chlorure de sodium. Cependant cette augmentation de l'acidité du suc gastrique n'a pas été observée chez un malade porteur de fistule gastrique ; Herzen (5) aurait, au contraire, constaté chez lui une diminution constante de cette acidité, lorsque l'on donnait de 10 à 30 grammes de sels dans les aliments.

Bunge (6) a insisté sur la nécessité d'user du chlorure de sodium lorsqu'on est surtout soumis à un régime végétal, les sels de soude étant nécessaires pour compenser la quantité de sels de potasse que contiennent surtout les substances végétales.

Des phosphates.

La question des phosphates est encore plus obscure que celle du chlorure de sodium. Si l'on s'en rapporte à des opinions exclusives, il faudrait considérer ces phosphates comme jouant un rôle considérable dans la nutrition. A l'état de phosphates de chaux, ils serviraient à la nutrition de nos os, comme l'a soutenu surtout Alphonse Milne Edwards ; comme phosphates alcalins, ils constitueraient un des éléments les plus importants du liquide sanguin, suivant Jolly ; enfin, par les éléments phos-

(1) Rabuteau, *Traité de thérapeutique et de pharmacologie*, 4e édit., 1884, p. 108.

(2) Lehmann, *Lehrbuch der physiologischen chemie*, Bd. I, p. 141.

(3) Dorogow, *Canstatt's Jahresbericht*, 1867, t. I, p. 116.

(4) Bardleben, *Comptes rendus de l'Acad. des sc.*, t. XXV, p. 601.

(5) Herzen, *De la digestion stomacale*, Lausanne, 1886, p. 87.

(6) Bunge, *Ueber die Bedeutung dei Kocksales und das Verhalter der kalisalze in mensch lichen Organismus* (*Zeitschrift fur Biologie*, vol. IX, p. 104, 1873).

phorés qu'ils contiennent, ils répareraient les pertes incessantes de notre système nerveux.

Les expériences zootechniques ont peu répondu à ces promesses, et si on se rapporte aux expériences faites en France par Sanson et Chery-Lestage, et en Allemagne par Heiden, ces phosphates chimiques, solubles ou insolubles, ajoutés à la ration des aliments, passeraient en entier dans les urines pour les phosphates solubles, dans les matières fécales pour les phosphates insolubles, et n'auraient aucune action sur la nutrition des animaux. Il n'en serait plus de même, toujours en me plaçant au point de vue zootechnique, des phosphates contenus dans les végétaux. L'introduction de certaines graines riches en phosphates, comme les fèveroles, ou bien l'administration du testa des graminées qui constitue le son, favoriserait le développement osseux et l'apparition des dents.

Pour l'homme, la question est loin d'être résolue, et de ce que nous retrouverions en entier les phosphates dans les urines et les matières fécales, comme cela se produit pour le chlorure de sodium, il n'en résulterait pas pour cela que ces sels n'aient pas d'action sur la nutrition. Mais si vous voulez introduire des phosphates dans l'économie, ce n'est pas aux innombrables spécialités qui inondent aujourd'hui le commerce pharmaceutique, mais aux graines et aux parties des graines qui en contiennent le plus qu'il faut avoir recours.

Quant aux phosphates chimiques solubles ou insolubles, leur action favorable qui est quelquefois non douteuse, ils la doivent soit à la régularisation qu'ils apportent aux fonctions intestinales, soit aux éléments acides qu'ils introduisent dans l'estomac.

Pour les bases alcalines de ces sels, phosphates, carbonates, lactates, etc., elles sont constituées soit par de la chaux, soit par de la soude, soit par de la potasse, et chacune d'elles se trouve répartie dans une région spéciale de l'économie, la chaux dans le squelette, la soude dans le sang, la potasse dans les muscles.

J'arrive maintenant au rôle de l'eau dans la nutrition ; ce rôle est des plus importants. Toute notre économie contient une grande quantité d'eau ; de plus, nous en éliminons une quantité considérable par les urines, la transpiration, la respiration pulmonaire ; il est donc nécessaire qu'une certaine quantité d'eau vienne réparer ces pertes incessantes. Aussi comprend-on que la suppression absolue de l'eau dans l'alimentation soit un

De l'eau.

des plus cruels supplices que l'on puisse imposer, et dont on peut se faire une idée par les tortures que subissent les individus qui, condamnés à mourir de faim, soutiennent que c'est surtout la privation d'eau qui est de beaucoup la plus pénible.

Mais on a voulu aller plus loin et on a prétendu que l'eau, outre son rôle réparateur, agissait en activant les fonctions de combustion de l'économie, c'est-à-dire en augmentant la production de l'urée.

Son rôle dans la nutrition. Flak, Bischoff, Genth ont soutenu cette manière de voir; ce dernier surtout par des expériences faites sur lui-même avec une grande rigueur scientifique. Genth, après un régime identique, voit le chiffre de l'urée augmenter avec la quantité d'eau, de telle sorte qu'en ingérant 1485 grammes d'eau, il rend 1250 grammes d'urine contenant 40 grammes d'urée; avec 2 litres d'eau, la quantité d'urée monte à 48,3, avec 4 litres, à 53,1. Forster, Henneberg, Stohmann, Schmiedeberg, confirment par des expériences cette action dénutrifiante de l'eau. En France, Germain Sée adopte aussi cette opinion, et notre collègue et ami Albert Robin, par des expériences faites sur lui-même, arrive aux mêmes résultats que Genth, c'est-à-dire que l'eau augmente la quantité d'urée excrétée (1).

Les deux tableaux ci-joints montrent bien cette action dénutritive de l'eau :

Expériences de Genth.

Régime.	Matériaux solides.	Urée.	Rapport de l'urée aux mat. solides.
Régime ordinaire...	70ᵍ,129	43ᵍ,269	61,6
2 litres d'eau........	73 ,057	48 ,359	66,1
4 litres d'eau........	75 ,356	53 ,194	70,5

Expériences d'Albert Robin.

Régime.	Quantité d'urine.	Densité.	Matériaux. solides.	Urée.	Rapport de l'urée aux mat. solides.
Moyenne de 5 jours...	1200	1,023,5	65,75	32,53	49,4
Id. avec 1250 gr. d'eau.	2150	1,013	65,33	34,76	53,2

Tous ces résultats ont trouvé dans notre collègue Debove un

______

(1) Albert Robin, *Influence de l'eau sur la nutrition* (*Comptes rendus de la Société des hôpitaux*, séance du 22 janvier 1886, p. 23). — G. Sée, *Traitement physiologique de l'obésité* (Acad. de méd., séances des 29 septembre et 6 octobre 1885).

adversaire résolu. Dans une première série d'expériences, il montra que chez les hystériques hypnotisées, lorsque le régime reste le même, la quantité d'eau n'influe en rien sur le chiffre de l'urée. Mais, sur les objections qu'on lui présenta à cause du terrain d'expérimentation qu'il avait choisi, les hystériques pouvant présenter les troubles les plus étranges de la nutrition, il renouvela ses expériences avec son chef de laboratoire, Flamant. Il montra alors que le seul modificateur de l'urée était la quantité d'aliments et que l'eau n'y jouait aucun rôle, quoiqu'il fît varier dans l'expérience la quantité d'eau absorbée de 1 à 4 litres (1). Cependant il reconnaît que chaque fois que cette quantité d'eau s'abaisse au-dessous d'un minimum, c'est-à-dire 1 litre, l'individu dépérit et le chiffre d'urée diminue.

Malgré la rigueur avec laquelle les expériences de Debove ont été conduites, je persiste à croire que le rôle de l'eau a une importance réelle sur la nutrition, surtout lorsque cette eau est prise avec les aliments ; je me fonde pour admettre cette opinion, non pas sur les résultats contradictoires de Robin et de Debove, mais bien sur les expériences faites *in vitro* par Schiff et par Vigier.

Le premier de ces expérimentateurs commence à établir le pouvoir digestif de l'estomac d'un animal. Il prend un chien au moment de la période digestive, le sacrifie, enlève son estomac qu'il coupe par petits morceaux et qu'il fait infuser dans 500 grammes d'eau acidulée, puis il dose la quantité d'albumine que peuvent digérer ces 500 grammes d'eau. Elle varie en moyenne de 70 à 75 grammes. Mais si l'on vient augmenter la quantité d'eau, et cela dans des proportions considérables, c'est-à-dire jusqu'à 200 litres, ce n'est plus 70 grammes qui seront digérés, mais 75 kilogrammes (2).

Vigier (3), dans des expériences absolument différentes, est arrivé aux mêmes résultats. Si l'on placé dans quatre flacons sé-

(1) Debove et Flamant, *Recherches sur l'influence de la quantité d'eau ingérée dans la nutrition* (Soc. des hôpitaux, janvier 1886, et *Gaz. hebd.*, 9 avril 1886).

(2) Schiff, *Cenne Sulle recherche fatte del prof. Schiff nel laboratorio del museo de Pisenze durante l'anno* 1872 (*Giornale la Nazione* et *Centralblatt*, 4, 16, 23 novembre 1872, et 4, 11, 18 janvier 1873).

(3) Vigier, *Du mode d'essai de la pepsine et de ses préparations pharmaceutiques* (*Bull. de thér.*, 1885, t. CIX, p. 463).

parés 60 grammes d'eau acidulée au millième, 50 grammes de pepsine et 10 grammes de fibrine, si l'on ajoute dans trois d'entre eux des proportions de peptones variables et qu'on ne fasse pas cette addition dans le quatrième, on voit que c'est dans ce dernier seul que la digestion est complète au bout de six heures, tandis que dans les autres elle est d'autant plus retardée que l'addition de peptones a été plus considérable.

Pendant nos repas, lorsque nous absorbons une certaine quantité d'eau, nous facilitons le passage dans le reste du tube digestif des peptones constamment formés dans l'estomac, et par cela même nous favorisons l'action du suc gastrique sur les aliments ingérés.

Ainsi donc, tout en reconnaissant que l'eau n'agit pas à proprement parler sur la dénutrition, il faut reconnaître cependant qu'elle est indispensable à la nutrition et qu'elle favorise dans une certaine mesure les fonctions digestives. D'ailleurs, nous reviendrons plus complètement sur ce sujet, lorsque je vous entretiendrai de l'hygiène des boissons et du rôle important que l'on a fait jouer à l'abondance ou à la suppression de ces boissons dans le traitement des maladies de l'estomac, et surtout dans celui de l'obésité.

J'en ai fini avec les principes alimentaires primordiaux. Je me propose dans la prochaine conférence d'étudier les aliments complets.

TROISIÈME CONFÉRENCE

DES ALIMENTS COMPLETS ET DU RÉGIME LACTÉ.

Messieurs,

Dans la leçon précédente, je vous ai tracé l'histoire des principes alimentaires primordiaux. Pris isolément, chacun de ces principes ne peut suffire à la nutrition, et ce n'est qu'associés qu'ils constituent les aliments. Tantôt cette association est assez heureusement faite pour suffire à tous les besoins de l'économie, tantôt, au contraire, les principes alimentaires seront répartis inégalement dans l'aliment, et ce n'est qu'en ajoutant à ces aliments d'autres aliments que l'on peut réparer les pertes incessantes de l'économie. De là, la division des aliments en deux grands groupes, les aliments complets et les aliments complexes.

Les aliments complets sont au nombre de deux : le lait, qui est le type le plus parfait de ces aliments, au moins pour l'homme, et les œufs, type suffisant pour les oiseaux, mais insuffisant pour l'homme.

Le lait joue aujourd'hui un rôle si considérable dans la thérapeutique, c'est un médicament-aliment qui nous rend de tels services dans un si grand nombre de maladies, que vous me permettrez de consacrer cette leçon tout entière à étudier les bases de la diète lactée. Je terminerai par quelques mots sur les œufs et sur leur emploi dans l'hygiène alimentaire.

Le lait, vous ai-je dit, est le type des aliments complets ; jetez, en effet, un coup d'œil sur la composition de ce lait, et vous trouverez, sauf les substances gélatinigènes, tous les principes alimentaires primordiaux, dont je vous parlais dans la séance précédente. L'albumine et la caséine représenteront les principes albuminoïdes ; le beurre vous représentera les graisses, la lactose ou sucre de lait les hydrates de carbone, enfin vous trouverez dans le sérum du lait l'eau et les sels, qui constituent les principes inorganiques ; on a même trouvé dans ce lait deux alcaloïdes, si l'on se rapporte aux expériences de Winther-Clyth, la galactine et le lactochrome. Mais il faut bien reconnaître que ces dernières recherches n'ont pas été confirmées, et il est probable que ces alcaloïdes auront le même sort que la lactoprotéine que Millon et Commaile avaient retirée du lait, substance qui n'est plus acceptée, si l'on s'en rapporte aux recherches chimiques les plus récentes.

Des albuminoïdes du lait. D'ailleurs, cette question des substances albuminoïdes du lait est des plus complexes, et elle a donné lieu à des travaux fort importants, mais qui sont loin de l'avoir résolue. Ainsi Schmidt-Mülhiem (1) soutient qu'il y a trois espèces de substances albuminoïdes dans le lait : la caséine, l'albumine et les peptones ; Danilewski, Radenhausen, Hammersten (2) ont prétendu même que la caséine n'était pas un élément albuminoïde simple, qu'elle se composait de caséoalbumine et de protalbéléments ; ces protalbéléments du lait seraient la protalbine, la protalbinine, la protalborangine et la protalbroséine.

Le tableau que je mets sous vos yeux, vous montre la composition du lait telle qu'elle résulte du travail de Henri Fery, qui a étudié ce sujet d'une façon fort complète à l'hôpital des Enfants assistés, où une nourricerie expérimentale avait été établie par le regretté Parrot (3).

TABLEAU DE LA COMPOSITION MOYENNE DES DIFFÉRENTS LAITS (PAR LITRE). H. FERY.

	Femme.	Anesse.	Vache.	Chèvre.
Densité.......	1033,50	1032,10	1033,40	1033,85
Eau..........	900g,10	914g,00	910g,08	869g,52
Extrait sec....	133 ,40	118 ,10	123 ,32	164 ,34
Beurre........	43 ,43	30 ,10	34 ,00	60 ,68
Sucre..........	76 ,14	69 ,30	52 ,16	48 ,56
Caséine........	10 ,52	12 ,30	28 ,12	44 ,27
Sels..........	2 ,14	4 ,50	6 ,00	9 ,10

(1) Schmidt-Mülhiem, *Beitrage zur Kenntniss der Eiweisskœrper der Kuhmileh* (*Archiv für die gesammte Physiologie*, Band XXVIII, p. 287).

(2) Hammersten, *Zur Fraye ol das Casein ein einheitlicher Stoffsei* (*Zeitschrift für Physiologische Chemie*, Band VII, p. 227, 1883).

(3) Fery, *Etude comparée sur le lait de la femme, de la vache, de l'ânesse*, 1884.

Ce tableau ne représente que des moyennes, mais il vous per- Compositions
met cependant de juger rapidement de la composition du lait. des différents laits
Vous voyez que si la densité varie peu et oscille entre 1032 et
1033, et que si l'eau est à peu près la même et représentée en
moyenne par 900 grammes, il n'en est plus de même des autres
principes du lait, et en particulier du beurre, de la lactose et de
la caséine.

Pour la caséine, par exemple, si le lait de femme et celui d'â-
nesse se rapprochent, puisqu'ils contiennent, le premier 10,52 et
le second 12,30 de caséine, ils diffèrent beaucoup de celui de la
vache et de la chèvre qui en renferment des quantités doubles et
triples, 28,12 pour le premier de ces laits, 44,27 pour le second.

Pour le sucre, c'est la proportion inverse que l'on observe, ce
sont les laits de femme et d'ânesse qui en contiennent le plus,
76,14 et 69,30, et les laits de vache et de chèvre le moins,
52,16 et 48,56.

Quant au beurre, c'est la chèvre qui occupe le premier rang,
60,68 ; puis la femme, 45,43 ; ensuite la vache, 34,00, et enfin
l'ânesse, 30,10.

Le laboratoire municipal, qui a rendu de si grands services
pour la poursuite des falsificateurs du lait dans la ville de Paris,
a établi une moyenne pour le lait de vache au-dessous de laquelle
il est considéré comme mauvais. Pour 100, le lait doit contenir
les proportions des substances suivantes :

Eau.	87
Extrait à 95 degrés.	13
Cendres.	0,60
Beurre.	4
Lactine.	5
Caséine.	3,40

C'est surtout le chiffre de l'extrait qui joue le rôle plus considérable dans cette moyenne, et il ne doit pas être inférieur à
13 pour 100. C'est le chiffre trouvé par Bell, en Angleterre
(13,13), et celui aussi auquel arrive Samuel W. Abbott (1) dans
son excellent travail sur les laits consommés dans le Massachu-
setts aux Etats-Unis (13,36, le beurre compris).

(1) Samuel W. Abbott, *Enquête sur la qualité du lait produit et consommé dans les principaux comtés de l'Etat.* Brochure in-8°, Boston,
1886.

Mais ce ne sont là que des moyennes, et ces laits présentent des variations très nombreuses, qui dépendent de mille circonstances : selon l'âge de l'animal, selon l'état de fatigue ou de repos, selon le séjour plus ou moins prolongé dans les mamelles, selon les traites successives, la composition du lait peut varier. Mais l'influence à coup sûr la plus considérable est l'alimentation, et ceci me permet de vous parler des *laits médicamenteux*.

Les médicaments, en effet, peuvent passer dans le lait, et dans ces dernières années on a fait sur ce point de très nombreux et de très intéressants travaux ; je vous signalerai tout particulièrement ceux de Thomas Dolon, de Pauli, de Lewald, de Kehler, de Lazansky, de Max Stumpf, de Landerer, de Fehling (1).

Toutes les substances médicamenteuses et toxiques contenues dans les plantes passent en grande partie dans le lait. C'est ainsi que les alcaloïdes des solanées peuvent produire des laits toxiques.

Quant aux substances minérales, un grand nombre passent dans le lait ; l'iode et l'iodure de potassium se trouvent dans ce cas, et c'est ainsi que l'on peut créer des laits iodés et iodurés en donnant aux animaux et aux nourrices de l'iodure de potassium. L'acide salicylique se montre aussi dans le lait. Il en est de même de l'arsenic, et à ce propos, je vous signalerai le danger qu'il y a à donner à des nourrices des doses trop élevées d'arsenic ; Brouardel et Pouchet ont, en effet, communiqué à la Société de médecine légale une observation, dans laquelle il semble que la mort du nourrisson résultait d'une semblable administration.

Quoique Keller ait soutenu que le mercure ne se trouve dans le lait que lorsqu'il est administré à dose toxique, tous les expéri-

(1) Thomas Dolon, *the Practitioner*, vol. XXVI, p. 85, 251, 331, 1881 ; *Ibid.*, vol. XXVII, p. 120 et 161, 1881. — Pauli, *Sur le passage de l'acide salicylique dans le lait des nourrices*, diss., Berlin, 1879. — Lewald, *Terapeutica dei neonati par mezzo del atte dell lactonutrici* (*Gaz. med. ital. Lombardia*, 1875). — Kehler, *Untersuchung. der Milch von Frauen Wæhrend des Inunctionseur* (*Prag. Viertelj.*, 1875, vol. III, p. 39). — Lazansky, *Ueber die Therapeutische Verwendung von iodhaltiger Ammenmich* (*Vierteljahrschrift f. Dermatologie und Syphilis*, p. 43, 1873). — Max Stumpf (*Deutsch Arch. f. Klin. Med.*, t. XXX, p. 201). — Landerer, *Arch. des pharm.*, CXLI, p. 167. — Fehling, *American Journ. of obstetrics*, août 1885.

tateurs sont d'avis que les préparations hydrargyriques administrées à doses thérapeutiques aux nourrices passent dans le lait, et qu'on peut ainsi traiter les enfants atteints de syphilis.

Le même accord existe aussi, sauf toutefois Thomas Dolon, pour admettre le passage de la quinine dans le lait ; on a cité des observations de nourrissons guéris de fièvres intermittentes, par le seul fait de l'administration du sulfate de quinine à la nourrice. Quant à l'alcool, on ne le retrouverait jamais dans le lait des nourrices ; seulement il produirait des laits de mauvaise qualité. On a surtout soulevé cette question à propos du lait fourni par les vaches nourries par les drèches, et à la Société d'hygiène, une longue discussion s'est élevée à ce sujet.

Si les laits peuvent ainsi devenir médicamenteux ou toxiques par le fait de l'administration de substances médicamenteuses, ils peuvent aussi devenir le facteur de certaines maladies, et constituer ainsi des laits *morbifères* ou *pathogènes*, et l'on a soutenu que la fièvre typhoïde, la tuberculose, et même la syphilis, pouvaient être transmises par le lait.

Des laits pathogènes.

Pour la syphilis, les expériences de Padova et celles de Gallois (1) ont montré la parfaite innocuité du lait des nourrices syphilitiques, et si cette maladie se transmet au nourrisson, ce n'est pas par le lait, mais bien par les plaques muqueuses qui existent soit aux lèvres, soit surtout au mamelon de ces nourrices.

Quant à la fièvre typhoïde, c'est encore par un autre mécanisme que l'on peut expliquer la possibilité de la contagion. Comme dans les fermes on a l'habitude de couper toujours le lait que l'on porte à la ville, on comprend que s'il existe dans la ferme ou aux environs des cas de fièvre typhoïde, l'eau que l'on puise au voisinage pour faire le coupage soit contaminée, et devienne ainsi par son mélange avec le lait un facteur de cette maladie. Reste cette grave question de la possibilité de la transmission de la tuberculose par le lait.

Il n'est pas douteux que chez les femmes tuberculeuses ou les vaches atteintes de pomelière qui est la tuberculose de ces animaux, le lait renferme un grand nombre de bacilles et que, lorsqu'on inocule ce lait à des animaux facilement tuberculisables,

---

(1) Padova, *Gaz. méd. de Lyon,* 1868. — Gallois, *Rech. sur l'innocuité du lait des nourrices syphilitiques* (Thèse de Paris, 1877).

comme l'ont fait Klebs et Peuch, on détermine chez eux la tuberculose. Mais en est-il de même pour l'homme?

A cet égard, je partage la réserve de Vallin. N'oublions pas que
le suc gastrique peut détruire la virulence de ces principes ; n'oublions pas aussi que cette transmissibilité, si facile chez certains
animaux, ne l'est plus chez d'autres, et que tandis que le lapin se
montre si facilement tuberculisable, le chien résiste au contraire
admirablement aux tentatives d'inoculation de bacilles tuberculeux. Il en est de même pour l'homme.

Ne vivons-nous pas, nous médecins, dans une atmosphère
renfermant un grand nombre des particules desséchées de crachats de tuberculeux, et si nous résistons c'est que notre terrain n'est pas propre à la culture des bacilles. Donc, pour ma
part, je crois peu aux dangers du lait provenant d'animaux
tuberculeux ; d'ailleurs, vous avez un moyen bien simple d'éviter
ces inconvénients, si vous les redoutez, c'est de ne faire usage
que de lait bouilli.

Des laits fermentés. Le lait fermente, sous l'influence d'un organisme spécial,
l'*oidium lactis* ou *bacterium termo*, la lactose se transforme
en acide lactique et la formule suivante vous montre bien comment se fait cette fermentation :

$$C^{12}H^{24}O^{12} = 4(C^3H^6O^3)$$
$$\text{Lactose.} \qquad \text{Acide lactique.}$$

Fermentation lactique. Cette production d'acide lactique amène la précipitation de la
caséine, et le lait se sépare en deux parties, le sérum ou petit-
lait et les parties solides. Ce petit-lait est très employé en médecine et vous voyez en Suisse et dans le Tyrol autrichien, de
nombreuses stations où l'on pratique la cure de petit-lait ; vous
trouverez à Gaïs, à Ischl, à Méran, des établissements où se pratique cette cure que Carrière et Labat nous ont fait connaître
dans ses moindres détails (1).

Des petits-laits Ce petit-lait se compose surtout de sels, de sucre, et d'une certaine quantité de caséine et de beurre qui a échappé à la précipitation. L'analyse suivante que j'emprunte à Valentiner, vous
permettra de juger de la composition des petits-laits :

(1) Carrière, *Des Cures de petit-lait et de raisin en Suisse et en Allemagne*, Paris, 1860. — Labat, *la Cure de petit-lait* (*Ann. de la Soc.
d'hydrol. méd. de Paris*, Paris, 1860).

	Brebis.	Vaches.	Chèvres.
Eau...............................	91,990	93,300	91,480
Matières albuminoïdes (albumine et caséine)...................	2,130	1,080	1,140
Sucre de lait...................	5,070	5,100	4,530
Matières grasses...............	0,252	0,116	0,372
Sels et matières extractives......	0,558	0,410	0,578
	100,000	100,000	100,000

Les malades prennent un verre d'une contenance de 120 grammes de ce petit-lait matin et soir, puis ils augmentent graduellement la dose jusqu'à en prendre dix par jour. Pendant toute la
durée de ce traitement, ils sont soumis à un régime alimentaire
rigoureux qui consiste surtout dans l'abstinence presque absolue des viandes fortes et dans l'administration de légumes et
de fruits ; de plus, on leur fait faire des promenades bien ré-
glées.

Ces petits-laits, comme vous pouvez le voir par l'analyse précédente, sont variables de composition et d'action suivant leur
origine, et on distingue le petit-lait de vache (*Kuhmolken*), de celui
de chèvre (*Ziegenmolken*) et de celui de brebis (*Schafmolken*).
Tandis que le Kuhmolken a une saveur douce, le Schafmolken un goût sucré très prononcé, le Ziegenmolken tient le milieu
entre les deux.

Ces petits-laits ont été très vantés dans la cure de certaines
affections et en particulier dans celle de la phthisie et des affections de l'estomac. C'est surtout dans la dyspepsie des gros mangeurs que les cures de petit-lait ont fourni de bons résultats, et
ces résultats, à mon avis, on les doit plus au bon air que le
malade respire, aux promenades journalières qu'il exécute, et
surtout au régime alimentaire rigoureux auquel il est soumis
qu'au petit-lait lui-même, qui me paraît dépourvu de toute action thérapeutique bien active.

On administrait autrefois des bains de petit-lait, méthode
qu'on a dû abandonner, car si elle était fort coûteuse, en revanche elle n'était d'aucune utilité, la peau, en effet, revêtue de son
épithélium, n'absorbant pas, comme vous le savez, les solutions
salines médicamenteuses.

Si l'action de l'air se prolonge sur le lait qui a subi la fermentation lactique, il se produit, sous l'influence d'un nouveau
vibrion en baguette, une nouvelle transformation, c'est celle de

Fermentation
butyrique
et putride.

l'acide lactique en acide butyrique, et la formule que je mets sous vos yeux, vous montre qu'il se produit en même temps de l'acide carbonique et de l'hydrogène :

$$2(C^3H^6O^3) = C^4H^8O^2 + 2Co^2 + 4H.$$
Acide lactique.   Acide butyrique.

Enfin cette fermentation butyrique peut subir une dernière fermentation qui amène la formation de leucine, de tyrosine, d'ammoniaque, etc., c'est la fermentation putride. Les fromages sont le résultat de ces deux fermentations, butyrique et putride.

Des fromages. Le tableau suivant vous montrera la richesse de ces fromages en azote. C'est le parmesan qui occupe la première place à cet égard, puis viennent des fromages cuits, tels que le chester, le hollande et le gruyère, arrive ensuite le roquefort et les autres fromages. Ces chiffres nous expliquent comment l'homme peut vivre avec du pain et du fromage, puisqu'il trouve dans ce dernier aliment une notable quantité d'azote, de graisse et des sels.

ANALYSE DES FROMAGES.

Fromages.	Eau.	Substances azotées.	Graisses.	Substances non azotées.	Sels.
Blanc..........	68,760	19,969	9,429	6,032	0,810
Roquefort......	34,550	26,520	30,140	3,720	5,070
Gruyère........	40,000	31,5	24,00	1,5	3,00
Hollande.......	36,10	29,43	27,54	»	6,93
Neufchâtel.....	34,47	13,03	41,91	6,96	3,63
Camembert.....	51,94	18,90	21,05	4,40	4,71
Brie.......... .	45,25	18,48	25,73	4,93	5,61
Chester........	35,92	25,99	36,34	7,59	4,16
Parmesan......	27,56	44,08	15,95	6,69	5,72

Toutes ces fermentations se produisent plus ou moins rapidement dans le lait, et cela dépend de la température et surtout de la propreté des vases qui le renferment ; il suffit en effet de la plus petite quantité de ferments pour altérer le lait. Ce sont ces circonstances qui font que l'élevage au biberon amène pendant les mois d'été une mortalité effrayante chez les nourrissons, car si l'on s'en rapporte à l'intéressant travail publié par un jeune savant qui vient de mourir si misérablement il y a quelques semaines, Henri Fauvel, le lait de biberons serait altéré 28 fois sur 30 (1).

(1) Henri Fauvel, *Du lait des biberons* (Acad. des sc., 1881).

Jusqu'ici nous avons vu la lactose se transformer en acide lactique, mais le sucre de lait peut, comme tous les sucres, subir directement une autre fermentation, la fermentation alcoolique, et se transformer alors en alcool et en acide carbonique. Ce sont les *laits fermentés* qui sont au nombre de trois : le koumys, le kefyr et la galazyme.

Sur les bords de la mer Caspienne et dans les plaines immenses qui les entourent, les tribus kirghizes et tartares élèvent d'innombrables troupeaux de chevaux. C'est le lait des juments que l'on utilise; on le verse dans une outre dans laquelle on a eu soin de placer déjà du vieux koumys desséché ; puis, soit que l'on batte le lait à l'aide d'un bâton, soit que le cavalier se serve de cette outre comme selle, il se produit une fermentation de ce lait qui amène la présence d'alcool. Ce lait de jument ainsi fermenté constitue le koumys que l'on peut distinguer en koumys jeune ou en koumys vieux, suivant que la fermentation a duré plus ou moins longtemps, le premier contenant 1 pour 100 d'alcool, le second en contenant 2 et même 3 pour 100.

Vous pouvez juger des modifications que subit ce lait de jument dans cette fermentation par l'analyse de Hartier que je mets sous vos yeux.

Pour 1 000.	Lait de jument.	Koumys.
Albuminoïdes................	19 à 28	11,20
Matières grasses............	12 à 15	12,00
Sucre de lait................	53 à 57	22,00
Acide lactique..............	»	11,50
Acide carbonique...........	»	7,85
Alcool.....................	»	16,50
Cendres ou sels............	0,280	0,28

C'est dans un autre point de la Russie que se prépare le kefyr ; dans les montagnes du Caucase on emploie pour faire fermenter le lait de vache, cette fois, une substance spéciale, dont la nature a été ignorée pendant bien longtemps et qu'on vend sous le nom de *graines de kefyr*. Cette graine de kefyr n'est autre chose qu'un micro-organisme, le *dispora caucasica*, qui a la curieuse propriété de transformer la lactose du lait en alcool et en acide carbonique ; il a été bien étudié par mon élève Dinitch (1).

C'est là une confirmation des belles théories de notre illustre Pasteur, qui nous a montré que chaque fermentation spéciale avait aussi son organisme spécial, et tandis que l'*oidium lactis*

(1) Kosta Dinitch, *le Kefyr* (Thèse de Paris, 1888).

transforme la lactose en acide lactique, le *dispora caucasica* la transforme en alcool.

On place donc ces graines dans le lait, on ferme avec soin la bouteille, on maintient le tout à une température constante de 15 à 16 degrés et on obtient ainsi un lait fermenté, très analogue au koumys, mais qui s'en distingue cependant par sa richesse moindre en alcool, ce qui s'explique d'ailleurs facilement, puisque le lait de jument contient beaucoup plus de lactose que le lait de vache. Ce kefyr se distingue aussi en kefyr jeune et kefyr vieux, le premier renfermant 0,60 pour 100 d'alcool, et le second jusqu'à 1ᵍ,50.

L'analyse suivante, d'après Treschnishy, vous montrera la différence qui existe entre le lait de vache et le lait de kefyr :

	Lait de vache.	Kefyr moyen.
Albumines..................	48,00	88,00
Graisses...................	38,00	20,00
Sucre de lait..............	41,60	20,025
Acide lactique.............	»	4,00
Alcool.....................	»	8,00
Eaux et sels...............	873,00	904,975
Densité....................	1 028	1 026

Pour expliquer la diminution de beurre et de matières albuminoïdes, il faut noter que dans cette analyse le kefir avait été fait avec du lait écrémé.

De la galazyme.
Sous le nom de *galazyme*, Schneep a décrit des laits dans lesquels la lactose ne fermente plus il est vrai, mais que l'on rend alcooliques par l'addition de sucre et d'un ferment spécial. Schneep se servait de la levure de brasserie, à laquelle il ajoutait 3 parties de sucre de canne et 5 parties de lactose qu'il introduisait dans 1 litre de lait. Cette formule a été plus ou moins modifiée par Pigatti (de Trieste) qui ajoute à la levure de bière, du miel, de l'alcool et de la farine de froment. Adam Gibson, lui, ajoute au lait écrémé en voie de fermentation, de la lactose et du sucre de canne. Wolf, au contraire, se sert de sucre de raisin et de levure de bière.

Notre élève Deschiens a très heureusement modifié ces formules. Il se sert de ces ferments perfectionnés que l'on utilise aujourd'hui pour la fabrication des alcools de bon goût et qu'on décrit sous le nom de *levure haute de grain*. Cette levure, comme vous le voyez, n'a aucune odeur, elle est d'un bleu grisâtre ; on en prend 4 grammes, on ajoute 10 grammes de sucre, on dissout le tout dans un peu d'eau et on verse ce mélange dans 1 litre de lait. On ferme hermétiquement la bouteille à l'aide d'une ficelle et dès le lendemain on a une boisson pétillante que vous pouvez apprécier et goûter, qui renferme 1 pour 100 d'alcool et une grande quantité d'acide carbonique. Voici quelle serait d'après Saillet la composition de la galazyme ainsi préparée :

Densité : 1028.

Beurre	32,40
Matières albuminoïdes	27,65
Lactose	29,50
Alcool	12,00
Acide carbonique	7,00
Acide lactique	10,50
Eau	880,95
Total	1 000,00

Depuis quelques mois vous assistez dans notre service à des essais comparatifs faits soit avec la galazyme fabriquée comme je viens de vous le dire, soit avec du kéfyr fait dans notre laboratoire, soit avec celui qui a été mis généreusement à notre disposition par M. d'Arneville (de Besançon). Notre élève le docteur Saillet (1) a consigné dans sa thèse inaugurale sur les laits fermentés tout le détail de ces expériences dont je vais ici vous indiquer les résultats principaux.

Tous ces laits fermentés, qu'il s'agisse de koumys, de kéfyr, de galazyme, sont identiques, ils contiennent de l'alcool, de l'acide carbonique, de l'acide lactique, puis tous les autres éléments du lait. Leur richesse en alcool est toujours la même et oscille entre 1 et 2 pour 100. Cependant vous comprenez facilement qu'avec le procédé de Deschiens on puisse augmenter cette quantité d'alcool en augmentant la quantité de sucre et de ferment.

Ces laits fermentés sont généralement bien supportés, surtout par les estomacs habitués aux boissons alcooliques. Par leur alcool et leur acide lactique, ils ajoutent aux propriétés toniques et digestives au lait; par leur acide carbonique, ils cal-

(1) J. Saillet, *Des laits fermentés et de leur usage thérapeutique* (Thèse de Paris, 1886).

ment les douleurs et les vomissements; aussi avons-nous tiré de ces *laits de Champagne,* suivant l'heureuse expression de Maximin Legrand, qualification que Saillet a appliquée à la gala-zyme, de bons effets dans les formes torpides de la tuberculose et surtout dans le catarrhe stomacal des ivrognes. Ces laits fermentés nous servent aussi à établir le régime lacté exclusif chez les alcooliques, tout en maintenant dans une mesure très restreinte l'usage de l'alcool.

Vous connaissez maintenant tous les éléments dont le médecin peut disposer pour établir le régime de la diète lactée, mais avant d'entrer dans l'étude de ce régime et de ses applications, il me faut d'abord vous dire quelques mots de la digestibilité du lait et de son action physiologique.

Digestion du lait.

Dès que le lait a pénétré dans l'estomac, la caséine se précipite sous l'influence de l'acidité du suc gastrique, puis cette caséine subit les effets de la pepsine qui la liquéfie et la rend absorbable sous la forme de pepto-caséine. Quant à la lactose, elle subit la transformation lactique et fournit à l'estomac un élément utile à sa digestion, l'acide lactique. Les sels et l'eau sont absorbés dans l'intestin surtout, et c'est la présence considérable de ces sels qui tend à tarir la sécrétion intestinale ; enfin, le beurre et les substances grasses subissent dans l'intestin l'action de la pancréatine.

De tous ces actes digestifs, il en est deux que vous devrez surtout retenir, messieurs, c'est l'action sur l'estomac et sur l'intestin. Comme l'a fort bien dit Charles Richet, dans son beau travail sur le suc gastrique, le lait est le régulateur de l'acidité de ce suc. Quand cette acidité fait défaut par suite de la destruction des glandes à pepsine, le lait fournit par son acide lactique un élément nécessaire à la digestion stomacale ; quand, au contraire, l'acidité est trop grande, la précipitation de la caséine englobe une certaine quantité de cet acide et atténue ainsi cette acidité exagérée. De ces deux actions, la plus active à coup sûr est la première. Il arrive souvent, en effet, que certains estomacs trop acides supportent mal le régime lacté ; mais vous avez toujours en main un moyen d'atténuer cette acidité, c'est de mélanger le lait avec les eaux alcalines.

L'action sur l'intestin est tout aussi importante, le lait est un des constipants les plus actifs que nous possédions. Enfin, n'oubliez pas que chaque litre de lait contient 900 grammes d'eau,

et vous vous expliquerez facilement, messieurs, l'action diurétique puissante de cet aliment. En résumé, au point de vue de
l'action physiologique et thérapeutique, le lait se présente sous
les quatre aspects suivants : c'est un aliment reconstituant, c'est
un régulateur de l'acidité du suc gastrique, c'est un médicament
constipant, enfin c'est un diurétique. Nous allons voir les applications de ces propriétés dans l'usage du régime lacté.

La cure de lait peut être exclusive, et dans ce cas le malade *De la cure*
ne prend que du lait, tandis que dans d'autres cas, le régime *du lait.*
est mixte, et le malade prend en même temps que les aliments
une plus ou moins grande quantité de lait. Comme l'a fort
bien exprimé Karel (de Saint-Pétersbourg), il ne suffit pas de
dire à un malade qu'il boira du lait, il faut encore fixer rigoureusement les règles de cette cure.

La quantité de lait à administrer par jour varie entre 2 et
3 litres. Maurel a montré que la dose de 3 litres de lait par jour
suffisait à la nutrition, et que toujours au-dessous de ce chiffre
les malades perdaient du poids (1).

Cette quantité de lait doit être fractionnée, et toutes les
heures vous en ferez prendre un verre au malade. Lorsque
l'estomac est intolérant, vous pouvez encore diminuer cette
quantité et faire prendre tous les quarts d'heure, comme le fait
Gallard, un quart de ce verre. D'ailleurs, le lait peut être pris
ou bouilli ou froid, même glacé. Vous pouvez aussi, pour augmenter la soif du malade, saler très légèrement chaque verre de
lait.

Je vous conseille également de le couper, selon les circonstances
soit avec une cuillerée à soupe d'eau alcaline (Vals ou Vichy),
soit avec la même dose d'eau de chaux. On a prétendu que ces
mélanges nuisaient à la digestibilité du lait ; il n'en est rien, et
j'ai toujours observé, au contraire, que, grâce à eux le lait était
plus facilement digéré.

Le lait passe rapidement dans l'estomac, et dans des expériences que j'ai entreprises dans ce service pour juger de cette
rapidité, j'ai vu qu'au bout d'une heure, dans les estomacs
sains, 500 grammes de lait disparaissaient complètement. Donc,
en fixant à 200 grammes le chiffre de lait que doit prendre

____

(1) Maurel, *Du traitement de la diarrhée et de la dysenterie chronique
par le régime lacté et le régime mixte gradué* (*Bull. de thér.*, 1881, t. C,
p. 199).

l'individu toutes les heures, on est dans des conditions très favorables pour la digestion de ce lait.

Ce résultats sont en complète contradiction avec ceux que Reichmann a obtenus récemment (1). Cet expérimentateur prétend que 300 centimètres cubes mettent trois heures pour passer de l'estomac dans l'intestin. Il soutient aussi que le lait bouilli traverse plus rapidement l'estomac que le lait cru. Mes propres expériences ne confirment pas celles de Reichmann, le lait bouilli est moins digéré que le lait cru et cela à cause de la perte des gaz que produit l'ébullition. Je dois dire cependant que quelques auteurs, Pinard en particulier, ont soutenu que l'ébullition très prolongée favorisait la digestibilité du lait en peptonisant une partie des substances albuminoïdes qu'il contient. C'est là un fait qui mérite d'être examiné à nouveau.

Mais quelles que soient, messieurs, l'attention et la rigueur que vous mettrez à établir les règles de la diète lactée, il vous arrivera bien souvent de voir vos efforts échouer contre un obstacle insurmontable, c'est le dégoût de certains malades pour le lait. Ce dégoût peut se montrer au début de la cure ; dans d'autres cas, c'est après un régime lacté plus ou moins long que le patient se refuse à le continuer.

Pour vaincre ce dégoût, on a imaginé bien des procédés. Les uns ont proposé d'aromatiser le lait avec de l'essence de menthe ou de l'essence d'anis ; d'autres ont suggéré l'idée d'ajouter au lait soit un peu de café noir, soit des alcools, kirsch, rhum, eau-de-vie ; d'autres enfin ont proposé des substances peptogènes, telles que le bouillon. Herzen (2) (de Lausanne) se montre très partisan de cette méthode ; aussi conseille-t-il de mélanger le bouillon au lait, surtout chez les jeunes enfants. Tous ces subterfuges peuvent être employés. Mais si vous réussissez quelquefois, vous échouerez souvent, et cela malgré la nécessité reconnue par le malade de se soumettre à ce régime.

Quant aux applications thérapeutiques du régime lacté, elles sont nombreuses. Le lait, vous ai-je dit, est un diurétique, il trouvera donc sa place dans le traitement des affections du cœur et des hydropisies ; son action reconstituante et diurétique, nous

---

(1) Reichmann, *Recherches expérimentales sur la digestion du lait dans l'estomac* (*Zeitschrift f. Klin. Med.*, 1885, IX).

(2) Herzen, *la Digestion stomacale*, Lausanne, 1886.

l'appliquerons au traitement des néphrites, néphrites catarrhales et interstitielles; sa rapidité de digestion, le peu de travail qu'il demande à l'estomac, la production d'acide lactique qu'il détermine nous permettront d'utiliser le régime lacté à l'ulcère simple de l'estomac, au catarrhe gastrique des buveurs, aux gastrites, etc. Les propriétés constipantes feront que le lait sera le curateur héroïque des diarrhées et dysenteries chroniques. Enfin ses propriétés reconstituantes le feront utiliser dans la cure des états diathésiques, tels que la goutte et la tuberculose.

Mais n'oubliez pas que le sucre de lait contre-indique ce régime chez les diabétiques, malgré les affirmations contraires de Dongkin (1), et que, dans certains cas de dilatation de l'estomac, l'abondance de ce régime lacté augmente ces dilatations, enfin que dans certains cas d'acidité trop grande de l'estomac le lait est mal supporté. Ces réserves ne diminuent en rien la valeur thérapeutique considérable du lait, valeur que la suite de ces leçons vous montrera surabondamment.

Pour terminer ce qui a trait à l'emploi du lait en thérapeutique, je dois vous dire quelques mots d'une application fort curieuse et fort étrange du lait aux états cachectiques et anémiques ; je veux parler des injections intra-veineuses de lait. Quelques médecins frappés de l'analogie qui existait entre le lait et le sang ont proposé de remplacer celui-ci par celui-là dans la transfusion. Hodder pratiqua le premier cette injection intra-veineuse de lait chez trois malades arrivés aux périodes ultimes du choléra, et nous voyons les médecins américains suivre cette pratique, et Howe (de New-York), Gaillard Thomas, Meldon, Robert Mac-Donnell, William Pepper, Brinton, pratiquer ces transfusions de lait. Jennings, en Angleterre, conclut aussi à l'emploi des transfusions de lait aux périodes ultimes du choléra, de la fièvre typhoïde, de l'anémie pernicieuse, et comme succédané de l'injection de sang, dans tous les cas où celui-ci fait défaut.

Cette opinion n'a pas prévalu en France, et malgré l'avis favorable émis par Brown-Séquard et Dupuis on considère ces injections intra-veineuses de lait comme extrêmement dangereuses en se basant surtout sur les expériences de Laborde et de

Des injections intraveineuses de lait.

(1) Dongkin, *On the Relation between Diabetes and food and application to the treatment of the disease*, p. 86. London, 1875.

Culcer et sur celles de Moutard-Martin et de Richet, et enfin sur celles de Miglioranza, en Italie. Ces expérimentateurs ont montré que les globules de beurre constituent des embolies graisseuses qui déterminent des accidents mortels dus à une anémie du bulbe et que d'ailleurs la valeur thérapeutique de ces injections était des plus discutables (1). Je partage absolument cette manière de voir et je repousse complètement de la thérapeutique les injections intra-veineuses de lait.

Des œufs.   Il me reste à vous dire quelques mots des œufs. C'est là, vous ai-je dit, un aliment complet pour les oiseaux, incomplet pour l'homme. Si en effet l'œuf renferme des substances azotées, l'albumine, la vitelline et un extrait de viande ; s'il contient une matière grasse, l'huile d'œuf, huile phosphorée ; enfin s'il renferme des sels, il ne contient pas une quantité d'eau suffisante pour satisfaire à la nutrition, de telle sorte que si les œufs sont plus nourrissants (500 grammes de lait représentent 50 grammes d'œufs), ils sont inférieurs au lait comme aliment complet.

Les différents éléments primordiaux dont je viens de parler sont distribués dans l'œuf de la manière suivante :

Matières azotées....................	14 pour 100.
Substances grasses....	10 —
Sels...............................	2 —

Quant au poids, les chiffres sont les suivants : l'œuf pesant 50 grammes, la coquille représente 6 grammes ; le jaune, 8, le blanc, 36.

Les œufs sont rapidement digérés, mais cette digestion est influencée surtout par l'état de cuisson. Tandis que l'œuf très cuit est un aliment indigeste, celui qui l'est à peine est rapidement digéré et demande peu de travail à l'estomac.

Les différentes substances albuminoïdes dont se compose

(1) Gaillard Thomas, *New-York Med. Journ.*, mai 1878. — Meldon, *the Lancet and British Med. Journ.*, février 1876. — Robert Mac-Donnell, *the Lancet*, 1879.— William Pepper, *Philadelphia Med. Times*, novembre 1878. — Brinton, *the Med. Record*, New-York, 2 novembre 1878. — Brown Sequard, Soc. de biol., 12 novembre 1878.— Dupuis, Soc. de biol., 21 décembre 1878. — Jennings, *the British Med. Journ.*, 6 juin 1885. — Laborde, Soc. de biol., 1er février 1879. — Culcer, Thèse de Paris, 1879, no 217. — Miglioranza, *Gaz. Med. ital. Lombardia*, 26 mai 1882. — Moutard-Martin et Ch. Richet, *Comptes rendus de l'Acad. des sc.*, juillet 1879, et *Bull. de thér.*, t. XCVII, p. 136-137.

l'œuf contiennent une certaine quantité de soufre; aussi il arrive souvent, surtout dans les cas où le suc gastrique fait défaut, qu'il se produise une décomposition de ces œufs amenant le dégagement d'une notable quantité d'acide sulfhydrique. C'est ce qui passe dans ce que j'ai décrit sous le nom de *dyspepsie putride.*

On a démontré que l'albumine de l'œuf lorsqu'elle est prise en trop grande quantité peut passer dans les urines, constituant ainsi une albuminurie alimentaire analogue à la glycosurie alimentaire. Semmola a complété même ces expériences en montrant qu'il suffisait d'injecter sous la peau d'un chien 15 grammes de blanc d'œuf deux fois par jour pour que l'albumine apparaisse dans les urines, et la quantité ainsi éliminée serait de 50 centigrammes dans les vingt-quatre heures et présenterait tous les caractères de l'albumine du blanc d'œuf (1). De là aussi la proscription absolue du blanc d'œuf dans le régime alimentaire des albuminuriques. Nous reviendrons d'ailleurs sur ce point, lorsque je vous entretiendrai de la diététique dans la maladie de Bright; mais je dois vous dire de suite que de récentes expériences de Stokvis (2) démontrent que si l'alimentation exclusive avec les œufs crus peut déterminer le passage de l'albumine dans les urines, il suffit de la plus légère cuisson pour empêcher ce passage.

On a aussi soutenu que le blanc d'œuf jouissait de propriétés constipantes et l'on s'est servi de ce blanc d'œuf dans le traitement de la diarrhée. Je crois que rien ne vient appuyer cette manière de voir.

En pharmacologie, nous nous servons beaucoup d'œufs pour faire des émulsions ; il en est une qui est très répandue, c'est celle que l'on décrit sous le nom de *lait de poule* et qui consiste, comme vous le savez, à émulsionner deux jaunes d'œufs dans de l'eau bouillante, que l'on a soin d'aromatiser avec un peu d'eau de fleurs d'oranger. Je vous recommande aussi la préparation connue sous le nom de *crème américaine.* Vous battez deux jaunes d'œufs, vous y ajoutez du sucre en poudre et vous aromatisez le tout avec un peu de rhum ou d'eau-de-vie ou avec un peu de vin d'Espagne, xérès, malaga, etc. C'est là un mé-

Des œufs en
thérapeutique.

(1) Semmola, *Nouvelles recherches expérimentales et cliniques sur la maladie de Bright (Arch. de Phys.* 1884, t. IV, p. 438).

(2) Stokvis, *De l'usage des œufs dans l'albuminurie (Centralblatt f. Klin. Med.,* 1886, n° 20).

lange très tonique et très nourrissant, en général bien supporté. N'oubliez pas non plus que les œufs pochés dans du bouillon ou bien les jaunes d'œufs dissous dans ce même bouillon forment un ensemble liquide que les malades acceptent volontiers.

J'en ai fini avec les aliments complets. Je me propose de consacrer la prochaine conférence à un sujet beaucoup plus vaste : à l'étude des aliments complexes.

QUATRIÈME CONFÉRENCE

DES ALIMENTS AZOTÉS.

Messieurs,

Dans la leçon précédente, nous avons étudié les aliments complets, c'est-à-dire ceux qui, par l'heureuse association de leurs principes alimentaires primordiaux, peuvent répondre à tous les besoins de la nutrition. Nous allons maintenant aborder l'étude des aliments complexes, sujet beaucoup plus vaste; car l'homme étant omnivore, la quantité d'aliments dont il se nourrit est considérable. Pour mettre de l'ordre et de la méthode dans un pareil sujet, je me vois obligé d'établir certaines divisions.

L'homme emprunte ses aliments au règne animal et au règne végétal. Les premiers constituent les aliments azotés proprement dits et comprennent les viandes, les poissons, les mollusques et les crustacés. Pour les aliments végétaux, nous étudierons successivement les céréales, les légumes et les fruits. Les aliments gras nous offriront trois divisions : les graisses, les huiles et les beurres. Enfin, les boissons se diviseront en eaux, boissons aromatiques et boissons alcooliques.

Le tableau suivant vous montre l'ensemble de toutes ces divisions :

Aliments complexes.	Aliments azotés....	Viandes. / Poissons. / Mollusques et crustacés.
	Aliments végétaux.	Céréales. / Légumes. / Fruits.
	Aliments gras......	Huiles. / Graisses. / Beurres.
	Boissons..........	Eaux. / Boissons aromatiques. / Boissons alcooliques.

*De la
nutribilité.*

Mais avant d'entrer dans l'étude spéciale de chacun de ces chapitres, je dois vous dire quelques mots de la nutribilité et de la digestibilité. Si le premier de ces termes, la nutribilité, est facile à définir, puisque c'est la valeur nutritive de l'aliment, et qu'elle sera jugée par la quantité de principes réparateurs que fournit cet aliment, il n'en est pas de même de la digestibilité, et de toutes les définitions qui ont été données à cet égard, la meilleure est celle qu'a fournie Trousseau dans une de ses thèses de concours pour le professorat (1) : « L'aliment le plus digestif, dit-il, est celui qui fournit à l'économie la plus grande quantité d'aliments réparateurs en exigeant le moins de travail possible de la part des forces digestives. »

*De la
digestibilité.*

De nombreuses expériences ont été faites pour juger cette digestibilité, et pour ne parler que de celles faites sur l'homme, les uns ont profité d'ouvertures accidentellement ou chirurgicalement faites à l'estomac, comme Beaumont sur son Canadien Saint-Martin, comme Charles Richet sur Marcellin, ou comme Herzen (de Lausanne) sur Henri Baud. D'autres, comme Londe, Lallemand, Braune, ont fait porter leurs observations sur des malades porteurs d'anus contre nature, situés sur un point du tube digestif plus ou moins éloigné de l'estomac. Enfin, d'autres ont utilisé soit comme Gosse (de Genève) la propriété qu'il avait de vomir à volonté, soit les applications du lavage de l'estomac, comme l'ont fait Leube et surtout Ewald.

Tous ces auteurs examinaient avec quelle rapidité une substance introduite dans le tube digestif y disparaissait. Mais de ce que certains aliments, introduits par la bouche, parcourent rapidement le tube digestif, il n'en résulte pas qu'ils soient rapidement digestibles ; il faut qu'ils cèdent à la nutrition les principes alimentaires primordiaux qu'ils renferment.

*De la cohésion
des aliments.*

La cohésion des aliments joue un rôle prépondérant dans cette digestibilité ; plus cette cohésion est faible, plus la digestibilité est grande. Ceci explique facilement comment les viandes d'animaux jeunes sont plus digestibles que les viandes appartenant à des animaux âgés, le veau plus digestible que le bœuf, le poulet que la poule, etc. Ceci nous explique aussi que les poudres de viande, grâce à leur état de division extrême, sont beaucoup plus diges-

____

(1) Trousseau, *Des principaux aliments au point de vue de leur digestibilité et de leur valeur nutritive* (thèse de conc., 1838).

tibles, toutes choses étant égales d'ailleurs, que les viandes. Enfin, ceci nous explique la nécessité de la mastication, et comment, lorsque les individus sont privés de dents, il peut survenir alors des troubles dyspeptiques. C'est ce que vous observerez chez les vieillards ou chez les gens qui mangent trop rapidement, les médecins en particulier; Mialhe considérait ce défaut de mastication comme la cause la plus fréquente des dyspepsies. Je crois, en effet, que c'est là une étiologie assez fréquente chez les personnes qui se plaignent de l'estomac, et je vais vous montrer comment nous pouvons aujourd'hui remédier facilement à cet inconvénient à l'aide d'instruments spéciaux.

Je mets sous vos yeux deux de ces appareils dit *pulpeurs* ou *pulvérisateurs de viandes* qui rendent dans ces cas de grands services. Voici d'abord ceux construits par Collin; ils sont au nombre de deux, l'un destiné à réduire en pulpe une grande quantité de viande crue; l'autre, véritable instrument de table et qui s'applique à la viande cuite. Je vous dirai peu de mots du premier de ces appareils, non pas parce qu'il soit mal construit, tout au contraire, mais parce que son prix très élevé ne s'adresse qu'à des cas absolument exceptionnels. Le fonctionnement de cet appareil est d'ailleurs fort régulier et il donne, comme vous pouvez le voir, une pulpe de viande crue parfaitement homogène. L'autre instrument, au contraire, dit *pulpeur de table*, est des plus simples et des plus commodes. Je l'ai ordonné dans bien des cas, et toujours les personnes qui en ont fait usage se sont louées des effets obtenus. Comme vous le pouvez voir, c'est une véritable tondeuse de viande. (Voir fig. 1.)

Vous placez le morceau de viande rôtie dans l'appareil ouvert, vous appliquez dessus la partie mobile, vous fermez l'instrument avec la main gauche, tandis que la droite fait exécuter des mouvements de rotation à la partie mobile, et en quelques secondes, vous avez dans l'assiette une pulpe de viande excessivement ténue, qui n'a rien perdu ni de son arome ni de son goût.

L'autre instrument appartient à Galante. C'est un appareil américain employé en charcuterie qui a été heureusement modifié par Galante sous l'inspiration de Debove. Il est très commode, peu coûteux, toutes ses parties se démontent et se lavent avec une extrême facilité, et il a l'avantage d'agir tout aussi bien sur la viande crue que sur la viande cuite. Avec le bouilli froid, il donne lieu à une véritable poudre de viande ; avec

de la viande crue à de la pulpe. Vous pouvez voir avec quelle facilité il fonctionne, et il suffit d'étendre et de distendre la viande
qui en sort pour obtenir un tout très homogène. (Voir fig. 2.)

Je ne saurais trop vous recommander l'usage de ces instruments toutes les fois que vous aurez affaire à des dyspepsies par
défaut de mastication, ou bien aux malades dont l'estomac est
atteint de dyspepsie atonique; vous favoriserez ainsi la peptonisation des aliments albuminoïdes, et par cela même leur digestibilité.

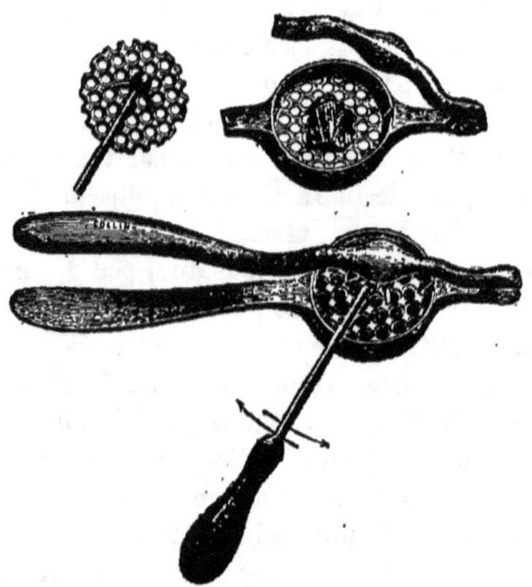

Fig. 1.

Ces deux termes : nutribilité et digestibilité, marchent rarement
de pair ; on peut même dire que le plus souvent ils sont opposés,
c'est-à-dire que les aliments les plus digestibles sont ordinairement les moins nutritifs, et cela se comprend facilement quand
on songe que la graisse, qui joue dans notre alimentation un rôle
réparateur considérable, est un des principes alimentaires dont
la dissociation et l'assimilation est la plus lente et la plus difficile.
Les aliments gras sont très nourrissants, mais très peu digestibles et vous allez trouver une confirmation évidente de ce
fait dans les détails dans lesquels je vais entrer à propos de ces
différents aliments complexes.

Mais je puis vous faire connaître à ce sujet les résultats d'expériences fort curieuses faites récemment par Bikfalvi. Bikfalvi,

en opérant sur les chiens et en se servant de la vieille méthode
de Spallanzani, qui consiste comme vous le savez à faire avaler
à des animaux des sachets contenant diverses substances alimentaires, a montré que chez le chien, dans l'espace de deux heures,
furent digérées les quantités suivantes d'aliments ;

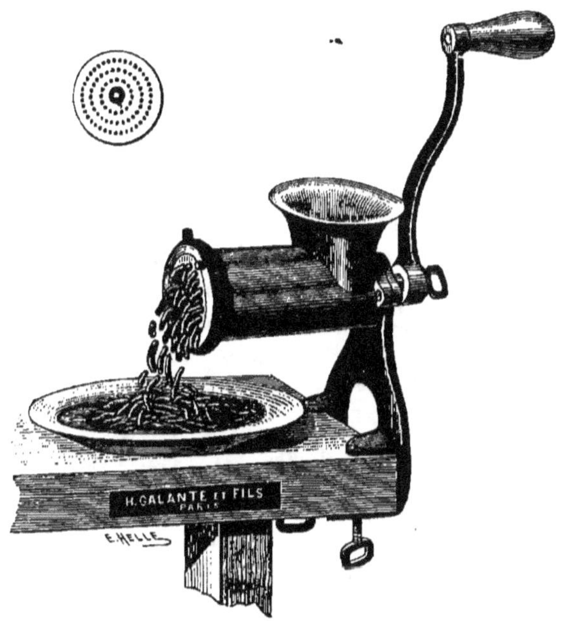

Fig. 2,

Caséine crue....................	25	pour 100.
Blanc d'œuf cuit................	48	—
Ligament cervical cru...........	49,5	—
Foie cru........................	52,5	—
Rein cru........................	55,33	—
Viande de bœuf cuite...........	58	—
Tissu musculaire lisse cru.......	68,5	—
Viande de bœuf cru.............	79,5	—
Cartilage hyalin cru.............	81	—
Fibrine crue....................	97,5	—
Poumons crus...................	99,5	—
Tendons crus...................	95,5	—

Aussi Bikfalvi (1) conclut-il à ce que ce sont les substances

(1) Bikfalvi, *Aus dem Physiol. Institut zu Klonsenburg* (*Owostermes-
zettudomœnyi Ertesito*, 1884, s. 261).

collagènes ou gélatinigènes qui sont le plus rapidement digérées par l'estomac chez les carnivores. Mais ces substances, si elles sont très digestibles au point de vue de la digestion stomacale, fournissent très peu d'aliments réparateurs à la nutrition.

Je passe maintenant à l'étude des aliments puisés dans le règne animal ; nous les avons divisés, comme vous le savez, en viandes, en poissons et en mollusques et crustacés. N'attendez pas de moi que je vous fasse une étude complète de toutes les viandes ; je vais très rapidement vous dire quelques mots de la plupart d'entre elles.

Des viandes. Voici tout d'abord la composition du filet de bœuf d'après Berzelius. Vous y verrez le rôle considérable qu'y joue l'eau, et je reviendrai sur ce point lorsque je vous parlerai des poudres de viande, c'est-à-dire de celles que l'on a privées de cette eau, pour vous montrer qu'à poids égal, les poudres de viande doivent être plus nourrissantes que la viande crue.

Fibrine musculaire.......................	16
Albumine...............................	2
Gélatine...............................	2
Osmazone et lactates alcalins.............	3
Eau...................................	77
	100

Je vous prie aussi de jeter les yeux sur le tableau suivant que j'emprunte à Moleschott. Il vous donne pour 100 la composition des différentes viandes privées de graisse.

	Bœuf.	Veau.	Cochon.	Chevreuil.	Oiseaux en gén.
Albumine soluble et hématine.........	2,25	2,27	1,63	2,10	3,13
Musculine et analogues...........	15,21	14,30	15,50	16,68	17,13
Matière gélatinisant par la coction....	3,21	5,01	4,08	0,50	1,40
Graisses...........	2,87	2,56	5,73	1,90	1,95
Matières extractives.	1,59	1,27	1,29	2,52	1,92
Créatine...........	0,07	?	?	?	0,20
Cendres...........	1,60	0,77	1,11	1,12	1,30
Eau..............	73,39	73,75	70,66	76,17	72,98

Cette valeur nutritive des viandes est jugée par la quantité de musculine qu'elles renferment. Elle est presque égale pour toutes les viandes, et oscille entre 14 et 16 pour 100.

Comme on a retiré de ces viandes pour les analyser la graisse qu'elles renferment, on n'a pas exactement leur valeur nutritive, car le porc devrait y occuper le premier rang, ici, c'est le chevreuil et cela se comprend, parce que cette chair n'est pas privée de son sang comme elle l'est pour les autres viandes de boucherie. Cette circonstance explique comment les gibiers sont généralement plus nourrissants que nos viandes ordinaires.

Je dois aussi faire une mention spéciale pour la viande de cheval, cette viande est extrêmement nourrissante, et se rapproche par sa valeur nutritive de celle du chevreuil. La consommation de cette viande augmente chaque jour, et vous pouvez en juger par le tableau suivant qui montre la consommation de viande de cheval, à Paris, dans les dix dernières années :

Années.	Nombre de chevaux livrés à la boucherie.
1876	8,713
1877	9,908
1878	10,800
1879	10,081
1880	8,602
1881	8,684
1882	10,365
1883	12,267
1884	14,432
1885	16,137

Nous n'avons qu'à applaudir à cette extension donnée à la consommation de viande de cheval, viande nourrissante et qui rend de grands services aux populations pauvres de nos grandes villes.

Les viandes se préparent de mille façons, et l'on a longtemps discuté et l'on discute encore si leur cuisson ajoute à leur valeur nutritive. Cette question paraît jugée aujourd'hui, et si la cuisson n'augmente pas la nutribilité des viandes, elle ajoute cependant à leur valeur digestive par l'appétence qu'elles produisent chez les personnes qui en font usage ; je m'explique : *Préparations des viandes.*

L'homme, à son origine, devait manger la viande crue, mais dès qu'il eut connu le feu, il l'appliqua à la cuisson de ses viandes. Les Troglodytes, l'homme préhistorique de la Vezère, mangeaient la viande rôtie, et nous en avons pour preuve les fouilles faites au seuil de leurs cavernes. Cette préférence qu'ils donnaient à la viande cuite résultait de l'odeur agréable et de certains produits, comme l'osmazone, qui se forment par la cuisson *De la viande rôtie.*

de la viande, arome et parfum qui amènent une sécrétion plus abondante du suc gastrique.

L'expression populaire « l'eau vous vient à la bouche » est absolument conforme aux données de la physiologie, et c'est là un phénomène d'origine réflexe, qui se produit lorsque nous voyons ou sentons des mets qui nous plaisent. Cette sécrétion salivaire n'est pas le seul acte réflexe qui se produise en cette circonstance, il se fait aussi une hypersécrétion du suc gastrique, hypersécrétion constatée chez les malades porteurs de fistules de l'estomac. Cet ensemble constitue ce que l'on décrit sous le nom d'*appétence*, appétence qui n'a pas lieu avec la viande crue, qui n'est ni agréable au goût, ni à la vue, ni à l'odorat, de telle sorte que bien des malades répugnent à en faire usage.

De la viande crue. Cependant cette viande crue nous a rendu et nous rend encore de très grands services au point de vue thérapeutique, et depuis que Weiss (de Saint-Pétersbourg) nous a montré tout le parti que nous pouvions tirer de cette viande crue dans le traitement des affections de l'estomac et du tube digestif, on en a multiplié les applications. C'est ainsi que non seulement dans la diarrhée et dans certaines formes de dyspepsies on a fait usage de cette viande crue, mais on l'a encore appliquée à la cure des affections consomptives, et en particulier de la tuberculose pulmonaire, et sans admettre comme Fuster (de Montpellier) que c'est là un médicament héroïque de cette affection, on doit reconnaître qu'en soutenant les malades, la viande crue a rendu et nous rend chaque jour d'excellents services.

Aussi a-t-on multiplié les modes de préparation de la viande crue ; je vous dois quelques explications sur ces différentes préparations. Pour les jeunes enfants, l'association la plus heureuse est celle de la viande crue avec les confitures soit de groseilles, soit de prunes ; c'est ce que Trousseau appelait des *conserves de dames* ou *de Damas*, dont il ordonnait l'emploi pour la cure des diarrhées infantiles.

Pour les adultes, nous ne pouvons faire usage d'une telle association ; aussi a-t-on recours à d'autres procédés. Les plus en usage sont les suivants : ou bien on fait avec cette viande des boulettes que le malade avale en plus ou moins grand nombre, ou bien on associe cette viande crue à du bouillon, et en particulier avec le bouillon au tapioca léger. On obtient ainsi ce que Laborde a décrit sous le nom de *potage au tapioca médicinal*, potage d'un goût fort agréable qui rappelle à la vue un potage aux tomates, et qui est toujours bien accepté par les malades. Vous pouvez aussi associer la viande crue à des œufs brouillés, à des purées de pommes de terre, à des épinards, etc.

Mais quel que soit le procédé dont vous fassiez usage, il faut toujours que votre viande crue soit réduite en pulpe très fine, et pour cela vous pourrez vous servir d'un simple couteau, ou bien de ces appareils spéciaux dont je vous parlais tout à l'heure.

Cette viande crue, malgré ses avantages, présentait des inconvénients, et le plus grand de tous était la production du tænia ; à coup sûr la fréquence du tænia inerme dans ces derniers temps est due à l'usage de la viande crue, aussi, lorsque Debove nous a proposé d'y substituer la poudre de viande, a-t-on accepté avec empressement cette substitution.

Je ne veux pas ici, messieurs, revenir sur cette question de la poudre de viande que j'ai maintes fois traitée dans mes leçons, soit dans ma *Clinique thérapeutique* (1), soit dans mes conférences sur les *nouvelles médications*. Les avantages de ces poudres de viande résultent de leur état moléculaire qui permet leur peptonisation facile, et de leur nutribilité plus grande, toutes choses étant égales d'ailleurs, puisqu'elles sont privées des 77 pour 100 d'eau que la viande renferme à l'état normal. Tout récemment, Poincarré (2) a repris cette question de la valeur nutritive des poudres de viande, et les conclusions qu'il a fait découler de ses expériences sont en contradiction avec les résultats que nous avions obtenus, Debove et moi, et même, je crois, avec ses propres recherches.

Que fait Poincarré ? Il prend trois chiens, et les soumet par périodes égales et alternatives, tantôt à l'usage de la soupe ordinaire, tantôt à celui du pain simplement trempé dans de l'eau, tantôt au régime exclusif de la poudre de viande, tantôt à un régime mixte de pain et de poudre ; des pesées successives permettent de constater les résultats obtenus. Ces résultats seraient les suivants : c'est que la poudre de viande, tout en possédant un pouvoir nutritif supérieur à celui du pain même accompa-

---

(1) Dujardin-Beaumetz, *Clinique thérapeutique*, t. Iᵉʳ, 4ᵉ édition, p. 320 ; *Des Nouvelles Médications*, 2ᵉ édition, p. 381.

(2) Poincarré, *Recherches expérimentales sur la valeur nutritive des poudres de viande* (*Annales d'hygiène*, 1886).

gné de bouillon, est inférieur à celui de la viande fraîche. Mais Poincarré a soin de nous dire que les chiens répugnent à l'usage de cette poudre de viande, et que ce n'est que poussés à l'extrême limite de la faim qu'ils en font usage. De telle sorte que s'il eût voulu comparer à poids égal la valeur de la poudre de viande et de la viande crue, il eût dû gaver ses chiens, et il eût reconnu alors l'avantage incontestable de la poudre de viande, toutes choses égales d'ailleurs, avantage que personne ne nie aujourd'hui. Les résultats que Debove a obtenus, ceux consignés dans les travaux de mon élève Pennel, ceux de Broca et Wins, et ceux que j'ai obtenus moi-même viennent d'ailleurs d'être entièrement confirmés par Peipper (1) à la clinique de Greifswald.

Si le chien répugne à la poudre de viande, il en est de même de l'homme, et ce n'est que par des artifices que nous pouvons faire accepter un pareil aliment. Ces artifices, comme vous le savez, consistent soit à incorporer ces poudres de viande dans du chocolat, soit à les donner sous forme de grogs dits *à la poudre de viande*, et qui se font de la façon suivante : dans un bol, on verse deux cuillerées à bouche de poudre de viande, on ajoute trois cuillerées à bouche de sirop de punch, puis la quantité de lait ou d'eau nécessaire pour faire du tout un mélange très liquide.

Quant à la fabrication de cette poudre de viande, vous pouvez avoir recours à celles que l'on trouve en grande quantité aujourd'hui dans le commerce, ou bien vous pouvez les faire fabriquer par le malade lui-même. Pour cela, vous lui recommanderez de prendre du bouilli, puis de le hacher en particules fines, de dessécher le tout au bain-marie, et de réduire ce hachis desséché en poudre soit à l'aide d'un moulin à café, soit à l'aide de l'appareil de Galante. Je reviendrai d'ailleurs longuement sur ces poudres de viande lorsque je vous entretiendrai de la suralimentation. Il me reste à vous parler à propos des viandes, d'une autre préparation très en usage, du bouillon.

Du bouillon.   Bien des opinions ont été émises sur la valeur alimentaire du bouillon ; les uns lui ont nié toute propriété nutritive, les autres l'ont considéré comme utile à la nutrition. Lorsqu'on jette les yeux sur l'analyse que je vous présente du bouillon, analyse

---

(1) Peipper, *De l'alimentation forcée chez les phthisiques* (*Deut. Arch. f. Klin. Med.*, 1885, vol. XXXVII).

donnée il y a bien des années par celui qui, aujourd'hui, s'intitule avec juste raison, le « doyen des étudiants », Chevreul, on voit que le bouillon par lui-même est bien peu nourrissant, puisqu'il contient pour 1 litre près de 986 grammes d'eau et que la substance organique n'y entre que pour 16 grammes.

Eau..		985g,600
Substance organique solide desséchée à 20 degrés dans le vide sec......................	16g,917	
Sels solubles : chlorhydrate, phosphate et sulfate de potasse et de soude...............	10 ,724	28 ,180
Sels très peu solubles; phosphate de magnésie et de chaux............................	0 ,539	
		1 013g,780

Aussi à ce point de vue spécial, on peut admettre que le bouillon n'est pas nourrissant, mais, comme l'a bien montré Schiff, son rôle est tout différent. C'est une substance peptogène qui active la sécrétion du suc gastrique, et les expériences de Herzen (de Lausanne) viennent confirmer absolument celles de Schiff à cet égard. Par des expériences faites sur un homme porteur de fistule gastrique, il (1) a obtenu les résultats suivants qui mettent bien en lumière la valeur des peptogènes dans la digestion :

	Albumine digérée. Pour 100.	
Durée de la digestion.	Sans peptogènes.	Avec peptogènes.
Une heure.....................	2,33	12
Deux heures...................	23,66	45
Trois heures..................	51,00	76

Vous savez que la dextrine jouit comme le bouillon de ces propriétés peptogènes. De là, la confirmation scientifique d'un usage culinaire habituel, c'est d'associer au bouillon du pain, et en particulier du pain rôti, qui augmente par la présence de la dextrine les propriétés peptogènes du mélange.

Sans dire comme Grimod de la Reynière « que le potage est au dîner ce que le portique ou le péristyle est à un édifice, et qu'il doit être, d'après lui, combiné de manière à donner une idée juste du festin à peu près comme l'ouverture d'un opéra-comique doit annoncer le sujet de l'ouvrage, » on doit reconnaître cependant que le potage est une excellente préparation au repas qui va

(1) Herzen, *Digestion stomacale*, Lausanne, 1886, p. 103.

venir, puisqu'il active la sécrétion du suc gastrique nécessaire à la digestion.

Je n'entrerai pas ici dans toutes les formules qui ont été proposées pour faire du bouillon. Cependant comme vous serez consultés souvent sur les proportions qu'il faut mettre entre la quantité de viande et la quantité d'eau, je dois vous donner à cet égard quelques chiffres. Pour 1 litre d'eau, la quantité de viande varie de 250 à 500 grammes, selon que l'on comprend dans ce chiffre la viande avec les os ou la viande désossée. Voici d'ailleurs la formule d'un bouillon pour les hôpitaux :

Viande crue désossée..............	1 kilogramme.
Eau..............................	4 litres.
Légumes verts....................	400 grammes.
Sel.............................	10 —

En Angleterre, on fait grand usage dans les hôpitaux d'un thé de bœuf (*beef-tea*), et qui se fait de la façon suivante : on prend 1 livre de bœuf entièrement maigre, puis on ajoute son poids d'eau, et l'on fait bouillir pendant quelques minutes ; puis l'on passe avec expression ; on ajoute alors du sel et les assaisonnements nécessaires à ce bouillon, qui reste cependant toujours fade.

Enfin, nous usons souvent d'un bouillon dit *américain*, véritable bouillon sans eau et que l'on prépare de la façon suivante : dans une marmite en étain, qui se ferme hermétiquement, vous placez des couches successives de viande, coupée par morceaux, et de légumes ; puis une fois la marmite fermée, vous la plongez dans de l'eau bouillante, et cela pendant près de six heures. Au bout de ce temps, vous passez avec expression le contenu de la marmite, et vous obtenez ainsi une véritable gelée de viande, qui est des plus nourrissantes et que vous pouvez administrer soit seule, par petite tasse, soit dissoute dans du bouillon ordinaire. J'en aurai fini avec tout ce qui a trait aux viandes, en vous disant quelques mots du sang.

Du sang.   Prenant trop à la lettre la phrase du Lévitique : *Anima omnis carnis in sanguine est*, bien des personnes ont pensé que le sang était un aliment extrêmement nourrissant, et qu'il pouvait être appliqué heureusement à la cure d'un grand nombre d'affections, et en particulier à celle des anémies et des maladies consomptives. On a proposé divers moyens d'absorber ce sang :

les uns ont conseillé de boire le sang aussi vivant que possible, et nous voyons à nos abattoirs chaque matin une foule s'empresser pour boire le sang chaud des animaux que l'on vient de sacrifier. D'autres, comme P. Bert, Regnault, Guerder (1), Le Bon ont desséché ce sang et ont fait des poudres de sang, dont on se sert comme des poudres de viande. En Italie, d'Emilio (de Naples) a donné le nom de *trefusia* à cette poudre de sang desséché, et il en aurait obtenu de bons effets comme aliment et comme médicament (2). D'autres encore, comme mon élève Deschiens (3), ont retiré de ce sang la partie colorante des globules, l'hémoglobine, et en ont fait les préparations que vous voyez utiliser avec avantage dans le service.

Comme aliment exclusif, le sang est absolument insuffisant, et les expériences de Magendie et de Payen ont montré que, malgré 1000 grammes de sang par jour, des chiens ont succombé au vingt-cinquième jour de cette alimentation. Je reconnais toutefois que, dans le traitement de l'anémie, certaines de ces préparations, et en particulier celles d'hémoglobine, sont parfaitement indiquées, mais ce n'est plus ici comme aliment, mais comme médicament qu'agissent de pareilles préparations.

Les viandes subissent l'action du suc gastrique, et lorsque cette action n'est pas suffisante, elle est complétée par celle du pancréas. Richet nous a donné une bonne description de l'action du suc gastrique sur la fibrille musculaire. D'abord, il y a imbibition, puis dissociation de ces fibrilles, rupture du sarcolème, et enfin le myolème lui-même est attaqué et transformé en fibripeptone. Les portions qui ne sont pas attaquées passent dans l'intestin et là subissent l'action de la myopsine qui complète ce travail de peptonisation, et si la viande ne contient pas trop de substances étrangères, telles que des tendons et des fibrilles cellulaires, tout l'ensemble passe dans l'économie à l'état de peptone, laissant peu de déchet.

Digestion des viandes.

Schmidt-Mulhiem (4) a étudié cette question des résidus que

(1) Guerder, *De l'emploi de la poudre de sang de bœuf dans l'alimentation forcée (Bull. de thér., 1883, t. CIV, p. 449).*

(2) D'Emilio, *Trefusia*, Naples, 1886.

(3) Deschiens, *Note sur l'utilisation de l'hémoglobine en thérapeutique, et sur une nouvelle préparation de cette substance (Bull. de thér., 1885, t. CIX, p. 67).*

(4) Schmidt-Mulhiem, *Untersuchungen ueber die Verdanung der Euweisskœrper (Arch. f. Anat. u. Phys. Abtheil, 1879, p. 38-58).*

laissent les substances albuminoïdes lorsqu'elles sont digérées. Il prenait de la viande de cheval bien dépouillée de graisse et de tendons ; cette viande était hachée, pesée, et l'azote en était dosé ; on la faisait cuire quelques instants, puis elle était donnée à un chien que l'on sacrifiait au bout d'un certain temps; on analysait ensuite le contenu de l'estomac et de l'intestin, et voici les résultats que l'on a obtenus :

		1 heure.	2 heures.	4 heures.	12 heures.
Estomac.	Albumine dissoute..	2,262	1,795	2,086	0,049
	Peptone............	3,087	3,653	3,312	0,083
	Viande non attaquée.	50,389	24,494	20,928	0,120
Intestin...	Albumine dissoute..	0,482	0,137	0,436	0,202
	Peptone............	0,512	0,311	0,498	0,820
	Viande non attaquée.	1,914	1,641	1,912	1,936
Viande ingérée (calculée comme albumine.....................		61,15	51,01	65,817	61,705
Albumine absorbée.............		2,404	18,48	31,195	58,51

Les valeurs de la colonne « Chiens tués après : » sont indiquées ci-dessus.

Ces substances azotées s'éliminent sous forme d'urée et d'acide urique, mais cette question mérite certains développements que je vous donnerai lorsque je vous parlerai de la suralimentation, et je passe maintenant à l'étude du second groupe des aliments azotés, à celui des poissons.

Des poissons.   Au point de vue de leur composition, les poissons se rapprochent beaucoup des viandes, et l'on peut dire que leur valeur nutritive est à peu près semblable. Dans ma *Clinique thérapeutique* (1), j'ai donné un tableau d'Almen, d'Upsal, qui montre que, comparées au bœuf, les viandes de poisson s'en rapprochent considérablement par leur teneur en matériaux albuminoïdes. Le tableau suivant, que j'emprunte à Moleschott, montre l'analogie qui existe entre les diverses viandes blanches, le poulet, les oiseaux et les poissons :

	Poulet.	Oiseaux en général.	Carpe.	Saumon.
Albumine soluble et hématine.	3,03	3,13	2,93	4,34
Musculine et analogues.........		17,13	10,21	
Matière gélatinisant par la coction....................	16,69			10,96
		1,40	2,02	
Graisses..................	1,42	1,95	9,84	4,79
Matières extractives...........	0,94	1,92	1,45	1,78

(1) Dujardin-Beaumetz, *Clinique thérapeutique*, t. Ier, 4° édition, p. 310.

	Poulet.	Oiseaux en général.	Carpe.	Saumon.
Créatine	0,32	0,20	?	?
Cendres	1,38	1,30	2,00	1,26
Eau	76,22	72,98	78,54	76,86

Les poissons se divisent au point de vue nutritif en trois groupes : les poissons à chair blanche, tels que le merlan et la sole ; les poissons à chair jaune, tels que le saumon; enfin, les poissons à chair grasse, tels que l'anguille. Ici, comme pour les viandes, ce sont les poissons à chair grasse qui sont les plus nourrissants, mais les moins digestifs.

La valeur nutritive considérable de la chair de poisson permet d'expliquer ce fait que des populations entières peuvent vivre avec ce seul aliment. Cette ichthyophagie a des avantages et des inconvénients ; on a soutenu qu'elle prédisposait aux maladies de peau, et nous voyons encore aujourd'hui l'école de Saint-Louis repousser, d'une façon exclusive, le poisson du régime alimentaire des individus atteints d'affections cutanées ou qui y sont prédisposés ; l'école d'Hébra est beaucoup moins rigoureuse à cet égard, et je me range entièrement à cette opinion.

Rien ne démontre scientifiquement que la nourriture exclusive avec de la chair de poisson favorise les affections de la peau. La lèpre dont sont atteints les Norwégiens, la *spedolskeld*, ne puise aucunement son origine dans les habitudes d'ichthyophagie de ces populations. Si l'on trouve souvent chez les peuples qui habitent les bords de la mer des affections de la peau, cela tient beaucoup plus aux altérations que subissent les graisses fermentées avec lesquelles leur peau est en contact, qu'à leur mode d'alimentation.

On a aussi soutenu que le poisson, contenant des corps gras phosphorés, augmentait les facultés génésiques des individus qui en faisaient usage, et l'on invoquait à l'appui de ce dire la natalité plus grande des populations ichthyophages. Vous connaissez tous le conte oriental invoqué par Brillat-Savarin (1), où les derviches qui avaient fait vœu de chasteté, et qui avaient résisté aux charmes d'un sérail, et cela malgré une nourriture azotée très abondante, succombèrent *étonnamment*, ajoute Brillat-Savarin, lorsqu'on les soumit à un régime exclusivement composé de poissons et de coquillages. Je ne crois pas, pour ma

(1) Brillat-Savarin, *Physiologie du goût*, éd. Charpentier, p. 83.

part, à ces propriétés spéciales attribuées à la nourriture par la chair de poisson, et si la natalité est plus grande sur nos côtes, cela tient à des causes tout autres que celles qui résultent du régime auquel sont soumises ces populations.

Je repousse aussi cette opinion qui veut que la nourriture par le poisson favorise dans la natalité la prédominance d'un sexe sur l'autre, prédominance que Balzac (1) a traduite par la phrase suivante : « La marée donne les filles, la boucherie fait les garçons. » Aucune donnée statistique ne vient confirmer une pareille opinion, et j'arrive maintenant à l'étude des crustacés et des mollusques.

De l'huître.   L'huître est un aliment fort digestible, et cela résulte surtout de ce que la noix, c'est-à-dire sa partie comestible, est constituée presque exclusivement par la glande hépatique. Il suffit de briser les alvéoles qui renferment les cellules hépatiques, pour mettre en contact le glycogène avec le ferment hépatique, de manière à faire une véritable autodigestion du foie par lui-même, de telle sorte que la digestion de l'huître demande très peu de travail au tube digestif. Mais si sa digestibilité est grande, sa valeur nutritive est faible. Payen, en effet, nous a montré qu'une douzaine d'huîtres pesant 1 410 grammes donne en substance charnue 111^g,6, représentant 2^g,3 d'azote, de manière que, toutes choses étant égales d'ailleurs, cela représenterait le dixième de la ration journalière moyenne, et qu'il faudrait dix douzaines d'huîtres pour former une ration journalière en substance azotée.

On a aussi analysé l'eau contenue dans les huîtres, eau dont quelques personnes se montrent très friandes. Payen, qui a fait cette analyse, considère cette eau comme différente de l'eau de mer et comme renfermant une certaine quantité d'azote qui s'élève à 0,863 pour 100. Aussi conclut-il que cette eau peut jouer un rôle utile dans l'alimentation. Voici d'ailleurs cette analyse :

	Première analyse.	Deuxième analyse.
Eau....................	95,888	95,751
Sels (par incinération)........	3,022	
Substances organiques azotées,	0,5609 (azote, 0,863)	4,249
Matières organiques non azotées.....................	0,5291	
	100,0000	100,000

(1) Balzac, *Traité des excitants modernes*, appendice à la *Physiologie du goût*. Paris, éd. Charpentier.

La moule est aussi un mollusque dont on fait une grande De la moule.
consommation. Au point de vue de la richesse azotée, elle est
inférieure à l'huître ; ce n'est pas là son seul degré d'infériorité ;
la moule en effet contient souvent un principe toxique.

L'étude de l'empoisonnement par les moules a donné lieu, Action toxique des moules.
dans ces derniers temps, à des travaux très intéressants. Brieger,
plus heureux que Salkowski, a isolé un principe toxique, auquel il a donné le nom de *mytilotoxine*, et qui aurait la composition suivante : $C^6H^{15}AzO^2$. Il considère ce principe toxique
comme appartenant au groupe des ptomaïnes, ptomaïnes se dé-
veloppant dans le foie de ces mollusques. Schmidtmann, Virchow, Salkowski, ont attribué à ce poison une action curari-
sante, et Langgaard a montré que l'un des contre-poisons des
plus actifs de cet agent toxique était la caféine (1).

A côté de ces mollusques lamellibranches, genres *Ostrea* et De l'escargot.
Mytilus, il faut placer un mollusque gastéropode, cette fois ter-
restre et auquel on a donné le nom d'*huître du pauvre* ; je veux
parler de l'*Helix pomatia* ou escargot ordinaire des vignes. Non
seulement on s'est servi de l'escargot au point de vue comestible,
mais on a voulu aussi l'appliquer à la thérapeutique.

Pour la partie comestible, Payen nous a donné une analyse fort
complète de ce mollusque, qui serait, si on s'en rapporte à cette
analyse, supérieur aux huîtres et aux moules. Le tableau d'ensemble que je mets sous vos yeux résume la valeur comestible
de tous ces produits, huîtres, moules et escargots :

	Huître.	Moule.	Escargot.
Eau......................	80,385	75,74	76,17
Matières azotées...........	14,010	11,72	16,25
Matières grasses	1,515	2,42	0,953
Sels (par incinération)......	2,695	2,73	2,025
Substances non azotées	1,395	7,39	4,602
	100,000	100,00	100,000

Quant aux propriétés thérapeutiques et en particulier quant
aux vertus curatives de l'escargot dans les bronchites et les affections consomptives de la poitrine, je ne sais sur quelle base
scientifique elles ont été établies. Figuier a bien prétendu que

(1) Salkowski, *Virchow's Arch.*, Bd CII, H 3, 1885. — Brieger, *Deutsche
Med. Wochenschrift*, 1885, n° 53, et *Microbes, ptomaïnes et maladies*,
trad. par Roussy et Winter, p. 209.

l'escargot contenait un principe soufré qu'il a décrit sous le nom d'*helicine*, mais rien n'est venu confirmer cette manière de voir. Quoi qu'il en soit, c'est là un remède populaire, dans nos campagnes surtout, et l'on confectionne soit des sirops, soit des bouillons d'escargot. Pour ce bouillon, on utilise la recette suivante :

Escargots......................	120 grammes.
Eau...........................	1 000 —
Capillaire.....................	5 —

On met les escargots dans l'eau, qui est soumise pendant deux heures à la chaleur du bain-marie, puis on ajoute la capillaire un peu avant la fin de l'opération. Pour confectionner les mucilages, les sirops et pâtes d'escargot, on pile les escargots, et on ajoute cinq fois leur poids de sucre. On recueille le liquide qui résulte de cette opération, et on le réduit dans le bain-marie à la consistance voulue.

Pour augmenter les propriétés thérapeutiques de ces mollusques gastéropodes, on a proposé de faire vivre certains d'entre ceux qui sont aquatiques dans de l'eau contenant des principes médicamenteux, tels que l'iode, mais je crois que cette pratique est aujourd'hui abandonnée, et malgré les faits invoqués par Bartholoni, Salvolini et Joachim Pascal, nous n'avons aucune preuve scientifique des prétendues propriétés antiphtisiques de l'escargot.

Des crustacés. A côté de ces mollusques, il nous faut dire quelques mots des crustacés dont le type est représenté par l'écrevisse, le homard et la langouste.

Payen nous a donné une très bonne analyse des diverses parties comestibles du homard, qui montre la valeur nutritive considérable de ces crustacés podophthalmes, dont l'écrevisse est le type. S'ils sont très nourrissants, ils sont aussi très indigestes, et ils favorisent dans une certaine mesure l'apparition de certains érythèmes et en particulier de l'urticaire chez les rhumatisants. Aussi faut-il être sobre dans l'usage de pareils produits.

	Chair.	Partie molle interne.	OEufs.
Eau.....................	76,618	84,313	62,983
Matières azotées.	19,170	12,140	21,892
— grasses.........	1,170	1,144	8,234

	Chair.	Partie molle interne.	Œufs.
Sels minéraux par incinération...............	1,823	1,749	1,998
Matières non azotées et perte............	1,219	0,354	4,893

Dans cette analyse, on voit la valeur nutritive considérable des œufs de homard; cette remarque peut s'appliquer aussi à d'autres animaux que les crustacés, et certains œufs de poisson, comme ceux de l'esturgeon, constituent un mélange très nourrissant que l'on consomme sous le nom de *caviar*.

Il me resterait pour terminer à vous parler des reptiles et des batraciens comestibles, qui se composent de la tortue et de la grenouille. Quoi qu'en aient dit les Anglais, qui nous appliquent la dénomination ironique de *Jack frog*, de mangeurs de grenouilles, il faut reconnaître que nous faisons une très faible consommation de la *rana esculenta*, qui mérite bien peu son nom d'*esculenta*, car elle est peu nourrissante et inférieure même à nos viandes les plus légères. Quant à la tortue, nous n'en faisons qu'un usage très restreint; cependant Payen a montré que la chair de tortue contenait pour 100 : 16,25 de matières azotées, représentant 2,5 d'azote.

J'en ai fini avec toutes les substances azotées qui servent à l'alimentation de l'homme, leur ensemble constitue le régime azoté. Nous étudierons les avantages et les inconvénients de ce régime lorsque je vous parlerai de la ration alimentaire. Il me reste maintenant à vous entretenir des aliments végétaux et des aliments gras ; c'est ce que je ferai dans la prochaine conférence.

CINQUIÊME CONFÉRENCE

DES ALIMENTS VÉGÉTAUX ET DES ALIMENTS GRAS.

MESSIEURS,

Si l'homme puise dans le régime animal de nombreux ali- Des aliments
végétaux.
ments, le règne végétal lui en fournit de tout aussi importants.
Pris dans leur ensemble, ces aliments végétaux contiennent
comme éléments propres à la nutrition : 1° des substances albuminoïdes (glutine, albumine, caséine, légumine, fibrine végétale, etc.) ; 2° de l'amidon ; 3° de la dextrine et du glucose ; 4° des
matières grasses ; 5° des sels et de l'eau.

Ce sont, comme vous le voyez, des aliments complets, c'est-
à-dire qui renferment tous les éléments primordiaux nécessaires
à la nutrition ; seulement les principes albuminoïdes, les sels et
les matières grasses sont en quantité insuffisante pour constituer un aliment complet, du moins pour l'homme, car un grand
nombre d'animaux suffisent à leur nutrition par cette alimentation végétale. Le mot *insuffisant* n'est même pas absolument
applicable à l'homme, car des populations tout entières sont
rigoureusement végétariennes. Nous verrons seulement, lorsque
je vous parlerai de la ration alimentaire, que pour suffire à la
nutrition, il faut absorber une grande quantité de ces matières
végétales pour y trouver les 20 grammes d'azote que nous perdons journellement.

Dans ces derniers temps, on a vanté outre mesure les avantages
du régime végétal chez l'homme ; on a soutenu que, grâce à ce régime, l'homme pouvait combattre la plupart des maladies et atteindre un âge avancé : c'est la doctrine des végétariens. Tout en
reconnaissant les grands avantages que l'on peut tirer dans certaines affections de l'estomac du régime purement végétal, je crois
que l'homme par la conformation de son organisme est omni-

vore; aussi son alimentation doit-elle être mixte et se composer de viandes et de végétaux ; j'espère par la suite vous démontrer la vérité de cette assertion.

Des principes albuminoïdes des végétaux. Les principes albuminoïdes de ces végétaux ont été bien étudiés par Ritthausen (1). Ils se composent d'albumine végétale, de caséine végétale, de légumine, de gélatine végétale, de glutine et de conglutine. Quant au gluten, sa composition serait des plus complexes, et Ritthausen affirme qu'il renferme au moins quatre substances albuminoïdes, le gluten-caséine insoluble dans l'alcool, et trois substances solubles dans l'alcool : le gluten-fibrine, la gliadine et la mucédine. Pour que vous puissiez juger de la composition de ces diverses substances, je vous donne ici l'analyse des différentes albumines végétales que j'emprunte à Ritthausen :

	Blé.	Orge.	Maïs.	Lupins.	Pois.	Fèves.
Carbone......	53,12	52,86	52,31	52,63	52,94	53,33
Hydrogène...	7,18	7,23	7,73	7,46	7,13	7,19
Azote........	17,60	15,75	15,49	17,24	17,14	17,14
Soufre........	1,55	1,18	»	0,76	1,04	1,04
Oxygène.....	20,55	22,98	»	21,91	21,75	21,75

Si vous jetez un coup d'œil sur le tableau ci-contre qui donne l'analyse de la plupart des aliments amylacés et féculents, vous y verrez ce fait caractéristique que, en général, la proportion d'amidon est en rapport inverse avec celle des matières azotées.

De l'amidon. L'amidon et les principes féculents jouent un rôle considérable dans cette alimentation végétale; vous savez qu'ils sont absorbés à l'état de glycose, et que cette transformation de l'amidon en glycose est le résultat de deux ferments. L'un provient de la salive mixte, c'est la diastase salivaire, l'autre se trouve dans le suc pancréatique, c'est l'amylopsine.

Cette transformation de l'amidon en sucre n'est pas aussi simple qu'on pourrait le supposer à première vue. Le dédoublement de la molécule d'amidon en une molécule de dextrine et une de sucre de raisin, ne serait pas exact si l'on s'en rapporte aux expériences de Musculus, de O'Sullivan (2), de H. Brown et

1) Ritthausen, *Die Eiweissköper.* Bonn, 1872.
(2) O'Sullivan, *Journ. of the Chemical Society*, 1872, 1876, — P.-H. Brown et J. Héron, *Journal of the Chemical Society*, 1879. — William Roberts, *Des ferments digestifs (Revue internationale des sciences*, t. VIII, p. 89, 205, 320).

Composition des aliments amylacés.

SUBSTANCES.	MATIÈRES azotéés.	AMIDON.	DEXTRINE et glucose.	GRAISSES.	CELLULOSE.	SELS.	EAU.	AUTEURS.
Blé dur............	20,68	62,49	8,36	2,32	3,02	2,86	»	Payen.
Blé tendre.........	11,75	76,51	6,05	1,87	2,08	2,12	»	—
Seigle.	9,00	57,50	10,00	2,00	3,00	1,90	14,60	Boussingault.
Avoine............	11,90	53,68	7,90	5,50	4,10	3,00	14,00	—
Orge	12,96	66,43	10,00	2,76	4,73	2,10	»	Payen.
Mie de pain........	6,67	53,55	3,79	0,70	»	0,84	44,45	Violet.
Croûte de pain......	13,00	62,58	3,88	1,18	»	1,21	17,15	—
Pain de munition...	8,85	44,50	4,12	0,70	6,07 (son)	1,39	34,17	Poggiale.
Maïs	12,80	58,40	1,50	7,00	1,50	1,10	17,70	Boussingault.
Riz	6,43	77,75	0,60	0,43	0,50	0,68	14,40'	—
Pommes de terre....	2,05	20,00	1,09	0,11	1,04	1,26	74,00	Payen.
Fèveroles	30,80	48,00		1,90	3,00	3,50	12,50	—
Vesces............	27,30	48,90		2,70	3,50	3,00	14,60	—
Haricots	25,50	55,10		2,80	2,90	3,20	9,90	—
Lentilles..........	25,20	56,00		2,60	2,40	2,30	11,50	—
Pois chiches........	25,40	58,50		2,00	1,90	2,50	9,90	—
Pois..............	23,80	58,80		2,10	3,50	2,10	9,80	—
Fèves.............	24,40	61,50		1,50	3,00	3,60	16,00	—

de J. Héron, et de William Roberts. D'après ces expérimentateurs, il faudrait considérer cette réaction comme beaucoup plus complexe, et se terminant par la formation de maltose et d'achrodextrine, comme le montre la formule suivante :

$$10(C^{12}H^{20}O^{10}) + 8H^2O = 8(C^{12}H^{22}O^{11}) + 3(C^{12}H^{22}O^{10}).$$
Amidon soluble.   Eau.   Maltose.   Achro-dextrine.

Ewald (1) (de Berlin) a étudié récemment l'influence que la salive exerce sur la saccharification des matières amylacées dans l'estomac; il a montré que la transformation de l'amidon en sucre se produisait à peine dans l'estomac, et qu'après l'administration d'une décoction concentrée d'amidon, on constatait la présence de dextrine fermentescible et de maltose, mais que la transformation de la maltose en sucre ne s'opérait que dans l'intestin. Si aux faits observés par Ewald, on ajoute que le sucre pancréatique fournit un ferment propre à la digestion de ces matières féculentes, on est en droit de conclure que les matières féculentes sont exclusivement digérées par l'intestin.

Nous avons toujours intérêt à connaître, surtout pour le traitement des diverses affections, la glycosurie en particulier, la quantité d'amidon contenue dans ces végétaux. Le tableau suivant emprunté à de Nédats nous donne ces quantités pour 100:

Riz...................................	74,10 p. 100.
Maïs..................................	65,90
Farine de blé.........................	63,00
Grain de blé..........................	59,60
Farine de seigle......................	59,84
Millet................................	57,90
Sarrasin..............................	50,00
Pain de froment......................	42,70
Farine d'avoine......................	39,10
Pois.................................	37,00
Pain de seigle.......................	86,25
Haricots.............................	36,00
Topinambours........................	16,60
Pommes de terre.....................	15,50

Nous allons étudier successivement les céréales, les légumes et les fruits.

Des céréales. Les céréales, avec lesquelles on fait un grand nombre de pré-

(1) Ewald, *Etude sur la digestion stomacale* (Congrès des naturalistes et des médecins allemands, septembre 1885).

parations, telles que les pâtes alimentaires, servent de base à un aliment primordial de l'homme, au pain. Aussi vous me permettrez d'insister surtout sur ce point.

Sans entrer ici dans les détails de la panification et dans les réactions qui se produisent, réactions d'ailleurs des plus complexes, et que Graham (1) a étudiées d'une façon fort complète, j'insisterai surtout sur la valeur nutritive du pain. A cet égard, il est important de distinguer la croûte de la mie ; la croûte est beaucoup plus nourrissante que la mie, et l'analyse suivante faite par Barral (2) montre bien la différence qui existe entre ces deux parties :

Du pain.

	Croûte.	Mie.
Eau	17,15	44,45
Matières azotées insolubles (gluten, etc.)	7,30	5,92
Matières azotées solubles (amidon, etc.)	5,70	0,75
Matières non azotées solubles (dextrine, sucre)	4,88	3,79
Amidon	62,58	43,55
Matières grasses	1,18	0,70
Matières minérales	1,21	0,84
	100,00	100,00

On croit aussi généralement que les pains ordinaires sont plus nourrissants que les pains de luxe. C'est là une erreur, et Violet (3) nous a montré que plus le pain est blanc, plus il contient d'azote. Vous pouvez en juger par le tableau suivant :

	Quantité d'azote pour 100.		
	2e qualité.	1re qualité.	De choix.
Premier échantillon	0,92	1,18	1,39
Deuxième échantillon	1,05	1,36	2,06
Troisième échantillon	0,99	1,02	1,25
Moyenne	0,99	1,15	1,57

Cependant, on se plaçant à un point de vue différent, et en jugeant la valeur nutritive du pain, non pas par la quantité d'azote qu'il contient, mais par celle des principes salins qu'il renferme, les pains faits avec une farine incomplètement blutée présentent certains avantages.

(1) Graham, *la Chimie et la panification :* courtes lectures (*Journal of the Society of Arts*, 1880).
(2) Barral, *le Blé et le Pain*, 2e édition, Paris, 1867, p. 604.
(3) Violet, *Sur le pain* (Thèse de Paris, 1876, n° 111).

Vous savez, en effet, que c'est surtout le testa des graines des graminées qui renferme les parties les plus riches en phosphates ; aussi a-t-on conseillé dans certains cas, où l'on veut introduire ces phosphates dans l'économie, de fabriquer du pain de son qui renferme une grande quantité du testa de ces graminées. Lorsque je vous entretiendrai du traitement alimentaire du diabète, je vous montrerai par quels artifices on s'est efforcé de remplacer le pain, et j'insisterai tout particulièrement sur le pain de gluten.

Le seigle, le maïs, le sarrasin et même l'avoine ont été substitués au blé dans l'alimentation. Je vous dois une mention particulière pour deux de ces farines : la farine de maïs et celle d'avoine.

Du maïs. La farine de maïs est des plus nourrissantes. Elle occupe la première place par les matières grasses qu'elle contient, et l'on comprend les tendances que l'on a de substituer à la farine de froment celle de maïs. Seulement, tandis que la farine de froment ne possède pas de goût, celle de maïs en a un très prononcé auquel il faut s'habituer.

De la farine d'avoine. Quant à la farine d'avoine, dite *gruau d'avoine*, elle a été surtout vantée par les médecins écossais, qui ont soutenu que c'était grâce à ce gruau d'avoine dont ils nourrissent leurs enfants et leurs gens qu'était dû leur beau développement musculaire. Dans un travail que j'ai fait en collaboration avec Ernest Hardy (1), nous avons montré, en effet, la forte proportion d'azote que contient la farine d'avoine, forte proportion dont vous pourrez juger par l'analyse suivante publiée :

Eau..	8,7
Matières grasses...............................	7,5
Amidon..	64,0
Matières azotées, gluten......................	11,7
Matières minérales............................	1,5
Cellulose, matières non dosées...............	7,6
	100,0

Aussi, en zootechnie, cette grande quantité d'azote a-t-elle fait considérer l'avoine comme l'aliment de force par excellence.

(1) Dujardin-Beaumetz et Hardy, *De la farine d'avoine et de son rôle dans l'alimentation du jeune âge* (*Bull. de la Société médicale des hôpitaux de Paris*, t. X, 1873, et *Union médicale*, 1873).

Ajoutons que cette avoine contient un principe excitant particulier que Sanson [1] a isolé, et dont il a étudié les effets. Ce principe excitant se trouve surtout dans l'avoine noire, et ces effets sur le cheval durent en moyenne pendant une heure à partir de l'administration de 1 kilogramme d'avoine. Ajoutons enfin que l'avoine est une des farines les plus riches en fer.

Cette double qualité d'être un aliment tonique et excitant a fait appliquer la farine d'avoine à la nourriture des enfants, et vous trouverez dans la thèse de mon élève, le docteur Marie [2], des faits intéressants relatifs à ce sujet. Je crois même que l'on pourrait aujourd'hui compléter ces recherches en étudiant sur l'homme, comme l'a fait Sanson sur les chevaux, les effets du principe excitant qu'il a isolé, et voir si on ne pourrait pas les utiliser au point de vue thérapeutique. J'aborde maintenant la question des légumes.

Les légumes se divisent en légumes féculents et en légumes herbacés. Si vous vous en rapportez à l'analyse suivante des principales légumineuses employées, analyse empruntée à Boussingault, vous verrez que ces légumes féculents, haricots, lentilles, fèves, renferment une grande quantité de légumine et par cela même sont fort nourrissants. Aussi a-t-on pu les nommer la *viande du pauvre.*

Des légumes
féculents.

COMPOSITION DES GRAINES DES LÉGUMINEUSES.

	Haricots blancs.	Pois.	Lentilles.	Fèves.
Légumine............	26,9	23,9	25,0	24,4
Amidon et dextrine...	48,8	59,6	55,7	51,5
Substance huileuse...	3,0	2,0	2,5	1,5
Ligneux et cellulose..	2,8	3,6	2,1	3,0
Sels.................	3,5	2,0	2,2	3,6
Eau.................	15,0	8,9	12,5	16,0
	100,0	100,0	100,0	100,0

L'enveloppe qui les recouvre est composée exclusivement de cellulose, ce qui les rend souvent peu digestibles. Aussi, lorsque vous aurez affaire à des estomacs paresseux ou à des personnes qui mastiquent incomplètement, il sera nécessaire de priver ces

[1] Sanson, *Recherches expérimentales sur l'action excitante de l'avoine* (*Journ. d'anat. et de phys.* de Ch. Robin et Pouchet, t. XIX, mars, avril 1883, p. 113).

[2] Marie, *Etude sur l'emploi de l'avoine* (thèse de Paris, 1878).

féculents de leur enveloppe celluleuse et de les donner sous forme de purée.

De la lentille. Parmi ces légumes, j'appellerai votre attention sur la lentille, car elle occupe le premier rang au point de vue de sa valeur nutritive. Non seulement elle contient une forte proportion de matières azotées, mais encore elle renferme une grande quantité de fer. Boussingault, qui nous a donné une analyse fort intéressante des divers aliments par rapport au fer qu'ils renferment, a placé, pour ainsi dire, la lentille au premier rang. Jetez un coup d'œil en effet sur le tableau suivant, et vous verrez la quantité considérable de fer contenue dans les lentilles. Elle est le double de celle qui est contenue dans la chair musculaire du bœuf, et il n'y a que l'avoine qui lui soit supérieure.

	Quantité de fer pour 1 000.
Sang de bœuf	0ᵍ,03750
Sang de porc	0 ,06340
Chair musculaire de bœuf	0 ,00480
— de veau	0 ,00270
— de poisson (merlan)	0 ,00150
Morue dessalée (chair)	0 ,00420
Œuf de poule (sans la coque)	0 ,00570
Colimaçon (sans la coque)	0 ,00360
Os de bœuf frais	0 ,01200
Os de pied de mouton	0 ,02090
Pain de froment	0 ,00480
Haricots blancs	0 ,00740
Avoine	0 ,01310
Lentilles	0 ,00830
Pommes de terre	0 ,00160
Lait de vache	0 ,00180
Carottes	0 ,00090
Maïs	0 ,00360
Riz	0 ,00150
Pommes	0 ,00200
Epinards	0 ,00450
Choux (feuilles vertes)	0 ,00390
Vin rouge de Beaujolais (par litre)	0 ,01090
Bière	0 ,00400
Eau de Seine (Dhuis)	0 ,00104 (1)

Mais n'oubliez pas que, pour que la farine de lentille jouisse

(1) Boussingault, *Comptes rendus de l'Acad. des sc.*, t. LXXIV, p. 22, 1872, p. 1354.

de toutes ses propriétés, il faut qu'elle soit cuite, et ce n'est pas de la farine de lentille ordinaire, mais de la farine de lentille cuite qu'il faut que vous ordonniez à vos malades. Il est même probable que la douce Revalescière pour laquelle on a fait tant de réclame, et qui est, comme vous le savez, de la farine de lentille, renferme une certaine quantité de farine de lentille germée.

A côté de ces légumes féculents, et à leur tête, il faut placer les pommes de terre, aliment aujourd'hui aussi indispensable que le pain. Vous verrez par la suite combien en somme ces pommes de terre renferment peu d'amidon, et qu'à cet égard elles occupent pour ainsi dire la dernière place, et vous verrez aussi l'application que l'on peut en faire au régime alimentaire du diabétique.

Les légumes herbacés peuvent être divisés en trois grands groupes, suivant Gautier : les légumes riches en albumine végétale et en azote : choux, cresson, asperges, champignons, truffes ; puis viennent les légumes mucilagineux et salins, tels que la laitue et la chicorée ; enfin le troisième comprend les légumes riches en acides, l'oseille et la tomate. Jetons rapidement un coup d'œil sur ces trois groupes. *Des légumes herbacés.*

Le premier comprend les légumes les plus nutritifs, mais aussi ceux dont la digestion est le plus difficile. Leven a soutenu que le choux était fort nuisible à l'estomac ; je ne puis partager cette manière de voir, et j'affirme au contraire qu'il constitue un aliment fort azoté et bien toléré, lorsqu'il est cuit suffisamment.

Je vous dirai quelques mots des champignons ; malgré la grande quantité d'eau qu'ils renferment, 85 à 90 pour 100, ils contiennent une certaine quantité d'azote, et par cela même ils sont nutritifs. Carl Mœrner (d'Upsal), qui a étudié récemment la valeur alimentaire des champignons, a montré qu'un kilogramme de viande de bœuf a pour équivalent : *Des champignons.*

En champignon de couches............,   9^k,30
En agaric couleuvré......................   10 ,60
En morille...........................   15 ,20
En chanterelle.......................   41 ,60

En moyenne.....   24^k,00

La seconde classe renferme des légumes mucilagineux et salins. Ce sont : la laitue, la chicorée, les épinards, les artichauts, le céleri, les haricots verts, les asperges, les petits pois, la carotte, les betteraves, le potiron. Ce sont des végétaux surtout aqueux, et la quantité d'eau que la plupart de ces légumes renferme est représentée par les chiffres suivants :

Concombres.....................	96,2	pour 100.
Asperges.......................	92,2	—
Epinards.......................	91,7	—
Choux..........................	87,7	—
Navets.........................	87,0	—
Carottes.......................	87,5	—
Choux-raves....................	82,0	—
Artichauts.....................	76,0	—
Topinambours...................	76,0	—

Certains de ces aliments renferment aussi de l'inosite ou du sucre, par exemple comme la carotte ou la betterave ; le plus grand nombre renferme enfin des sels, tels que des malates, des oxalates de chaux ou de potasse. Cette richesse en potasse des légumes est un des points les plus intéressants de leur composition, et montre leur utilité dans la nutrition. Boussingault a donné une bonne analyse de la quantité de potasse contenue dans les différents légumes ; un kilogramme des légumes qui suivent contient la quantité de potasse suivante :

Choux............................	28,6
Chicorée.........................	1 ,7
Navets...........................	3 ,7
Carottes.........................	2 ,5
Betteraves.......................	6 ,8
Pommes de terre..................	3 ,2
Epinards.........................	4 ,5

Aussi Beunge a-t-il insisté sur la nécessité d'introduire dans l'alimentation des individus, qui se nourrissent surtout avec ces légumes, du chlorure de sodium, pour maintenir un équilibre constant entre les sels de potasse et les sels de soude, équilibre nécessaire à une bonne nutrition.

Enfin le dernier groupe est constitué par les légumes riches en acide, et en particulier en acide oxalique. Ce sont l'oseille et la tomate ; ces légumes, lorsqu'ils sont pris en abondance, peuvent produire l'oxalurie, c'est-à-dire la présence de ces oxalates dans les urines. On a longuement discuté sur cette oxalurie physiologique ; les uns ont prétendu qu'elle pouvait se produire en dehors de l'alimentation ; d'autres, au contraire, ont soutenu, et je suis de ce nombre, qu'elle dépendait exclusivement de cette alimentation. Je me propose d'ailleurs de revenir sur ce point, lorsque je vous parlerai du régime alimentaire dans la cure de la gravelle urinaire et en particulier dans celle de la gravelle oxalique. Il me reste maintenant, pour terminer ce qui a trait aux aliments végétaux, à vous parler des fruits.

Les fruits qui viennent compléter heureusement l'alimenta- *Des fruits.* tion de l'homme par les acides, les sels et le sucre qu'ils contiennent, sont très nombreux. La composition générale de ces fruits est des plus complexes ; ils renferment surtout du sucre, de la cellulose, de la gomme et des acides ; vous pouvez en juger par l'analyse suivante que j'emprunte à un travail publié, il y a bien des années, par Bérard (1), de Montpellier.

COMPOSITION DES FRUITS MURS.

	Abricots.	Pêches.	Poires.	Cerises.	Prunes.
Matières azotées...	0,17	0,93	0,21	0,57	0,28
— colorante.	0,10 (Jaune).	»	0,01 (Verte).	? (Rouge).	0,08 (Verte).
Cellulose..........	1,86	1,21	2,19	1,12	1,11
Gomme...........	5,12	4,85	2,07	3,23	2,06
Sucre......	16,48	11,61	11,52	18,12	24,81
Acide malique.....	1,80	1,10	0,08	2,01	0,56
Chaux............	Traces.	0,06	0,04	0,10	Traces
Eau..............	74,47	80,24	83,88	74,85	71,10
	100,00	100,00	100,00	10 ,00	100,00

Les acides contenus dans les fruits sont des plus variables. C'est ainsi que les abricots, les pêches, les pommes, les poires, les groseilles, contiennent de l'acide malique, les raisins, de l'acide tartrique, les oranges et les citrons, de l'acide citrique, les coings, de l'acide pectique, lequel se transformant en pectine permet d'obtenir des gelées de ces fruits.

Comme les légumes, les fruits introduisent dans l'économie des principes alcalins tels que la chaux et la potasse ; ce sont donc des aliments utiles. Par le sucre qu'ils renferment, ils servent aussi à la nutrition ; mais lorsqu'ils sont pris en trop grande abondance, ils deviennent purgatifs.

(1) Bérard, *Mémoire sur la maturation des fruits* (*Annales de chimie,* 2ᵉ série, t. XVI, 1821, p. 152 et 225).

De la
cure de raisin.

Je dois appeler surtout votre attention sur le raisin, dont la thérapeutique a tiré grand parti dans le traitement de certaines affections sous le nom de *cure de raisin*. Très en usage dans certaines parties de la Suisse et de l'Allemagne et maintenant employées en France, ces cures de raisin s'appliquent surtout au traitement des affections gastro-intestinales. Elles combattent avantageusement la pléthore abdominale, et surtout la fatigue intestinale qui se produit chez les gros mangeurs. Si l'on en croit Carrière (1) et Curchod (de Vevey) cette cure serait aussi efficace pour combattre les flux diarrhéiques et certains états diathésiques tels que la goutte.

Voici comment se pratique la *traubenkur* : le malade doit prendre avant ses deux principaux repas une certaine quantité de raisin qu'il doit aller cueillir lui-même sur les treilles ou sur le cep ; je dis certaine quantité, car il est bien difficile de fixer exactement la dose que pourra prendre chaque malade. Mais il faut qu'il aille jusqu'à ce dégoût qui survient lorsque la quantité absorbée est trop considérable. Quant au raisin à choisir, le meilleur est le raisin blanc, à peau fine et à chair délicate. Il est bien entendu que le malade doit rejeter l'enveloppe de raisin, et même les pepins, si la chose est possible. Comme dans les cures de petit-lait, il y a dans les effets de cette *traubenkur* deux facteurs importants : le raisin lui-même qui par les éléments salins qu'il introduit agit heureusement sur la surface du tube digestif, puis l'action du grand air et de l'exercice ; car c'est dans les plus beaux sites de l'Allemagne, de la Silésie, du Tyrol et de la Suisse que l'on pratique ces cures de raisin. J'en ai fini avec les aliments végétaux et je passe maintenant à l'examen très rapide des aliments gras.

Des aliments
gras.

Les aliments gras, comme je vous l'ai dit, sont au nombre de trois : les graisses, les beurres, les huiles. Lorsque je vous ai parlé des principes alimentaires primordiaux, je vous ai montré l'importance de ces aliments gras dans la nutrition. Non seulement ils fournissent à l'économie les matériaux hydro-carbonés qui lui sont nécessaires, mais ils s'opposent dans une certaine mesure, si l'on s'en rapporte aux expériences de Debove et de Flamant, à la destruction des éléments albuminoïdes, de telle

(1) Carrière, *la Cure du petit-lait et du raisin en Suisse dans le traitement des maladies chroniques*, Paris, 1860. — Curchod (*Essai théorique et pratique sur la cure de raisin*, Vevey, 1860, in-8º).

sorte qu'on peut les considérer comme des aliments d'épargne. Si leur valeur nutritive est grande, leur digestibilité est faible, aussi sont-ce des aliments le plus souvent indigestes ; pris même en trop grande quantité, ils deviennent par le fait de cette intolérance du tube digestif de véritables purgatifs, et constituent ce qu'on a décrit sous le nom de *purgatifs huileux.*

Toutes ces substances grasses se retirent ou du règne végétal ou du règne animal constituant les huiles fixes ou graisses végétales, les huiles fixes ou graisses animales, on pourrait même y ajouter un troisième groupe, les corps gras minéraux, tels que la vaseline retirée du pétrole, et qui par un artifice assez étrange, comme l'a montré Riche, entre aujourd'hui dans l'alimentation. On nous a montré par des expériences sur les animaux que si cette vaseline n'était pas toxique, elle ne jouissait en revanche d'aucune propriété nutritive.

Parmi ces corps gras il en est un qui joue en thérapeutique un rôle considérable, c'est celui que l'on retire du foie de certains poissons. De temps immémorial, chez les populations maritimes de l'extrême Nord, en Islande, dans le Groënland, en Norwège, l'huile de foie de morue entrait non seulement dans l'alimentation, mais on lui attribuait des vertus curatives toutes spéciales contre les rhumatismes, les névralgies, et surtout les maladies consomptives. Persival et Darbey, à la fin du siècle dernier, signalèrent à l'attention des médecins ces propriétés curatives ; mais ce n'est qu'à partir de 1822, c'est-à-dire à partir du travail de Schenck, que l'emploi de cette huile de morue se généralisa et en France à la suite des travaux de Bretonneau et de Duclos.

Aujourd'hui tout le monde est d'accord pour reconnaître à ces huiles de poisson des propriétés physiologiques très nettes qui consistent surtout dans l'accroissement du poids des individus auxquels on les administre. C'est là un des résultats les mieux constatés dans ces derniers temps par Joanny Rendu (1) (de Lyon), qui a montré que chez des tuberculeux, comparée à l'arsenic, l'huile de foie de morue, sous le rapport de l'engraissement, était de beaucoup supérieure.

Des huiles de
foie de morue.

____

(1) Joanny Rendu, *Etude expérimentale et comparée de l'arsenic et de l'huile de foie de morue dans le traitement de la phthisie pulmonaire* (*Lyon médical,* 14 avril 1878).

Depuis que Hoffer de Lorme a trouvé de l'iode dans ces huiles de morue, on a attribué à ce corps ainsi qu'au brome, au soufre et au phosphore que cette huile renferme, l'action curative de ces huiles. Je crois pour ma part que c'est là une erreur, et je suis persuadé que c'est surtout comme corps gras que les huiles de morue agissent dans le traitement de la tuberculose, et si j'insiste sur ce point, c'est parce qu'on a voulu substituer à ces huiles de morue des huiles iodées qui sont loin d'avoir les mêmes effets.

On a longuement discuté pour savoir quelles étaient les huiles de foie de morue que l'on devait préférer. Fallait-il donner l'avantage aux huiles blondes sur les huiles brunes ? Chacune de ces opinions avait ses partisans. Aujourd'hui la question paraît résolue et tout le monde est d'accord pour reconnaître que ces huiles blondes, dites *huiles vierges*, sont mieux tolérées par l'estomac que les huiles brunes à goût beaucoup plus prononcé, tout en ayant un effet thérapeutique égal.

D'ailleurs la fabrication des huiles de foie de morue s'est grandement améliorée et aujourd'hui, sauf l'huile de foie de morue de Berthé, qui se fabrique encore à Paris, toutes les autres se font sur place aux lieux de pêcherie, en Suède et en Norwège. Au lieu de se servir des foies altérés, comme on le faisait autrefois, on utilise donc les foies frais que l'on chauffe au bain-marie et que l'on soumet ensuite à la pression ; Soubeyran nous a d'ailleurs fourni sur cette fabrication les détails les plus circonstanciés. C'est donc de cette huile vierge que l'on doit désormais user en thérapeutique. L'analyse suivante nous montre d'ailleurs la composition de ces différentes huiles :

| | Huile de foie de morue | | | | |
	Blanche.	Ambrée.	Blonde.	Brune.	Noire.
Oléine..........	988,700	988,675	988,695	987,449	988,957
Margarine.....	8,060	8,066	8,089	9,264	8,323
Chlore..........	1,122	1,122	1,116	1,018	1,005
Iode...........	0,027	0,327	0,322	0,310	0,201
Brome.........	0,043	0,043	0,038	0,031	0,016
Soufre..........	3,201	0,200	0,196	0,156	0,142
Phosphore......	0,203	0,204	0,200	0,196	0,076
Acides..........	0,000	0,439	0,897	0,924	0,838
Perte..........	1,344	0,924	0,449	0,102	0,437

On a aussi discuté s'il n'était pas bon de substituer à l'huile de foie de morue l'huile tirée du foie d'autres poissons, tels que la raie et le squale. Si l'on s'en rapporte aux analyses comparatives de Delattre, que je mets sous vos yeux, les huiles des foies de raie et de squale seraient presque identiques comme composition avec celles des foies de morue.

	Huile de foie de morue.	Huile de foie de raie.	Huile de foie de squale.
Oléine................	988,700	986,945	987,114
Margarine........	8,060	11,017	10,121
Chlore............	1,222	1,125	1,018
Iode.............	0,827	0,105	0,345
Brome............	0,043	0,039	0,034
Soufre............	0,201	0,165	0,160
Phosphore........	0,203	0,286	0,206
Perte.............	1,344	0,238	0,942

Je ne veux pas entrer ici dans le détail de l'administration de ces huiles de foie de morue. On a imaginé à cet égard une multitude de procédés qui rentrent pour la plupart plutôt dans le domaine pharmaceutique que dans celui de la bromatologie. Il est cependant deux points qui ressortissent à cette dernière et sur lesquels je désire insister. De l'administration des huiles de foie de morue.

D'abord, c'est sur la nécessité de donner ces huiles de foie de morue au moment des repas ; on comprend que mélangées avec la masse des aliments et au moment du travail digestif, ces huiles soient mieux supportées que lorsqu'on les donne à jeun. On a même été plus loin, et on a constitué avec ces huiles de foie de morue de véritables aliments, tels par exemple que du pain à l'huile de foie de morue. C'est là un procédé que l'on a dû rapidement abandonner, car il entraînait à la fois et le dégoût de l'huile de foie de morue et celui du pain. La seule association qui me paraisse heureuse, est celle qui consiste à associer l'huile de foie de morue aux sardines à l'huile, en substituant la première à celle qui conserve ces poissons.

N'oubliez pas aussi que l'on a fabriqué des cuillers de forme très effilée qui permettent de verser l'huile presque directement dans l'isthme du gosier, et d'éviter ainsi le goût si désagréable que laisse cette huile dans la cavité buccale. D'ailleurs, l'habitude joue un rôle considérable dans cette répugnance à prendre l'huile de foie de morue, et tandis que les peuples de l'extrême nord s'en délectent, nous la trouvons, nous, habitants de l'Europe centrale, fort désagréable. Mais en donnant à l'enfant de bonne heure cette huile de foie de morue, il en est qui s'y habituent à un tel point qu'ils considèrent comme une punition de ne pas en prendre.

Je vous conseille donc de repousser tous ces mélanges pharmaceutiques que l'on a imaginés pour masquer le goût de ces huiles de foie de morue. Il en est deux cependant qui méritent de rester, parce qu'ils introduisent dans l'huile des principes qui sont utilisés dans la cure de la scrofule et de la tuberculose : l'iodoforme et l'eucalyptol. Le premier de ces mélanges, conseillé par Fonssagrives, a la formule suivante :

> Huile de foie de morue blonde............... 100^g,00
> Iodoforme.................................... 0 ,25
> Huile essentielle d'anis...................... x gouttes.

Pour l'eucalyptol, voici la formule :

> Huile de foie de morue blonde........ 100 grammes.
> Eucalyptol............................   1   —

Quant à la dose d'huile de foie de morue que l'on doit administrer chaque jour, elle est excessivement variable. Jaccoud, qui s'est montré l'un des plus fermes partisans de cet aliment dans le traitement de la tuberculose, a atteint les doses de 300 grammes par jour. C'est là une dose extrêmement élevée et que peu d'estomacs peuvent supporter. Le plus souvent on s'en tient à la dose de deux ou trois cuillerées à chacun des repas.

Mon regretté maître Béhier avait pour l'huile de foie de morue une horreur instinctive; aussi l'avait-il repoussée de la thérapeutique en lui substituant le beurre. Le beurre est, en effet, un excellent aliment gras, mais très inférieur comme principe gras aux huiles de poissons.

Du beurre. Le beurre est constitué, comme vous le savez, par ces corpuscules huileux et graisseux qui se trouvent en suspension dans le lait; il contiendrait 83,35 pour 100 de beurre pur et 16,25 de lait de beurre. La composition de ce beurre est des plus complexes; ce qui le caractérise surtout, c'est une huile douce formée d'un mélange d'oléine et de butyrine. Cette butyrine en contact avec l'air se transforme en acide butyrique, ce qui donne au beurre rance son odeur désagréable. Bromeis a complété l'analyse qu'avait donnée Chevreul pour le beurre, et voici quelle serait d'après lui la composition du beurre fin :

Margarine....................... 68 pour 100.
Butyroléine...................... 30   —
Butyrine, caproïne et caprine........ 2   —

Le beurre est un excellent aliment gras dont vous devez recommander surtout l'usage chez les personnes affaiblies et amaigries. Il est entré dans quelques préparations pharmaceutiques; on en a fait la base de plusieurs pommades ophthalmiques, telles que la pommade du Régent, la pommade de Bénédict, la pommade de Saint-André de Bordeaux. Bien entendu, de pareils mélanges doivent être abandonnés aujourd'hui, et l'on doit toujours, au point de vue externe, substituer aux graisses végétales et animales putrescibles, les graisses minérales inaltérables. Sous le nom de *beurre bromo-iodé*, Trousseau avait proposé le mélange suivant qu'il destinait à remplacer l'huile de foie de morue :

Iodure de potassium....................... 0ᵍ,05
Bromure de potassium..................... 0 ,20
Chlorure de sodium....................... 2 ,00
Beurre frais............................. 125 ,00

On devait étaler ce mélange sur du pain. Pour ma part, je crois que tous ces succédanés de l'huile de foie de morue doivent être abandonnés.

Comme intermédiaire entre le beurre et le lait, on doit placer la crème que l'on a vantée dans le traitement de certaines affections consomptives et dans certains troubles de l'estomac. La crème qui monte à la surface du lait au bout de vingt-quatre heures, a donné à Husson, qui l'a analysée, la composition moyenne suivante : *De la crème.*

Beurre.............. 20 et quelquefois 30
Caséine............. 29   —   11
Sérum.............. 51   —   59
           Total.... 100   100

C'est donc un mélange de beurre, de caséine et de sérum.

Bien entendu, il ne faut pas confondre cette crème naturelle avec celles qui sont produites artificiellement en mélangeant des jaunes d'œuf, du sucre et du lait, mélange que l'on fait chauffer à 100 degrés.

Des embryons des graminées. Je ne veux pas terminer cette leçon, qui traite des aliments féculents et des aliments gras, sans appeler votre attention sur des perfectionnements qui se sont produits récemment dans l'alimentation par ces substances alimentaires. Tout d'abord, Douliot a montré que l'on pouvait utiliser les embryons du blé, facilement isolés aujourd'hui par les nouveaux procédés de boutures où l'on a substitué, à l'antique meule, des cylindres compresseurs. Cet embryon est composé presque exclusivement de substances azotées, mais la panification faite avec ces embryons est presque impossible et on ne pourrait l'utiliser que sous forme de bouillies ou de potages.

De la légumine. De son côté, le docteur Bovet a montré que la légumine, substance très azotée et peu féculente, pouvait aussi servir de base à des gâteaux et à des pâtes, utilisables chez les diabétiques. Mais à coup sûr, le fait le plus intéressant est celui qui a été communiqué par Lecerf à la Société de médecine pratique, sur la farine de soya (1).

Du soya. Le soya est une légumineuse très analogue à notre haricot, originaire de la Chine et du Japon et que l'on cultive aujourd'hui en Autriche. On retire du soya une substance grasse que les Chinois utilisent sous forme de lait et dont ils font même un fromage. Quant à la farine, elle contient une quantité considérable de matières azotées et supérieure même à ce point de vue à la viande, comme on peut en juger par l'analyse suivante :

	Viande de bœuf.	Soya.
Eau...........................	74,00	9,37
Matières protéiques...............	22,74	36,63
Matières grasses.................	2,30	17,00
Potasse	0,54	3,16
Acide phosphorique.............	0,66	1,47

Mais ce qu'il y a d'intéressant, c'est la faible teneur de cette farine en substances amylacées et sucrées. Aussi, Lecerf a-t-il proposé de faire avec cette farine un pain à l'usage des diabétiques. Ce pain contiendrait un chiffre très faible de matières

(1) Lecerf, *Sur la valeur alimentaire du Soya hispida* (*Journal de médecine pratique,* 10 juin 1888, p. 923).

amylacées sucrées, comme on peut en juger par les chiffres suivants :

Eau...........................	45,000	pour 100.
Matières protéiques..............	20,168	—
Matières grasses......	9,350	—
Matières amylacées et sucrées. ...	2,794	—
Acide phosphorique..............	0,863	—

Aussi, doit-on substituer ce pain, d'un goût agréable, aux pains de gluten, qui renferment toujours au minimum de 16 grammes à 17 grammes pour 100 de matières amylacées et sucrées.

Tels sont les différents points sur lesquels je désirais appeler votre attention à propos des aliments végétaux et des aliments gras. Maintenant que nous connaissons leur composition, avant d'étudier les bases de la ration alimentaire, il me faut encore vous parler des boissons. C'est ce que je ferai dans la prochaine conférence.

SIXIÈME CONFÉRENCE

DES BOISSONS.

Messieurs,

Dans la précédente leçon, je vous ai exposé ce qui a trait aux aliments complexes, il me reste, pour terminer ce sujet, à vous parler des boissons; c'est ce que je vais faire aujourd'hui. Pour mettre de l'ordre dans mon sujet, je le diviserai en trois parties; dans la première, j'étudierai l'eau, dans la seconde, les boissons aromatiques, dans la troisième, les boissons alcooliques.

L'eau joue un rôle capital dans l'alimentation de l'homme; constituant plus des deux tiers de l'économie, 70 pour 100, l'eau est absolument nécessaire à la ration journalière de l'homme, et, en y comprenant les principes aqueux contenus dans les différents aliments, l'homme doit prendre 3 000 grammes d'eau par jour.

Je ne peux ici vous exposer tout ce qui a trait à la question des eaux; c'est là un chapitre des plus considérables de l'hygiène, et, si je devais le traiter dans tous ses développements, je devrais y consacrer plusieurs leçons; aussi, je ne signalerai que les points intéressants de cette étude ayant trait tout particulièrement à l'hygiène thérapeutique; j'examinerai donc rapidement l'eau à un point de vue général, puis je vous dirai quelques mots des eaux minérales dites *de table* naturelles ou artificielles.

L'eau contient de l'air et des sels. L'air est absolument nécessaire pour rendre l'eau potable. Boussingault veut que toute eau contienne au moins 25 à 50 centimètres cubes de gaz par litre; ces gaz doivent être composés de 8 à 10 pour 100 d'acide carbonique et d'un mélange d'oxygène et d'azote renfermant de 30 à 37 pour 100 d'oxygène et de 63 à 70 pour 100 d'azote.

Lorsque l'eau est dépourvue de ces gaz, elle devient lourde et indigeste ; c'est ce qui arrive pour l'eau bouillie, pour l'eau des glaciers. Pour les premières, on est forcé d'aérer l'eau par des battages artificiels ; pour les secondes, la nature remplit ce rôle en faisant parcourir à l'eau des glaciers, des cascades plus ou moins multipliées.

Les sels sont-ils aussi utiles que l'air pour rendre l'eau potable, et l'eau chimiquement pure et correspondant exactement à la formule H^2O serait-elle le type de ces eaux potables ?

En France, depuis les expériences de Dupasquier et celles surtout de Boussingault, nous pensons qu'il faut que les composés minéraux, carbonates, sulfates, etc., atteignent au moins le chiffre de 50 centigrammes par litre pour que l'eau soit potable. Ces sels seraient absolument nécessaires pour la constitution du squelette, surtout au premier âge de l'homme et des animaux. En Angleterre, cette opinion n'est pas admise, et Frankland pense que l'homme trouvant dans ses aliments la quantité de chaux nécessaire à sa nutrition, l'eau potable doit se rapprocher autant que possible de l'eau distillée aérée.

Eaux calcaires.

Quoi qu'il en soit, lorsque le chiffre des sels calcaires est trop élevé, les eaux deviennent calcaires, séléniteuses, et amènent la constipation. La thérapeutique a utilisé les propriétés des eaux calcaires pour le traitement de la diarrhée ; elle a même créé de toutes pièces une eau chargée de ces principes, c'est l'eau de chaux seconde, qui résulte du contact de l'eau avec de la chaux éteinte. Cette eau de chaux seconde nous rend de grands services dans le traitement de la diarrhée et, associée au lait, elle augmente dans de notables proportions les propriétés constipantes de ce dernier.

Micro-organismes des eaux.

L'eau renferme un grand nombre de micro-organismes, dont l'étude a été faite récemment, et, de même que l'on avait analysé les schyzomicètes de l'air, de même on a analysé ceux des eaux, et nous voyons, sous l'influence de Marié-Davy et de Miquel, se poursuivre à l'observatoire de Montsouris ces études intéressantes.

Pris dans leur ensemble, tous ces micro-organismes peuvent se diviser en trois groupes ; les uns sont favorables, les autres indifférents, les troisièmes nuisibles.

Les premiers assimilent le carbone et éliminent l'oxygène de l'acide carbonique, ils aèrent l'eau. C'est le rôle de certaines algues contenant de la chlorophylle, et surtout le rôle des diatomées. Les micro-organismes nuisibles sont constitués par les microphytes de la putréfaction ; ils mettent en liberté l'azote sous forme d'ammoniaque et constituent les eaux putrides et nuisibles.

Ces eaux contiennent aussi les micro-organismes des maladies infectieuses, parmi lesquelles il faut citer en première ligne ceux du choléra et de la fièvre typhoïde. Enfin, elles renferment les œufs de différents entozoaires, et c'est, comme vous le savez, l'eau contaminée par la déjection des chiens porteurs du tænia echinococcus qui, absorbée par l'homme, détermine chez lui le kyste hydatique.

Sans atteindre les infiniment petits, on peut, comme l'a montré Gérardin, juger de la qualité d'une eau par sa flore et par sa faune. Pour la flore, si le cresson de fontaine n'est pas, comme le fait dire le dicton populaire, la santé du corps, il constitue la santé des ruisseaux ; partout où il croît, l'eau est saine, tandis qu'au contraire la lentille d'eau indique une eau de mauvaise qualité. Pour la faune, toute rivière privée de poissons et de mollusques ne peut servir à l'alimentation.

La température de l'eau que l'on absorbe a une certaine im-portance. Glacée, elle stimule les fonctions digestives lorsqu'elle est prise en petite quantité et abaisse la température. La stimu-lation des fonctions digestives par l'eau glacée n'est point dou-teuse, et l'usage du sorbet au milieu du repas facilite dans une certaine mesure la digestion ; mais, lorsqu'on en prolonge l'usage, cette eau glacée amène promptement de la diarrhée et de l'irri-tation intestinale ; aussi, dans les pays où l'on boit de cette eau en grande abondance, comme aux États-Unis, on peut affir-mer qu'elle est la cause la plus fréquente des accidents gastro-intestinaux qu'on y observe.

Quant à l'action réfrigérante générale de l'eau froide, si elle peut être la cause déterminante de certaines congestions et même de véritables pneumonies, comme cela a souvent été observé à la suite de lavages de l'estomac avec de l'eau trop froide, elle peut être utilisée comme un puissant moyen antithermique dans le processus fébrile ; dans la pneumonie et la fièvre typhoïde, nous tirons un réel avantage de ces boissons froides. Liebermeister porte cet abaissement de la température produit par l'eau pure à 0,45 et Winternitz à 0,22 pour la température axillaire.

Chaude, au contraire, l'eau détermine une élévation de la température du corps, et l'on peut affirmer que toutes nos tisanes sudorifiques, sauf, toutefois, le jaborandi et son alcaloïde, la pilocarpine, qui agissent directement sur les glandes sudoripares, doivent leur propriété, non pas aux principes médicamenteux qu'elles renferment, mais bien à leur température plus ou moins élevée. Ces boissons chaudes nous rendent de grands services, comme vous le savez, aux périodes initiales des fièvres éruptives ; mais, au point de vue digestif, elles troublent la digestion, provoquent des vomissements et ne calment pas le sentiment de la soif.

Absorption de l'eau.

Toutes les portions du tube digestif peuvent absorber l'eau, et, depuis la cavité buccale jusqu'au rectum, la muqueuse jouit de propriétés absorbantes. Si j'insiste sur ce point, c'est qu'il est des cas où des individus peuvent, sans faire pénétrer des liquides dans l'estomac, éprouver cependant certains phénomènes d'intoxication des boissons qu'ils placent dans leur cavité buccale ; on a vu des dégustateurs devenir alcooliques ; vous savez cependant que la dégustation consiste à mélanger avec la langue le liquide contenu dans la bouche et à le rejeter après. Mais le point où l'absorption des liquides se fait surtout est l'intestin. Béclard a démontré que l'eau passait très rapidement dans le tube digestif ; on l'a retrouvée, deux minutes après l'ingestion, dans le duodénum chez un individu porteur d'une fistule duodénale et six minutes après dans le cœcum d'un cheval.

Nous avons établi dans notre service une autre série d'expériences montrant avec quelle rapidité l'eau disparaît de l'estomac. Chez un homme atteint d'une légère dilatation de l'estomac, après avoir bien vidé l'estomac à l'aide d'une pompe stomacale, nous avons introduit 1 litre d'eau ; au bout d'une heure, il ne restait plus que 250 grammes de liquide. En renouvelant cette expérience souvent, nous avons vu qu'en moyenne près de 1 litre d'eau pouvait ainsi passer de l'estomac dans l'intestin.

Action diurétique.

Cette eau ainsi absorbée est rapidement éliminée par les reins ; elle ne s'accumule jamais dans le sang et ne détermine aucune altération de l'hémoglobine. Leichtenstern, chez un individu qui avait absorbé 7 litres d'eau, n'aurait trouvé aucune modification dans la composition du liquide sanguin. Cette rapide absorption et cette non moins rapide élimination de l'eau par les urines expliquent suffisamment les effets diurétiques de l'eau, et mon regretté maître Bouchardat a pu dire avec raison que c'était le meilleur et le plus puissant diurétique.

La plupart de nos eaux minérales, dites *diurétiques,* telles que Contrexéville, Évian, Vittel, etc., ne le sont que parce que, facilement tolérées par l'estomac, elles sont absorbées en abondance et facilement éliminées. Cette action diurétique de l'eau est des plus importantes, et nous en trouverons d'innombrables applications dans le cours de ces leçons.

Quant à l'action de l'eau sur la nutrition, je n'y reviendrai pas. Déjà, dans une conférence précédente, à propos des principes alimentaires primordiaux, je vous ai montré que les expérimentateurs se divisaient à cet égard en deux groupes, les uns soutenant avec Genth, Bischoff, Forster, Henneberg, Stohman, Schmiedeberg, Germain Sée, Albert Robin, que l'eau augmente l'excrétion de l'urée et peut être considérée comme un dénutritif; les autres affirment, en se basant sur les expériences précises de Debove et de Flamant, que l'eau n'a aucune influence sur l'excrétion de l'urée, et j'aborde maintenant l'étude des eaux minérales dites de table.

Dans la région volcanique du centre de la France, dans l'Auvergne, nous trouvons un grand nombre de sources d'eau chargée d'acide carbonique. Ces eaux, qui par leur composition ne diffèrent pas, sauf bien entendu la quantité d'acide carbonique qu'elles renferment, des eaux potables, constituent ce que l'on appelle nos eaux minérales de table. Ce sont nos eaux de Saint-Galmier, de Condillac, de Chabetout, de Morny-Châteauneuf, de l'Ours, etc., etc.

Eaux de table naturelles.

Ce sont des eaux agréables à boire, d'une grande pureté, qui, par l'acide carbonique qu'elles renferment, calment l'estomac et régularisent les digestions. Leur pureté doit les faire rechercher surtout en temps d'épidémie. Cependant il ne faut pas en faire un usage exclusif, car elles habituent l'estomac à ne digérer qu'avec des eaux gazeuses; puis elles fatiguent cet organe. Enfin n'oubliez pas que certains malades se montrent absolument rebelles à l'administration de ces eaux gazeuses, qui peuvent provoquer chez elles de l'irritation des voies digestives.

A côté des eaux minérales naturelles, je dois vous parler des eaux minérales artificielles, des eaux de Seltz, qui sont très inférieures aux précédentes, et nous devons favoriser la substitution des premières par les secondes, ce qui nous est rendu facile par le bas prix des eaux minérales naturelles de table.

Eaux de Seltz.

Les inconvénients des eaux de Seltz artificielles sont nombreux, l'union de l'acide carbonique et de l'eau n'est pas assez intime, de telle sorte que le gaz s'échappe trop brutalement lorsque cette eau est introduite dans l'estomac. Ce gaz contient souvent des impuretés, qui résultent de sa mauvaise fabrication ; de plus, la présence de l'acide carbonique n'empêche nullement l'impureté de l'eau et n'offre aucune garantie contre les souillures dont elle peut être polluée. Enfin, d'après Armand Gautier, les armatures métalliques des siphons renfermant du plomb, ce corps se retrouve presque toujours dans les eaux de Seltz artificielles.

<u>Des boissons aromatiques.</u> J'en ai fini avec ce qui a trait à l'eau, et je vais examiner maintenant notre second chapitre, qui comprend les boissons aromatiques.

Sous ce titre de boissons aromatiques, je me propose de vous parler exclusivement de toutes celles qui renferment cet alcaloïde, qui a pour formule $C^8H^{10}Az^4O^2$, que Runge, en 1820, a trouvé dans le café, sous le nom de *caféine*, qu'Oudry a retrouvé, en 1827, dans le thé, sous le nom de *théine;* que Martins a isolé dans la *Paullinia sorbilis*, et qu'enfin Hœckel et Schlagdenhauffen ont rencontré avec la théobromine dans la kola.

<u>De la caféine.</u> J'admettrai que tous ces corps sont identiques pour la simplification de l'exposition que je vais vous faire, quoique, dans ma pensée intime, il ne me soit pas démontré que les corps isomères aient absolument la même action physiologique. Je n'entrerai pas non plus dans les différentes hypothèses qui ont été émises sur la composition atomique de ce corps ; j'ai déjà appelé l'attention sur ce point, à propos d'une étude récente sur les dérivés de la caféine (1). J'ai montré que si, pour Strecker, la caféine n'était que de la méthylthéobromine, pour Fischer, au contraire, la caféine et la théobromine dériveraient de la xanthine, la théobromine serait de la biméthylxanthine et la caféine de la triméthylxanthine. Je ne reviendrai pas sur ce point.

Toutes ces boissons aromatiques ayant pour base la caféine ou les alcaloïdes isomères sont prises en immense quantité sur l'étendue de notre globe, et leur usage est beaucoup plus répandu que celui des boissons alcooliques.

Bien des opinions ont été émises sur l'action physiologique et

----

(1) Dujardin-Beaumetz, *Sur les propriétés physiologique et thérapeutique des dérivés de la caféine* (*Bull. de thér.*, 1886, t. CX, p. 241).

hygiénique du café. Lorsqu'on les embrasse dans leur ensemble, on voit qu'elles peuvent être ramenées à trois hypothèses : le café diminuerait la quantité d'urée, ce serait un aliment d'épargne ; le café ne modifie pas l'urée, c'est une substance dynamophore ; enfin, le café est un aliment.

La première opinion a été soutenue par Schultz, Gasparin, Boker, Lehman, Frœlich, Trousseau et Pidoux, Rabuteau, Marvaux, etc., etc., qui ont prétendu que le café diminuait la quantité d'urée sécrétée, qu'il ne nourrissait pas, mais qu'il empêchait la dénutrition. C'est la théorie des aliments d'épargne.

Mais à ces faits on opposa d'autres faits, et nous voyons Roux et Giraud en France, Binz en Allemagne, Brackenridge en Angleterre, soutenir que le café, ainsi que la caféine, ne modifie en rien le chiffre de l'urée. Aussi Gubler, en se fondant sur ces travaux, admet-il que le café n'agit pas sur la nutrition, mais qu'il est un tonique ou plutôt un dynamophore.

Action physiologique et hygiénique.

Enfin, Payen a montré que le café contient de l'azote, et cela en très notable proportion, puisque dans le café vert elle est de 4,48 pour 100 et dans le café torréfié de 1,75. Il montre, de plus, que le mélange de café et de lait, que l'on a incriminé bien à tort, comme pouvant provoquer des accidents leucorrhéiques, est des plus nourrissants, puisque pour lui un mélange de 500 grammes d'infusion de café, de 500 grammes de lait et de 75 grammes de sucre contient 49 grammes de substance azotée et 100 grammes d'hydrocarbure et de sels.

Cette opinion a été adoptée par Fleury, Bouchardat, et surtout par Jomand, et les faits leur donnent parfaitement raison, puisque nous voyons une grande partie de la population de l'Europe, en Allemagne, en Suisse, en Angleterre, trouver, dans ce mélange de café ou de thé avec le lait, un aliment réparateur.

Donc, par l'azote qu'il contient, le café est un aliment, et vous savez déjà que, dans les principes alimentaires primordiaux, j'ai fait rentrer la caféine dans le groupe des substances azotées. D'ailleurs, les récentes expériences de Guimaraës montrent bien qu'il y a augmentation d'urée à la suite de l'administration du café (1).

Mais n'est-il qu'un aliment ? Le café jouit de propriétés toni-

______

(1) Guimaraës, *De l'action physiologique et hygiénique du café* (*Arch. de physiologie*, 1884, t. IV, 3e série, p. 253).

ques spéciales sur la circulation et le système nerveux ; tous les expérimentateurs sont d'accord pour montrer que, sous l'influence du café, les battements du cœur deviennent plus rapides et plus énergiques, la circulation s'active et les urines deviennent plus abondantes. Le travail de Leblond nous a donné à cet égard des tracés d'une haute importance. De plus, soit par l'activité qu'il imprime à la circulation, soit par une action directe sur les éléments nerveux, le café agit directement sur le cerveau, et on a pu dire que son infusion était une *boisson intellectuelle*.

Cette triple action sur la nutrition, sur la circulation et sur le système nerveux en font un admirable tonique, et nous pouvons dire que c'est grâce au café que nos troupes ont pu supporter sous le climat brûlant de l'Algérie les campagnes les plus pénibles. C'est aussi grâce au même café, qui tend de plus en plus à se répandre dans nos campagnes, que nous voyons, pendant les moissons, le paysan résister au travail exagéré auquel il est soumis.

Préparations du café. Le café pour devenir comestible doit être torréfié. Payen a insisté sur les modifications que fait subir la torréfaction aux grains de café, et qui agit surtout sur le chlorogénate de potasse et de caféine qui se désagrège et laisse en liberté une partie de la caféine qu'il tenait en combinaison.

Je ne puis entrer ici dans les différentes manières de préparer le café, mais je dois cependant appeler votre attention sur les deux grands modes de préparation qui sont en usage aujourd'hui, et qui paraissent modifier les propriétés mêmes du café torréfié. Tandis qu'en Europe, c'est l'infusion que l'on préconise et qui est bue presque exclusivement, c'est au contraire la décoction seule que les peuples orientaux consomment, et si on en croit leur dire, cette décoction, tout en conservant au café ses propriétés toniques et alimentaires, le débarrasserait de ses propriétés excitantes.

Applications thérapeutiques Les différentes propriétés physiologiques du café ont fait appliquer cet aliment et ses congénères le thé, le maté, le guarana, la kola, au traitement d'un grand nombre d'affections. Son action tonique sur la circulation l'a fait utiliser dans le traitement des maladies du cœur, et Gubler, Lépine, Huchard, nous ont montré tous les avantages de cette médication. Ses propriétés diurétiques le font conseiller dans le traitement des hydropisies, la gravelle et la goutte. Son action tonique cérébrale l'ont fait employer dans le traitement de la migraine et de la céphalalgie. Enfin, nous le voyons mis en usage dans les étranglements intestinaux et contre l'empoisonnement par l'opium.

Je termine là ce que je voulais vous dire sur le café, laissant dans l'ombre ce qui a trait au café de gland torréfié et au café de chicorée qui peuvent être des aliments azotés, mais dépourvus de caféine, et par cela même des propriétés toniques et excitantes du café.

Il me reste à vous parler des boissons alcooliques ; c'est là le point capital de cette conférence, et vous me permettrez d'y insister un peu longuement ; nous étudierons successivement les boissons alcooliques en général, puis l'action physiologique et la digestibilité de ces boissons. Pour les boissons alcooliques en général, je les diviserai en trois groupes : les vins, les cidres et les bières, les eaux-de-vie et les liqueurs. *Des boissons alcooliques.*

C'est une profonde erreur que de croire que le vin n'est qu'un mélange d'eau et d'alcool. C'est un tout complet, vivant, si j'ose m'exprimer ainsi, et dont tous les éléments constituent un ensemble si complexe, si homogène, que nous ne pouvons modifier l'un ou l'autre sans apporter dans la composition du vin de profondes modifications. En dehors de l'eau et de l'alcool, les vins renferment de la glycérine, du tannin, des huiles essentielles, des éthers, des sels, et en particulier des tartrates, et suivant les périodes où on examine ce vin, les quantités de ces différents éléments sont différentes. *Des vins.*

Le vin est, en effet, comme je vous le disais tout à l'heure, un être vivant par les fermentations qu'il subit. Il a sa jeunesse, sa maturité et sa vieillesse. Tels crus, comme ceux de Bourgogne, vivent peu et leur vieillesse est précoce ; tels autres crus, comme les bordeaux, par exemple, ont une vie beaucoup plus longue, et même pour hâter leur maturité les fait-on voyager. Enfin les vins ont leurs maladies, maladies qui résultent le plus souvent de leur mauvaise fabrication et de la fermentation vicieuse qui y détermine la présence de produits impurs.

Le tableau suivant emprunté à Chevalier et à Baudrimont, vous donnera les proportions en volume d'alcool pour 100 des différents vins :

Vin de Marsala	23,83	Vin de Porto	20,00
— de Madère rouge	20,52	— de Bagnols	17,00
— — blanc	20,00	— de Malaga	17,42

Vin de Roussillon.........	16,88	Vin de Mâcon blanc.......	11,00
— de Malaga ordinaire...	15,00	— de Volnay............	11,00
— de Chypre............	15,00	— d'Orléans............	10,66
— de Jurançon rouge....	13,70	— de Bordeaux rouge....	10,10
— de Lunel.............	13,70	— de Larose............	9,85
— d'Angers...	12,90	— de Pouillac...	9 70
— de Champagne........	12,77	— de Vouvray blanc.....	9,66
— de Grave............	12,30	— de Château-Latour....	9,33
— de Beaune blanc......	12,80	— de Léoville..........	9,10
— de Frontignan........	11,80	— de Pouilly blanc......	9,10
— de Champagne mous-		— de détail à Paris......	8,80
seux..............	11,77	— de Château-Margaux..	8,75
— de Cahors...........	11,36	— de Château-Laffitte...	8,73
		— de Chablis blanc......	7,88

Vous pouvez juger en y jetant les yeux combien est variable la richesse alcoolique des vins. Au point de vue fiscal, tous les vins au-dessus de 25 pour 100 d'alcool sont considérés comme des liqueurs, déjà à partir de 15°,90 ils payent les doubles droits, on devrait même abaisser cette limite et ne pas admettre plus de 10 et 12 pour 100 d'alcool pour nos vins de consommation habituelle. Faites bien attention, en effet, que nos vins de table et nos crus les plus célèbres, les Château-Laffitte, les Château-Margaux ne contiennent pas plus de 8,75 à 8,88 d'alcool pour 100, et que nos vins du centre de la France en contiennent à peine 7.

Du vinage. Si j'insiste tant sur ce point, c'est que de vifs débats se sont élevés dans nos Chambres législatives et dans nos Académies à propos du vinage, c'est-à-dire du droit d'alcooliser artificiellement les vins. Je suis l'adversaire résolu du droit de vinage qui, en introduisant dans le vin des alcools étrangers, modifie et altère profondément le vin et en dénature la composition. Par les traités commerciaux qui nous lient à l'Espagne, traités qui permettent l'introduction de vins à 16 pour 100 d'alcool, nous voyons tous les alcools de mauvaise qualité fabriqués en Allemagne pénétrer ainsi, sous le couvert de vin, dans notre territoire.

Ces vins ainsi vinés ont une conséquence déplorable pour l'hygiène et ils ont substitué, à l'ivrognerie résultant de l'abus du vin, l'alcoolisme, c'est-à-dire les altérations graves des tissus de l'économie, et en particulier de celui du système nerveux, que l'on observe à la suite de l'usage des alcools de mauvaise qualité. Mais cette question du vinage est trop importante, et je ne fais que vous la signaler ici.

Au point de vue médical, les vins peuvent se diviser en quatre groupes : les vins liqueurs, les vins rouges, les vins blancs, et enfin les vins mousseux.

Les vins-liqueurs sont ceux qui contiennent 15 pour 100 d'alcool et au delà. Ce sont généralement des vins cuits que leur grande richesse en alcool nous permet d'utiliser dans les maladies fébriles où cet alcool est indiqué, et à coup sûr les vins de Marsala, de Madère, de Malaga, de Xérès, de Porto, etc., sont supérieurs à la potion de Todd que nous formulons ordinairement dans nos hôpitaux.

Les vins rouges, par le tannin qu'ils contiennent, sont les vins toniques par excellence ; leur pouvoir enivrant n'est pas nécessairement en rapport avec l'alcool qu'ils renferment, mais bien avec les principes éthérés qui y sont contenus, et je n'ai qu'à vous rappeler ici la distinction si connue des bourgognes et des bordeaux. Les premiers, par les bouquets capiteux qu'ils renferment, portent beaucoup plus à la tête que ne le font les bordeaux, aussi ces derniers sont-ils le plus souvent conseillés pour les malades.

Les vins blancs beaucoup moins tanniques que les précédents, puisque, issus de raisin noir, ils ne possèdent leur couleur blanche que parce qu'ils n'ont pas été mis en contact prolongé avec la grappe et les enveloppes de ces raisins, contiennent, en revanche, plus de tartrate. Ce sont des vins diurétiques par excellence, et Hippocrate avait déjà signalé cette action. Certains de ces vins blancs, un peu aigres, coupés avec nos eaux alcalines, constituent un mélange agréable et jouissent de propriétés diurétiques incontestables.

Quant aux vins mousseux, dont nos vins de Champagne sont un des plus beaux types, ils nous rendent en médecine de signalés services. Par l'acide carbonique qu'ils renferment et qui est intimement combiné avec eux, ils calment et endorment la muqueuse de l'estomac ; aussi toutes les fois que par une cause ou par une autre il survient des vomissements, surtout à la suite des irritations péritonéales, le champagne frappé est-il indiqué, et nombreuses sont les guérisons que l'on a obtenues à l'aide de ce moyen.

Le second groupe des boissons fermentées comprend, avons-nous dit, les cidres et les bières. Résultat de la fermentation des pommes ou de celle des poires, les cidres et les poirés sont des boissons dont on fait grand usage en France. Girard, le directeur du Laboratoire municipal de Paris, qui a analysé avec soin ces cidres, a montré qu'un cidre ordinaire bien fermenté doit avoir la formule suivante :

Alcool pour 100...................	5 à 6 degrés.
Extrait à 100 degrés..............	30ᵍ,00 par litre.
Cendres.........................	2 ,80 —

Quant aux cidres doux, ils renferment une quantité beaucoup plus faible d'alcool qui ne dépasse pas 1ᵍ,70 pour 100.

En dehors de la quantité d'alcool qu'il renferme, le cidre contient une grande quantité de sels alcalins, composés de phosphates, de carbonates, de malates, etc. Aussi sont-ce des boissons diurétiques, et Denis Dumont (de Caen) a-t-il soutenu que l'usage du cidre était très favorable dans le traitement de la goutte et de la diathèse urique. Les cidres, toujours par la présence des sels de potasse qu'ils renferment, sont légèrement purgatifs, et ils sont utilisés comme tels par la thérapeutique.

Comparées aux cidres et aux poirés, les bières sont d'un usage beaucoup plus général, et l'on peut affirmer qu'en Europe il y a plus de personnes buvant de la bière que de personnes buvant du vin.

Des bières. Les bières, vous le savez, résultent de la fermentation de l'amidon contenu dans certaines graines. Dans la germination, la plante, grâce à la diastase végétale, transforme l'amidon de la graine en sucre. C'est cette opération que l'on utilise dans la fabrication de la bière par la fermentation ou le maltage des grains d'orge. On fait fermenter ensuite le mélange en y ajoutant de l'infusion de houblon, qui lui communique son goût spécial, et cette fermentation peut se faire à chaud ou à froid.

Nous trouvons dans le fait de la fermentation de la bière une démonstration des lois établies par Pasteur, c'est que chacune de ces fermentations a un organique spécial ; la levure haute, correspondant à la fermentation qui se fait de 15 à 20 degrés, et la levure basse, correspondant à celle qui a lieu à 4 ou 5 degrés. Enfin une levure impure, le *Saccharomices Pastorianus* de Ress (1), produit une fermentation mauvaise de la bière.

(1) Pasteur, *Etude sur les bières*.

Ces bières, si l'on s'en rapporte à l'analyse fournie par Girard et Pabst que je mets sous vos yeux, renferment, comme vous le voyez, une proportion d'alcool qui varie entre 7 et 3 pour 100 ; ce sont, bien entendu, les bières anglaises qui sont les plus alcoolisées.

COMPOSITION DES BIÈRES POUR CENT.

	Alcool. Moyenne.	Extrait. Moyenne.	Cendres. Moyenne.
Bières françaises.			
Strasbourg......................	4,7	4,65	0,32
Lille...........................	4,1	4,65	0,35
Paris..........................	3,5	6,00	»
Nancy, Tantonville, etc..........	5,6	5,70	0,9
Lyon...........................	5,5	5,00	»
Bières allemandes.			
Saxe...........................	3,7	5,8	0,25
Bavière........................	4,5	7,2	0,29
Hanovre, Holstein, Poméranie....	4,2	5,9	0,25
Bières autrichiennes.			
Vienne, Moravie.................	3,5	6,1	0,20
Bohême.........................	3,6	4,7	0,20
Bières anglaises.			
Ale d'exportation...............	7,3	5,9	0,35
Porter de Londres...............	5,2	6,4	0,32
Bières belges.			
Lambic.........................	6,02	3,7	0,32
Faro...........................	4,15	4,2	»
Bière d'orge....................	4,35	3,4	»
Bières diverses.................	5,8	5,5	»

Au-dessous de 3 pour 100, on a alors affaire aux petites bières dites *bières de consommation*, parce qu'elles doivent être bues immédiatement, ne pouvant se conserver.

Ces boissons sont très diurétiques, et ces qualités diurétiques, elles les puisent surtout dans cette propriété qu'a la bière de ne pas étancher la soif. Plus on boit de la bière, plus on en désire boire, et il suffit de parcourir les brasseries de certaines contrées, comme celles de Munich, pour voir quelle quantité énorme de bière un homme peut absorber, et qui dépasse quelquefois 20 litres par jour. Mais, par bonheur, grâce à sa facile diurèse, cette immense quantité ne fait que traverser l'économie, transformant ainsi le buveur de bière en un véritable filtre. Mais cette transformation n'est pas sans inconvénient sérieux, et nous voyons des altérations rénales succéder au travail forcé auquel sont soumis les reins.

Des
préparations
de malt.

Par la diastase qu'elles renferment, ces bières apportent un élément digestif pour les principes alimentaires hydrocarburés ; aussi les légumistes et les végétariens devraient être des buveurs de bière. On a même fait des bières spéciales dites *bières de malt* qui renferment une grande quantité de ces principes.

On fabrique aussi des extraits de malt ou *maltines*, et on les a utilisés dans la thérapeutique des dyspepsies. Coutaret est un de ceux qui s'est le plus occupé, en France du moins, de ces extraits de malt, et plus récemment Duquesnel nous a donné une bonne étude de ces préparations (1). Il nous a montré, comme l'avait fait Bouchardat, qu'il fallait éviter d'associer à ces préparations de malt certains médicaments, tels que la magnésie, le quinquina, les acides minéraux, et que les meilleures préparations étaient les poudres récentes de malt desséchées à 40 degrés, à la dose de 50 centigrammes à 1 gramme, ou bien la diastase à la dose de 10 à 20 centigrammes, ou bien enfin l'extrait de malt que l'on peut donner sous forme de pastilles ou bien sous forme d'élixir, et voici la formule qu'il a donnée de cet élixir :

> Extrait de malt.................. 2 parties.
> Sirop simple.................... 20   —
> Vin de Lunel ou mieux de Malaga. 20   —

En Angleterre et en Amérique, on fait grand usage aussi, sous le nom de *maltine*, d'un extrait concentré d'orge, d'avoine et de froment malté. Toutes ces préparations de malt : bière de malt, diastase, extrait de malt, peuvent être grandement utilisées, surtout dans les cas où vous êtes obligés, pour la cure de l'affection que vous avez à traiter, d'ordonner un régime purement végétal, et pour ma part j'en ai tiré dans ces cas toujours un heureux parti. D'ailleurs, nous avions été précédé dans cette voie par les Japonais qui depuis bien longtemps utilisent pour la nourriture des jeunes enfants et des vieillards un mélange de riz et d'orge maltée sous le nom de *Midzu-ame*.

(1) Duquesnel, *Sur la diastase et les préparations de malt* (*Bull. de Thér.*, 1874, t. LXXXVII, p. 20 et 71).

A côté de ces préparations, je vous signalerai seulement certaines bières médicinales, comme la bière antiscorbutique, faite avec le cochléaria, le raifort ou les bourgeons secs du sapin, et la bière de quinquina, préparations très peu usitées, du moins dans notre pays.

Le troisième groupe des boissons alcooliques comprend les eaux-de-vie et les liqueurs. La consommation de ces alcools va toujours croissant, et cela dans tous les pays du monde. Pour la France, la quantité d'alcool pur consommé était en 1850 de 585 200 hectolitres, quadruplée en 1886, elle atteint près de 2 millions d'hectolitres. Le tableau ci-après, basé sur des documents officiels fournis par l'administration des contributions indirectes, vous montre comment se fait cette progression.

Tous les efforts tentés jusqu'ici par les divers gouvernements pour arrêter la marche progressive de cette consommation de l'alcool ont échoué. Augmentation dans les impôts, pénalité sévère contre l'ivresse, diminution du nombre des débits, rien n'a réussi. Les Sociétés de tempérance elles-mêmes, malgré le nombre considérable de leurs adhérents et malgré l'exclusion rigoureuse de toute boisson alcoolique, n'ont pas fait retarder de 1 hectolitre cette progression croissante. C'est là un des points les plus tristes et les plus sombres de notre époque moderne.

Les alcools dus à la fermentation constituent une série chimique naturelle, dont les formules vont croissant de l'alcool éthylique à l'alcool amylique, et voici l'ensemble de ces formules :

Alcool éthylique, C^2H^6O ;
— propylique, C^3H^8O ;
— butylique, $C^4H^{10}O$;
— amylique, $C^5H^{12}O$.

Dans notre travail entrepris avec Audigé sur l'action toxique des différents alcools (1), nous avons montré que la toxicité de ces corps suivait d'une façon presque mathématique leur formule atomique, et les tableaux suivants que je mets sous vos yeux résument nettement les résultats que nous avons obtenus dans la première partie de nos recherches qui portaient sur l'alcoolisme aigu.

(1) Dujardin-Beaumetz et Audigé, *Recherches expérimentales sur la puissance toxique des alcools*, Paris, 1879.

ALCOOLS PRIMORDIAUX.

Groupe des alcools.	Désignation des alcools et de leurs dérivés.	Doses toxiques moyennes par kilogramme du poids du corps de l'animal.	
		A l'état pur.	A l'état de dilution.
Alcools fermentés.	Alcool éthylique, C^2H^6O	8g,00	7g,75
	Alcool propylique, C^3H^8O	2 ,00	3 ,75
	Alcool butylique, $C^4H^{10}O$	2 ,00	1 ,85
	Alcool amylique, $C^5H^{12}O$	1 ,70	1 ,50 à 1,60
Alcools non fermentés.	Alcool méthylique chimiquement pur, CH^4O	»	7 ,00
	Esprit de bois ordinaire.....	»	5 ,75 à 6,15
	Alcool œnanthylique, $C^2H^{16}O$.	8 ,00	»
	Alcool caprylique, $C^8H^{18}O$ ...	7 ,00 à 7,50	»
	Alcool cétylique, $C^{16}H^{36}O$ ...	»	»
Iso-alcools....	Alcool isopropylique, C^5H^8O.	»	3 ,70 à 3,80
Alcools polyatomiques.	Glycérine, $C^8H^8O^3$	»	8 ,50 à 9,00
Dérivés des alcools.	Aldéhyde acétique, C^2H^4O ...	»	1 ,00 à 1,25
	Ether acétique, $C^2H^3O^2, C^2H^5$.	»	4 ,00
	Acétone, C^3H^6O	»	5 ,00

EAUX-DE-VIE DE CONSOMMATION.

Alcool éthylique et alcool du commerce.	Dose toxique moyenne chez le chien par kilogramme du poids du corps pour amener la mort dans l'espace de vingt-quatre à trente-six heures.		
		Flegmes.	Rectifiés.
Alcool éthylique.........................	7,75	»	»
Esprit de vin fin de Montpellier...........	7,50	»	»
Eau-de-vie de poiré.....................	7,35	»	»
Eau-de-vie de cidre et de marc de raisin....	7,30	»	»
Alcool de grains........................	»	6,96	7,15
Alcool de mélasse de betteraves...........	»	6,90	7,15
Eau-de-vie de débit de vin (qualité ordin.)...	7,10	»	»
— — (qualité infér.)...	6,90	»	»
Alcool de pommes de terre..................	»	6,85	7,10
— — (dit dix fois rectifié).	»	»	7,35

Ces résultats ont été entièrement confirmés par une autre série de recherches qui ont duré plus de trois ans, qui ont porté cette fois sur l'alcoolisme chronique, et dont les porcs étaient les sujets d'expériences. Tous ces résultats peuvent se résumer par les mots que voici : Plus l'alcool est élevé dans la série, plus il est toxique.

Tous les alcools de consommation contiennent des proportions

Relevé des documents publiés chaque année au Journal officiel par les soins de l'administration des contributions indirectes.

Statistique des alcools.

1er OCTOBRE AU 30 SEPTEMBRE.	1884-1885	1883-1884	1882-1883	1881-1882	1880-1881	1879-1880	1878-1879	1877-1878	1876-1877	1875-1876
	hectol.	hectol.	hectol.	hectol.	hectol.	hectol.	hectol.	hectol.	hectol.	hectol.
Production des bouilleurs et distillateurs de profession. — *Alcool de vin*	24,939	22,870	13,078	23,149	23,695	4,929	83,409	88,893	55,015	415,967
— farineux	529,840	506,856	539,084	435,373	494,139	385,784	238,004	176,028	161,876	97,467
— betteraves	484,906	608,419	579.858	571,453	499,103	313,565	379,173	318,750	169,052	315,024
— mélasses	776,593	768,751	723,718	711,786	666,057	709,925	718,532	657,049	664,689	681,734
— subst. diverses	16,327	12,741	12,017	12,061	13,655	11,777	19,634	31,747	38,230	40,017
Total	1,832,605	1,919,637	1,867,761	1,754,022	1,696,649	1,425,980	1,434,600	1,262,467	1,088,862	1,550,209
Production des bouilleurs de cru. — *Alcool de vin*	8,242	8,801	7,157	9,306	13,390	8,716	88,544	127,152	57,824	348,723
— marcs, fruits.	52,874	44,328	24,100	31,464	10,048	10,812	55,448	46,705	39,135	80,925
Total de la production	1,893,721	1,972,766	1,899,018	1,794,792	1,720,087	1,445,503	1,578,592	1,436,414	1,185,821	1,979,857
Importation	200,919	182,684	157,131	309,546	232,983	282,896	168,302	117,530	90,157	62,363
Total des ressources	2,094,640	2,155,450	2,056,149	2,104,338	1,953,070	1,728,404	1,746,894	1,553,944	1,275,978	2,042,220
Livraisons. — Exportation	271,715	251,472	254,508	257,487	270,399	342,539	281,523	296,081	333,676	520,892
Au commerce	1,796,827	1,876,005	1,842,392	1,734,428	1,697,718	1,454,595	1,522,938	1,288,994	1,049,238	1,480,309
Total des livraisons	2,068,542	2,127,477	2,096,900	1,991,915	1,968,117	1,797,134	1,804,461	1,585,072	1,382,914	2,001,111
Stock au 30 septembre	328,250	312,092	284,110	324,870	212,447	227,494	296,224	353,701	384,922	491,858
Cours moyen annuel à Paris	1885	1884	1883	1882	1881	1880	1879	1878	1877	1876
Alcool 90° fin, première qualité, l'hectolitre (1)	46,15	44,65	50,25	56,61	62,40	66,78	59,43	60,41	59,89	50,77

(1) Les prix moyen inscrits à cette colonne ont été fournis par la Chambre des courtiers assermentés au Tribunal de commerce de la Seine.

variables des différents alcools de la série. Mais, tandis que l'eau-de-vie de vin contient de faibles quantités d'alcools propylique, butylique, amylique, comme l'a bien montré Ordonneau, les eaux-de-vie de pommes de terre et de grains renfermaient encore de l'alcool éthylique, mais une bien plus grande quantité d'alcool butylique, propylique et amylique, que l'on ne peut faire disparaître que par des rectifications successives.

Ordonneau, dans son intéressant travail sur la composition des eaux-de-vie, nous a même montré ce fait intéressant que la production des alcools dans une même solution fermentée dépend du ferment employé. Le ferment est-il impur, il se produit des iso-alcools ; tandis qu'avec un ferment pur, ce sont les alcools véritables que l'on obtient. Malgré l'identité de formule qui existe entre les iso-alcools et les alcools proprement dits, la toxicité est beaucoup plus grande avec les iso-alcools qu'avec les alcools eux-mêmes.

Dans ces derniers temps, on a trouvé des substances amylacées qui donnent, grâce à la pureté du ferment employé, qui est cette levure haute de grains qui nous sert à fabriquer la galazime, des alcools éthyliques presque purs, et cela sans rectification, et où les autres alcools sont en moindres proportions que dans les eaux-de-vie de vin. C'est le riz et le maïs qui, par leur alcoolisation par ce ferment, donnent ce résultat.

Des eaux-de-vie de consommation. — L'homme consomme les alcools de toute provenance, auxquelles on donne le nom de *trois-six*, parce que trois parties de ces alcools mélangées avec trois parties d'eau donnent six volumes d'eau-de-vie de moyenne force, c'est-à-dire contenant 50 pour 100 d'alcool.

Le tableau ci-dessous, d'ailleurs, vous montrera la richesse en alcool des différentes eaux-de-vie et alcools commerciaux :

QUANTITÉ D'ALCOOL POUR 100 AU DEGRÉ A L'AÉROMÈTRE GAY-LUSSAC.

Alcool pur ou anhydre.......	100,0
Esprit rectifié de mélasse, de betterave, etc..	94,1
Alcool 3/6 de mélasse, etc....................	89,6
Esprit de vin (3/6 de Montpellier)..........	84,4
Eau-de-vie (de Hollande....................	58,7
double cognac................	52,5
commune....................	49,1
faible.......................	45,5

Depuis que le phylloxera a ravagé nos vignobles, la France,

qui produisait dans les Charentes les meilleures eaux-de-vie de vin du globe, a vu décroître tellement cette production, qu'il faut être aujourd'hui millionnaire pour avoir de véritable eau-de-vie de vin, et, même en payant 20 francs le litre, n'est-on pas sûr de la provenance du cognac que l'on boit.

Toutes les eaux-de-vie de vin ont été remplacées par des eaux-de-vie provenant de la distillation des grains et des betteraves, et cela au grand détriment des consommateurs. Reportez-vous au tableau que j'ai mis sous vos yeux (p. 107) et vous verrez que si en 1875 la France produisait 348 723 hectolitres d'eau-de-vie de vin, elle n'en produisait plus que 4 929 en 1879-1880 et 13 073 en 1882-1883 ; ces chiffres font piètre figure au milieu des 2 millions d'hectolitres d'alcool que nous consommons en France.

A côté de ces eaux-de-vie, il faut placer les liqueurs. La qualité de ces liqueurs dépend de la nature de l'alcool employé et de la substance qui sert à les aromatiser. Malheureusement, le plus souvent l'arome introduit ne sert qu'à dissimuler le mauvais goût et la mauvaise qualité de l'alcool mis en usage, et c'est ce qui arrive pour les liqueurs à bas prix, et en particulier pour l'absinthe.

Quant aux prétendus apéritifs, dont on fait un si grand usage *Des apéritifs.* dans nos cafés, ils n'ont aucune action stimulante sur la digestion, et tous les extraits de gentiane, d'aloès, de quassia, d'absinthe, etc., unis à l'alcool, qui constituent la base commune des bitters, amers, etc., n'ont, comme l'a montré récemment un des chefs de clinique du professeur Botkin (de Saint-Pétersbourg), Tschelzoff, aucune action favorable sur la sécrétion du suc gastrique qu'elles entravent plutôt (1). Si quelques personnes prétendent en éprouver des bienfaits, c'est qu'elles confondent les crampes d'estomac occasionnées par l'action irritante de ces alcools avec la sensation de la faim.

J'en ai fini avec la longue énumération des boissons alcooliques, et je termine en vous disant quelques mots sur l'action physiologique et la digestibilité des alcools.

L'alcool est par lui-même irritant et, appliqué sur les muqueuses, il développe une sensation de chaleur et de brûlure

(1) Tschelzoff, *De l'influence des amers sur la digestion et l'assimilation des matières albuminoïdes* (*Centralblatt für die medicinischen Wissenschaften*, 1886, n° 24).

Action physiologique des alcools.

d'autant plus grande que l'alcool est plus concentré. Introduit dans l'estomac, outre les symptômes d'irritation, il amène une exagération dans l'acidité du suc gastrique ; les expériences de Ch. Richet sur Marcellin sont à cet égard des plus démonstratives.

A l'état normal, l'acidité du suc gastrique de Marcellin était représentée par $1^g,3$ d'acide chlorhydrique par litre ; pendant la digestion, cette acidité s'élevait de $1^g,7$; mais dès qu'on introduisait une boisson alcoolique ou de l'alcool, elle s'élevait à $2^g,7$ et jusqu'à 4 grammes par litre.

C'est là un point capital dans l'effet digestif des alcools, et que l'on utilise jusqu'à un certain point lorsqu'en Normandie on pratique ce que l'on appelle « un trou » au milieu du repas en buvant un petit verre d'eau-de-vie. On augmente ainsi l'acidité du suc gastrique, et par cela même on active la digestion stomacale. Il en découle encore une autre indication, c'est de donner aux malades atteints de dyspepsie, par défaut de sécrétion de suc gastrique, un verre de liqueur à la fin des repas.

Mais on ne peut prolonger cette action des alcools, car peu à peu les glandes à pepsine s'épuisent et cessent leurs fonctions pour faire place à la sécrétion des glandes muqueuses. Tous nos dyspeptiques alcooliques suivent cette même marche ; d'abord, au début, ils ont de l'irritation gastrique, avec pyrosis, résultat de l'acidité exagérée du suc gastrique, puis ces symptômes font place à de la gastrorrhée caractérisée par la pituite des buveurs.

Cet alcool, ainsi ingéré, est absorbé dans tous les points du tube digestif, mais surtout par l'intestin. Il passe dans les veines et de là dans le foie, où sa présence détermine cette périphlébite hépatique, origine des cirrhoses des ivrognes. Puis il arrive dans le système artériel pour s'éliminer par les poumons et par les urines, soit à l'état d'alcool, soit à l'état d'aldéhyde et d'acide acétique.

On a émis bien des hypothèses sur l'action physiologique des alcools ; c'est là un débat des plus intéressants, dont je ne puis vous signaler ici que les points principaux.

Modifications de l'alcool dans l'économie.

Toutes ces hypothèses peuvent se résumer à deux, l'une, soutenue dès 1860 par Perrin, Duroy et Lallemand, qui veulent que l'alcool ne soit ni transformé ni détruit par l'organisme, et qu'étant éliminé en nature et en totalité, il ne peut constituer un aliment ; l'autre, défendue par mon regretté maître Bouchardat, qui soutient que l'alcool, éprouvant des combustions et des transformations dans l'économie, constitue, au contraire, un aliment. C'est cette opinion à laquelle je me suis rangé et que j'ai défendue de mon mieux, il y a deux ans, à l'Académie des médecine (1).

Vous mettez en présence dans le sang, ai-je dit, deux corps, l'un l'alcool, avide d'oxygène, l'autre l'hémoglobine, prête à céder cet oxygène sous la plus faible influence, celle d'un gaz inerte par exemple, et vous voulez qu'aucun échange ne se fasse entre ces deux corps. Ces échanges existent, et j'ai démontré avec mon élève Jaillet la transformation *in vitro* de l'alcool en acide acétique, sous l'influence de cette hémoglobine. Je crois donc, pour ma part, à la combustion d'une partie de l'alcool ingéré, et cette combustion se fait au détriment de l'oxygène de l'hémoglobine des globules sanguins. Cette opinion, d'ailleurs, trouve sa confirmation dans les expériences d'Edmond Baudot, d'Hugo Schulinus, de Anstie et Lauder-Brunton, de Lussana et d'Albertoni, qui tous concluent à la combustion plus ou moins complète d'une portion de l'alcool ingéré.

De telle sorte que je résumerai ainsi mon opinion sur l'action physiologique de l'alcool et je dirai que : introduit dans l'économie à dose non toxique, une certaine partie de l'alcool s'oxyde et se transforme en acide acétique, puis en acétates alcalins, enfin en carbonates. L'alcool est donc un aliment, mais un aliment d'épargne qui, au lieu d'activer les combustions, les ralentit, au contraire, en soutirant une certaine quantité d'oxygène aux globules sanguins. C'est cette action sur les globules qui nous explique le pouvoir antithermique des alcools, pouvoir antithermique qui atteint son summum d'intensité lorsqu'on administre des doses toxiques d'alcool. Dans ce cas, l'alcool n'est plus comburé, mais il détruit le globule sanguin et dissout l'oxyhémoglobine. Tout l'alcool ingéré ne subit pas cette combustion, une partie agit en nature directement sur l'axe cérébro-spinal, et y détermine alors des phénomènes d'ivresse, de sommeil, et des modifications vaso-motrices variant suivant les doses d'alcool ingéré.

(1) Dujardin-Beaumetz, *Recherches expérimentales sur l'alcoolisme chronique* (*Bull. et Mém. de l'Acad. de méd.*, août 1884. — *De l'alcool, sa combustion, son action physiologique*, Paris, 1884).

Effets
thérapeutiques
de l'alcool.

Ces trois propriétés, alimentaire, antithermique et tonique, ont fait des boissons alcooliques un des plus puissants agents de la médication antifébrile, et je n'ai pas ici à vous faire la très longue énumération des très nombreuses applications de la médication alcoolique. Je ne saurais mieux faire que de vous renvoyer à la thèse d'agrégation du professeur Grancher (1), que je m'honore d'avoir eu pour élève. Aussi verrons-nous dans l'hygiène thérapeutique souvent revenir la prescription des alcools.

De la diète
des boissons.

Toutes les boissons dont je viens de faire un court résumé se prennent soit aux repas, soit en dehors des repas; le plus souvent, c'est aux repas avec les aliments qu'ils sont ingérés. Leur abondance ou leur pénurie joue un rôle considérable sur le volume du tube digestif, et c'est là un point sur lequel Dancel avait longuement insisté. Se basant sur ce fait que dans l'hippiatrie on peut à volonté augmenter ou diminuer le volume du ventre du cheval en augmentant ou en diminuant la quantité d'eau qu'il ingère, il avait montré qu'il en était de même chez l'homme ; aussi avait-il limité à 250 grammes, au maximum, la quantité de liquide que les obèses doivent prendre à leur repas. Schweninger a été plus loin dans cette voie, puisqu'il a supprimé aux obèses toute boisson, et il veut que ces derniers ne boivent que deux heures après le repas. Nous reviendrons d'ailleurs sur tous ces points dans la prochaine conférence, à propos du traitement de l'obésité.

Mais cette diète des boissons, qu'on a décrite sous le nom de *régime sec,* et que Fonssagrives appelle la *xérophagie,* a été aussi appliquée à la cure de la dilatation de l'estomac. Hippocrate, Pétron, Asclépiade et Muller avaient signalé déjà les avantages de ce régime sec pour combattre les épanchements séreux ou bien pour tarir certaines sécrétions exagérées. Ce régime a été repris de nos jours par Chomel pour combattre ce qu'il appelait improprement la *dyspepsie des liquides,* et par Huchard, pour combattre la dilatation de l'estomac. Dans les cas de gastroectasie, en effet, l'abondance des liquides ingérés augmente la dilatation stomacale; il y a donc intérêt à en restreindre l'emploi.

J'en ai fini, messieurs, avec cette très longue énumération des

(1) Grancher, *De la médication tonique* (thèse d'agrégation, 1875).

principaux éléments d'hygiène alimentaire; il me reste maintenant à appliquer ces données à l'étude des régimes, c'est ce
que je ferai dans la prochaine conférence en étudiant la ration
alimentaire.

SEPTIÈME CONFÉRENCE

DE LA RATION ALIMENTAIRE.

Messieurs,

Nous venons de passer en revue dans des conférences successives les principes alimentaires primordiaux, les aliments complets, les aliments complexes, et enfin les boissons. Il nous reste maintenant à coordonner tous ces éléments et à établir les bases du régime alimentaire.

L'homme, vous ai-je dit, perd par les effets de la nutrition, de l'azote, du carbone, des sels et de l'eau. En vingt-quatre heures, ces pertes s'élèvent à 20 grammes pour l'azote ; dans ce chiffre, $14^g,5$ se retrouvent dans les urines sous forme d'urée et d'acide urique et $5^g,5$ représentent l'azote contenu dans les excréments, les sueurs et le mucus.

Quant au carbone, la perte journalière est de 310 grammes ainsi décomposés : 250 grammes sont exhalés par le poumon, 45 grammes sont éliminés par les reins, enfin 15 grammes se retrouvent dans les autres excrétions de l'économie.

Les sels sont représentés par une perte journalière de 30 grammes par jour. Enfin, nous perdons par jour par les sueurs, par la transpiration pulmonaire et par les urines et les matières fécales, 3 litres d'eau.

Il faut que l'homme trouve dans l'alimentation les éléments nécessaires à réparer ces pertes incessantes. Lorsque ces aliments seront en trop petites quantités, la nutrition souffrira et l'économie subira les premiers effets de l'inanition, le régime sera dit *insuffisant ;* lorsqu'au contraire les aliments seront pris en trop grande quantité, d'autres troubles apparaîtront dans l'économie et le régime sera alors surabondant.

Mais de nombreuses variations peuvent se produire dans ces

pertes incessantes, et selon l'âge, le sexe, nous verrons cette quantité de carbone et d'azote se modifier, et l'on comprend ainsi que l'hygiène alimentaire de l'enfance, de l'âge mûr et de la vieillesse ne puisse être identique. Cette question du régime alimentaire et l'étude des bases sur lesquelles doit être établie la ration sont des plus intéressantes, et pour bien les étudier, il nous faut surtout nous renseigner sur ce qui a été fait à cet égard en zootechnie.

Vu par le côté étroit de son alimentation, l'homme est un animal, et toutes les lois qui régissent l'étude des rations d'entretien, de travail et d'engraissement pour les animaux lui sont en partie applicables. Je suis même étonné que les médecins qui se sont occupés de cette question de l'hygiène alimentaire n'aient pas puisé plus largement dans les nombreux travaux qu'a suscités cette importante question de l'alimentation des animaux domestiques ; ancien élève de l'Institut agronomique de Versailles, je suis heureux de mettre aujourd'hui à profit les enseignements que j'ai puisés à cette Ecole.

Comme l'ont montré les maîtres de la zootechnie moderne, on peut à volonté développer dans nos races domestiques de la viande, de la graisse, des os ; on peut même modifier tellement la constitution extérieure des animaux, que l'on crée des espèces nouvelles qui sont aujourd'hui des types d'animaux domestiques, types variant suivant l'usage que l'on veut en tirer. Nous devons donc avoir recours à ces mêmes méthodes, lorsque nous voulons, chez l'homme, établir les bases du régime alimentaire, et vous me verrez à chaque instant appuyer ma manière de voir sur des indications fournies par la zootechnie.

Bases de la ration alimentaire.

L'homme adulte, avons-nous dit, soumis à un travail modéré, perd 20 grammes d'azote et 300 grammes de carbone ; ces 20 grammes d'azote représentent 124 grammes de matières protéiques sèches. Comme ces matières protéiques ou azotées renferment 64 grammes de carbone, en retirant ces 64 grammes des 300 grammes nécessaires à la nutrition, il reste 236 grammes de carbone qui doivent être fournis par les matières amylacées et par les graisses.

Moleschott, qui a beaucoup étudié cette question de l'alimentation, veut qu'il y ait toujours un rapport constant entre les matières protéiques, les hydrocarbures et les corps gras, et il veut que le rapport entre les matières protéiques et les

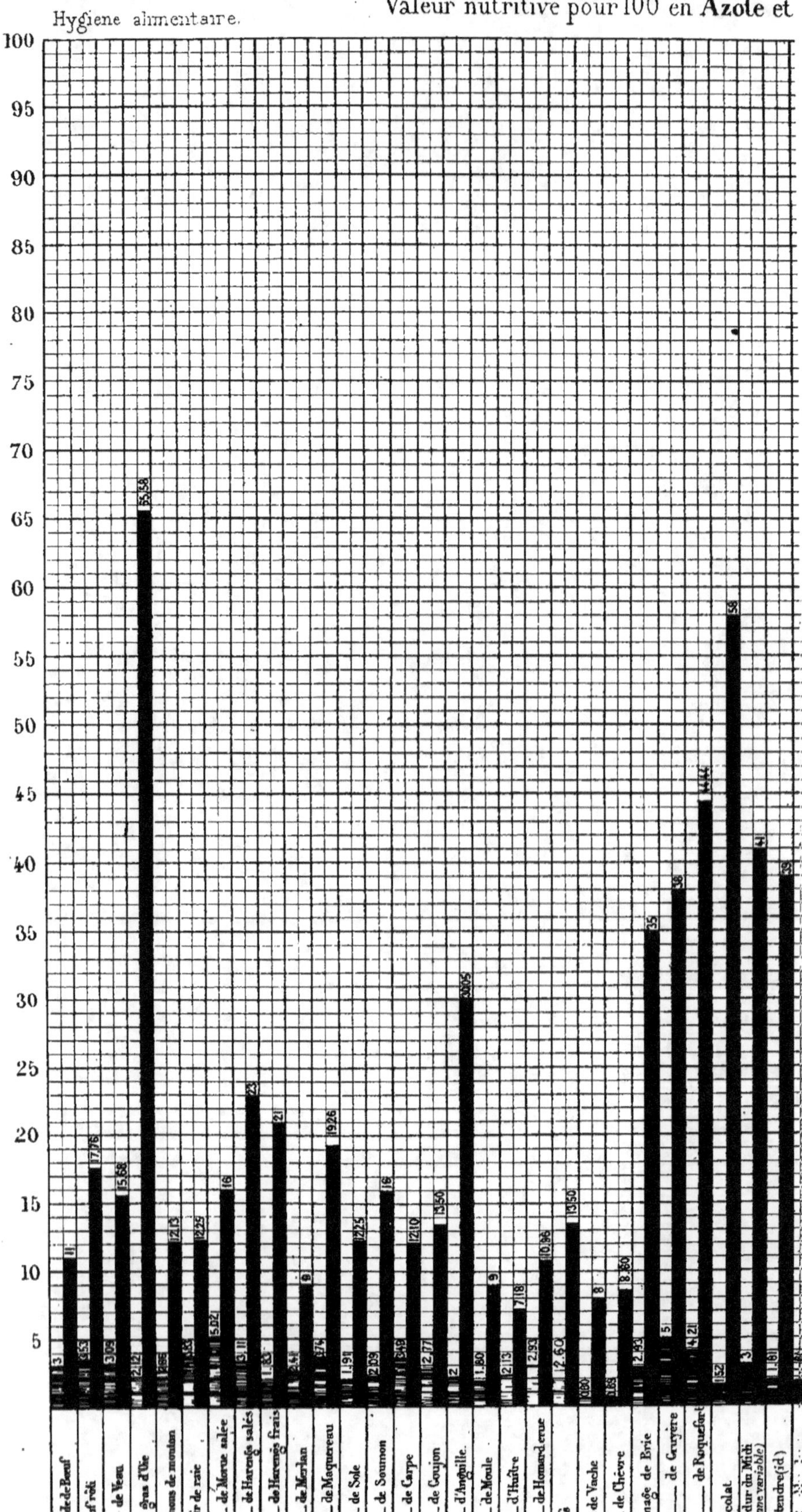

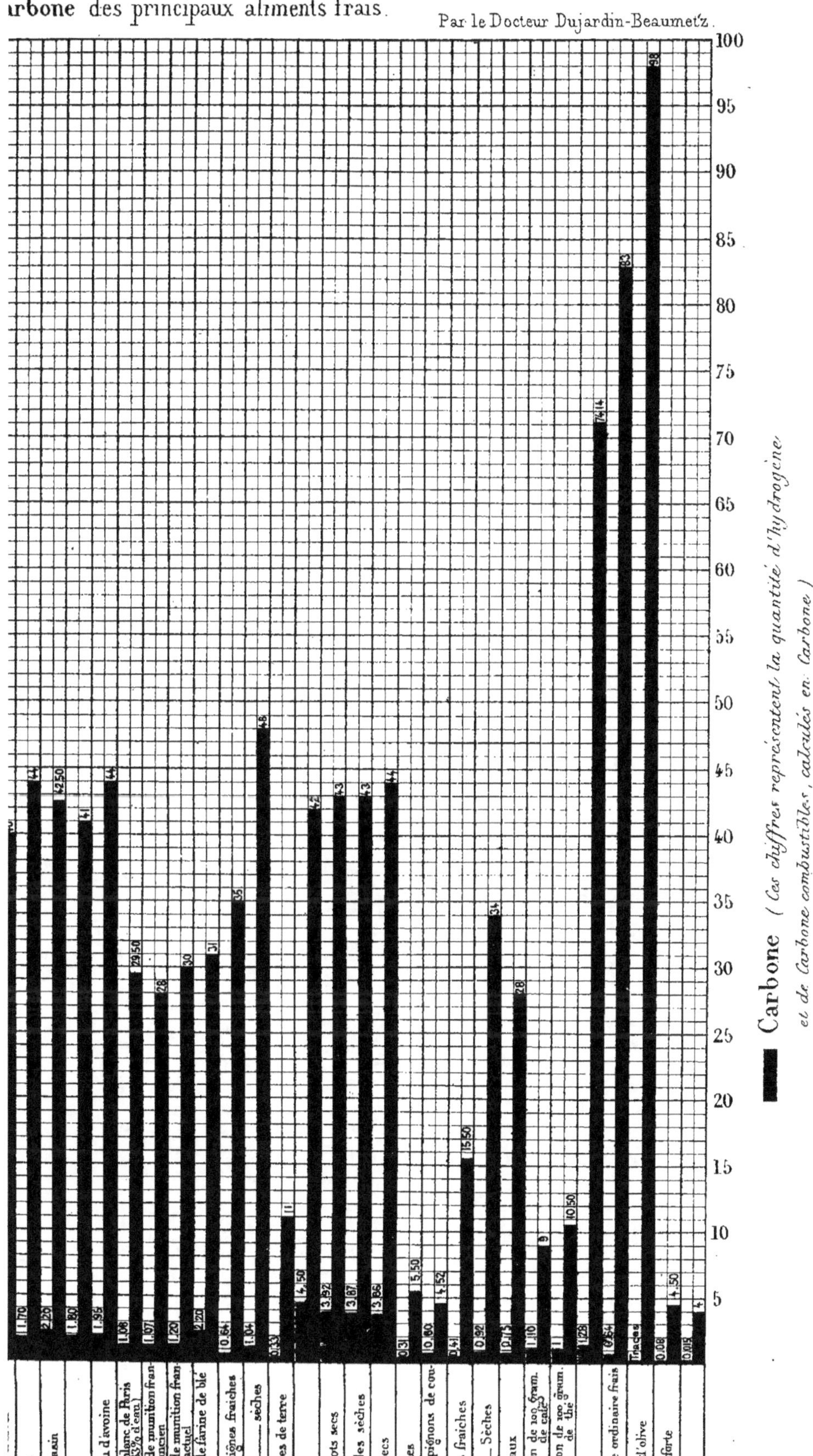
...rbone des principaux aliments frais.
Par le Docteur Dujardin-Beaumetz.
Carbone (Ces chiffres représentent la quantité d'hydrogène
et de Carbone combustibles, calculés en Carbone)

hydrocarbures soit comme 1 est à 3,47 et celui des corps gras comme 1 est à 0,45. Ces différents rapports entre la richesse azotée et les hydrocarbures d'une part et les graisses de l'autre sont ce qu'on appelle en zootechnie la *relation nutritive des aliments*. Ces rapports sont représentés par les deux formules suivantes :

$$\frac{MA}{MNA} \text{ ou } MA : MNA.$$

$$\frac{MA}{mg} \text{ ou } MA : mg.$$

MA désignant les matières azotées, MNA les hydrocarbures et *mg* les matières grasses.

En se basant sur ces rapports, l'alimentation devrait se composer journellement pour un homme adulte de 124 grammes de matières protéiques, 430 grammes d'amidon ou d'hydrocarbure, 55 grammes de graisse.

Ce qui correspond à la ration mixte suivante de pain et de viande :

	Poids.	Matières azotées.	Amidon.	Graisse.
Pain blanc........	819 gr.	61,83	435	4,82
Viande..........	259 —	62,17	»	5,02
		124,00	435	56,00

Si du domaine de la théorie nous passons à la pratique, c'est-à-dire à l'alimentation de l'homme adulte faite en grand, nous pouvons prendre comme type l'alimentation du soldat.

Dans une étude récente du plus haut intérêt faite par Kirn (1), cette question a été étudiée sous toutes ses faces ; nous y voyons qu'aujourd'hui, après les derniers règlements qui ont régi cette matière et qui datent du 1er juillet 1873, la ration du soldat français, en temps de paix, est établie sur les bases suivantes :

	Quantité.	Azote.	Carbone.	Graisse.
Pain........................	1 000	12,00	300,0	15,0
Viande non désossée.......	300	5,41	19,8	3,6
Légumes frais.............	100	0,24	5,6	0,1
Légumes secs (haricots, fèves, etc.)...............	30	1,02	12,6	0,6
Ensemble.......	1 430	18,67	338,0	19,3

(1) Kirn, *De l'alimentation du soldat* (*Journal des sciences militaires*, octobre 1884).

Cette ration est supérieure à celle des soldats des autres armées, comme on peut en juger par le tableau suivant :

RATIONS DES SOLDATS DES DIFFÉRENTES ARMÉES.

	Azote.	Carbone.	Graisse.
Armée française............	18,67	338,00	19,30
— austro-hongro'se....	17,00	363,90	38,80
— anglaise............	17,39	382,10	39,10
— italienne	17,47	363,30	17,42
— allemande............	18,02	283,90	16,42

Alimentation dans les hospices. Mais il est un point qui nous intéresse tout particulièrement, nous autres médecins, c'est le régime hospitalier. Il faut, dans le régime alimentaire des hospices et dans celui des malades soumis au régime complet, que la quantité de viande ne soit jamais inférieure au chiffre de 300 grammes par jour. Je partage absolument à cet égard les idées de Regnard, inspecteur des établissements hospitaliers, qui nous montre qu'un grand nombre d'hospices de nos départements donnent un régime alimentaire absolument insuffisant qui n'atteint pas, dans certains cas, 120 grammes de viande par jour. Dans ces cas, la mortalité élevée de ces hospices doit être attribuée en grande partie à la mauvaise aération et à la mauvaise alimentation. Nous voyons, en effet, cette mortalité, d'après le relevé fait par Regnard, varier de 31 à 3 pour 100, et cette énorme différence s'explique assez par les mauvaises conditions hygiéniques et alimentaires que l'on observe dans certains de ces hôpitaux et hospices (1).

Aussi, quand vous serez appelé à diriger ou à surveiller ces établissements hospitaliers, vous devrez tenir sérieusement la main, non seulement à ce que cette quantité de 300 grammes de viande soit donnée à chaque malade, mais encore que le rapport entre les aliments féculents et les graisses se rapprochent, autant que possible, des rapports nutritifs que je vous ai signalés plus haut.

Mais nous ne nous sommes occupés ici que de la ration d'entretien. Des conditions multiples viennent augmenter les phéno-

(1) Regnard, *De la mortalité dans les hôpitaux de province et de la nécessité d'une réforme radicale de l'assistance publique* (*Progrès médical*, 12 juin 1866, p. 489).

mènes de combustion et nécessitent aussi une augmentation
dans la ration journalière. L'un des facteurs les plus actifs de
cette augmentation des combustions est le travail.

Pour juger de cette activité plus grande des combustions de
l'économie, nous pouvons user de trois modes d'investigations :
par l'analyse des gaz de la respiration, en examinant la quantité d'oxygène comburé ou d'acide carbonique exhalé ; par l'étude
de la température du corps, en constatant l'abaissement ou l'élévation de la chaleur animale ; enfin, par l'examen des urines,
en jugeant la quantité d'azote excrétée journellement. Ce sont
surtout ces deux derniers procédés que nous pouvons, en clinique, mettre en usage, et c'est sur eux que je me baserai pour
vous montrer l'influence du travail sur l'augmentation des combustions dans l'économie.

C'est Lavoisier qui l'un des premiers a montré que le travail
musculaire augmentait la quantité de l'oxygène comburé, et,
tandis qu'un homme au repos consomme par heure 36^l,6 d'oxygène, il lui en faut 91,25, dans le même temps, pour élever
en 15 minutes un poids de 7^k,54 à 211 mètres de hauteur.

Quant à la quantité d'urée, elle suit aussi une progression
croissante, et rien de plus intéressant, à cet égard, que les
chiffres fournis par Ritter dans son excellente thèse de doctorat ès sciences, chiffres qui sont résumés dans le tableau suivant :

INFLUENCE DU TRAVAIL SUR LA SÉCRÉTION DE L'URÉE.

	Quantité d'urine.	Azote total.	Ammoniaque.	Urée.	Acide urique.
Repos.................	1 340 gr.	17g,89	0g,48	32g,90	0g,90
4 heures de marche..	1940 —	20 ,00	0 ,62	39 ,25	0 ,88
4 jours de marche...	2120 —	20 ,30	0 ,59	40 ,30	0 ,62

J'appelle surtout votre attention sur ces deux dernières colonnes ;
vous y verrez que la proportion d'urée et d'acide urique suit une
marche inverse, et, tandis qu'au repos on observe une production d'urée de 32g,90 et une quantité d'acide urique de 0,90,
après quatre jours de marche, la proportion s'élève à 40,30
d'urée et celle d'acide urique s'abaisse à 0,62. La marche a
donc eu ici une double action : élimination plus grande de l'azote
et oxydation plus grande des matières albuminoïdes, puisque,
comme vous le savez, l'acide urique représente une combustion

incomplète de ces matières protéiques. Il faut avoir toujours devant les yeux ces faits lorsque nous aurons à combattre les symptômes qui résultent de l'accumulation de cet acide urique dans l'économie.

Il n'y a pas que le travail musculaire qui augmente l'activité des combustions. Le travail intellectuel (1) a le même effet, et Byasson, dans un travail fort remarquable, nous a montré l'augmentation très nette de la quantité d'urée excrétée journellement sous l'influence du travail intellectuel, comme vous pouvez en juger par les chiffres suivants :

		Moyenne de 24 heures. Urée.
1. Période de trois jours de repos		20,46
2. — de travail musculaire		21,90
3. — de travail cérébral		23,88

De plus, Moritz-Schiff a constaté que le travail cérébral augmentait la température, et Burdach, de son côté, a noté une augmentation plus grande de l'oxygène comburé sous l'influence du travail intellectuel.

Si le travail musculaire et le travail intellectuel augmentent les combustions de l'économie, on peut prévoir que, pendant le sommeil, où ces deux facteurs font défaut, il doit y avoir une diminution de ces combustions. C'est ce qui arrive, en effet, et Boussingault, dans ses expériences sur des tourterelles, a constaté que la quantité de carbone perdue en une heure, qui est de 0^g,258 pendant la veille, n'est plus que de 0^g,162 pendant le sommeil.

Vasel, de son côté, a remarqué que la moyenne, pour le chiffre de l'urée, est de 42^g,48 pour les douze heures de jour et de 36,24 pour les douze heures de nuit.

Il existera donc deux rations, l'une d'entretien, l'autre de travail, et nous verrons pour ainsi dire la quantité de travail produit être proportionnelle à la quantité d'aliments absorbés.

Ration d'entretien et ration de travail. Le professeur Germain Sée, qui a examiné dans des leçons récentes faites à l'Hôtel-Dieu, leçons qui doivent servir de base à un traité de l'alimentation dans l'état de santé et de maladie, le bilan de la nutrition, a longuement insisté sur cette augmen-

(1) Byasson, *Relation qui existe entre l'activité cérébrale et la composition des urines* (thèse de Paris, 1868).

lation de la ration en temps de repos et de travail. Il fixe ainsi les différentes rations :

	Matières azotées.	Graisses.	Aliments fécul.
L'ouvrier doit consommer.	130 à 160 gr.	68 gr.	580 gr.
Le soldat doit consommer.	140 à 160 —	de 40 à 60 —	500 —

Mais c'est à Hervé-Mangon que l'on doit les indications de beaucoup les plus précises et les plus scientifiques sur les rations alimentaires d'entretien et de travail. Reprenant, dans le célèbre ouvrage de Le Play sur les ouvriers des deux mondes (1), la ration alimentaire des travailleurs dans les différents pays et la rapportant à la quantité d'azote consommée par jour et par kilogramme, Hervé-Mangon arrive aux résultats suivants (2):

RATION QUOTIDIENNE PAR JOUR ET PAR KILOGRAMME VIVANT.

	Carbone.	Azote.
Maréchal ferrant de la Sarthe.......	8ᵍ,268	0ᵍ,360
Vigneron de la Charente-Inférieure..	6 ,634	0 ,282
— de l'Yonne...................	4 ,735	0 ,210
Cultivateur de Quimper.............	8 ,341	0 ,380
— de la Marne...............	7 ,388	0 ,336
— de l'Armagnac (Gers).....	5 ,473	0 ,236
— de la Nièvre.............	4 ,935	0 ,222
— des Hautes-Pyrénées.....	9 ,583	0 ,362
— de Santander (Espagne)..	6 ,203	0 ,335
Moyenne........	6ᵍ,840	0ᵍ,299

Poursuivant ses belles et utiles recherches, Hervé-Mangon a établi (3) la ration moyenne d'un adulte par kilogramme vivant et par jour en France; elle serait de 5ᵍ,1197 de carbone et de 0,280 d'azote. Dans ce chiffre total, il est important de distinguer la population des grandes villes comme Paris et celle des campagnes. A Paris, la consommation serait de 5ᵍ,675 de carbone et celle d'azote 0,332 par jour et par kilogramme, elle serait pour les campagnes de 5ᵍ,808 et de 0,275 d'azote. D'ailleurs le tableau suivant met bien en lumière les différents chiffres qui montrent

(1) Le Play, *les Ouvriers des deux mondes.* — *Les Ouvriers européens.*

(2) Hervé-Mangon, *Traité de génie rural.* Paris, Dunod, éditeur, 1875, p. 121.

(3) Hervé-Mangon, *Sur la ration moyenne de l'habitant des campagnes en France (Acad. des sciences,* t. LXXIX, 26 octobre 1874).

en résumé que si les aliments hydrocarburés sont un peu plus abondants dans la ration des campagnes comparée à celle des villes, en revanche la quantité d'aliments azotés est de beaucoup inférieure.

RATION MOYENNE PAR JOUR ET PAR KILOGRAMME.

	Carbone.	Azote.
Pour la France entière......	5,179	0,280
Pour Paris................	5,675	0,320
Pour la campagne.........	5,808	0,275

Smith, de son côté, a étudié la ration minimum par jour et par kilogramme vivant suivant les âges et voici à quel chiffre il est arrivé :

RATION D'ENTRETIEN MINIMUM SUIVANT LES AGES, PAR JOUR

ET PAR KILOGRAMME VIVANT.

	Carbone.	Azote.
Enfance....................	9g,84	0g,96
A l'âge de 10 ans.............	6 ,84	0 ,40
A l'âge de 16 ans.............	4 ,27	0 ,38
A l'âge adulte...	3 ,60	0 ,20

En prenant ce dernier chiffre de 3g,60 de carbone et de 0g,20 d'azote, la ration d'entretien pour un homme de 65 kilogrammes serait d'après Smith de 234 de carbone et de 13 d'azote.

Mais ces chiffres sont modifiés de la façon suivante lorsque l'individu travaille :

	Carbone.	Azote.
Repos..,................	234g,00	13g,00
Travail modéré..........	337 ,92	19 ,56
Travail actif.............	442 ,00	25 ,00

Comme vous le voyez par tous les chiffres que je viens de vous donner, il y a une grande différence entre la ration de travail et la ration d'entretien, la ration de travail étant presque double de celle d'entretien.

Dans les grandes entreprises industrielles, comme, par exemple, les terrassements des chemins de fer ou l'exploitation des mines, on peut faire varier cette quantité de travail en augmentant ou diminuant la ration journalière des ouvriers; il en est de même en zootechnie : le cheval donne un travail proportionnel à la quantité d'aliments qu'il absorbe. Dans cette production de travail, sont-ce surtout les aliments azotés ou les aliments non azotés qui jouent le rôle principal?

Lorsqu'en 1842 Liebig (1) montra que la fonction spéciale des muscles était la production de travail et que ce dernier n'était obtenu que par la destruction des matières albuminoïdes que renferme le tissu musculaire, tous les physiologistes de l'époque furent d'accord pour accepter la division qu'il établit entre les aliments non azotés qu'il considéra comme des aliments respiratoires ou *calorigènes* et les aliments azotés ou plastiques qui étaient chargés de réparer les pertes incessantes du système musculaire et auxquels Liebig donna le nom de *dynamogènes*.

Mais on s'aperçut bientôt que les augmentations dans la production de l'urée n'avaient pas pour unique facteur le travail et que le genre d'alimentation y jouait le principal rôle; aussi adopta-t-on bientôt une théorie mixte à laquelle on donna le nom de *théorie de la consommation de luxe*. Dans cette *luxusconsumption*, on admettait qu'une faible partie des matériaux azotés absorbés servait à la réparation musculaire et que l'autre partie, surabondante ou de luxe, étant incapable de s'organiser, subissait alors des phénomènes de combustion et s'éliminait sous forme d'urée et d'acide urique. Lehmann, Frerichs, Schmidt, se montrèrent les plus ardents défenseurs de cette luxusconsumption que Liebig accepta lui-même.

Mais bientôt de nouvelles expériences et surtout la découverte du glycogène dans les muscles montrèrent que dans la période de travail musculaire, le muscle consomme surtout des matériaux non azotés; les expériences zootechniques confirmèrent en partie cette manière de voir en montrant que chez les herbivores la production de force est en rapport avec une alimentation non azotée et les expériences de Grandeau et Leclerc (2) sur les chevaux de trait de la Compagnie des omnibus de Paris furent à cet égard des plus démonstratives; aussi ces expérimentateurs sont-ils arrivés à cette conclusion que les corps non azotés et

Rôle de l'alimentation dans la production du travail.

(1) Liebig, *Die organ. Chemie in ihrer Anwandung auf Physiol.*, etc., 1842; *Ann. der Chemie u. Pharm.*, XLI, p. 189 et 241, 1842 ; LIII, p. 63, 1845; LVIII, p. 335, 1846; LXX, p. 311, 1849; LXXIX, p. 205 et 358, 1851.

(2) Grandeau et Leclerc, *Recherches expérimentales sur l'alimentation du cheval de trait*, Paris, 1882-1883, 2e mémoire, p. 199.

spécialement les hydrates de carbone sont la source, sinon exclusive, du moins prépondérante du travail musculaire.

Aussi dans cette manière de voir les végétaux accumulent la force et les animaux la dépensent et je ne puis mieux faire que vous citer ici en entier le passage si éloquent que Hervé-Mangon consacre à ce sujet : « Une plante qui végète absorbe une partie de la radiation solaire en réduisant l'acide carbonique pour accumuler le carbone dans ses tissus. La radiation solaire se transforme ainsi en force latente accumulée dans le végétal. L'animal consomme ce végétal, le brûle dans son organisme, dégage la chaleur absorbée par la plante et cette chaleur se transforme en travail que l'animal dépense. Ainsi se complète sur notre globe le cercle de la vie. Chaque respiration jette dans l'atmosphère un peu d'acide carbonique, source de la chaleur et de la force de l'animal ; mais bientôt cette bouffée d'acide carbonique rencontre une plante qui lui prend son carbone en fixant la force et la chaleur d'un rayon de soleil, pour rendre plus tard cette force et cette chaleur à un autre animal. La radiation solaire s'endort, en quelque sorte, au sein des plantes, pour se réveiller en chaleur et en travail, chez les animaux. De faibles quantités de matières alternativement combinées ou sériées, servent donc indéfiniment à fixer la radiation solaire, puis à nous la rendre sous forme de vie animale. Le soleil est partout dans notre système, il donne la vie aux plantes et la force aux animaux. »

Cette production de travail à l'aide des hydrates de carbone que je crois exacte pour les herbivores, l'est-elle pour les omnivores et en particulier pour l'homme ? Je ne le pense pas, et, tout en reconnaissant que des individus soumis à ce régime purement végétal, comme nos paysans, peuvent fournir une somme de travail considérable, il faut reconnaître que cette quantité de travail s'accroît dans une notable proportion lorsque l'on augmente le chiffre des matières azotées. C'est là d'ailleurs la conclusion à laquelle arrive Lambling dans son intéressant travail sur les origines du travail et de la force chez les êtres vivants (1).

Aussi dans la ration de travail devra-t-on toujours augmenter dans de notables proportions les quantités de matériaux azotés,

(1) Lambling, *Des origines du travail et de la force chez les êtres humains* (thèse d'agrégation, 1886).

de matières féculentes et de graisse, dont l'ensemble constitue
la ration alimentaire, et dans des expériences faites à cet égard
par la Compagnie des chemins de fer de l'Ouest, le régime alimentaire qui amena chez les ouvriers une production maxima
de travail était le suivant :

Viande	600	grammes.
Pain blanc	550	—
Pommes de terre	1 000	—
Bière	1 000	—

Dans cette étude, l'on a été plus loin, et l'on a calculé la quantité de calories et de kilogrammètres produite par les aliments,
et les données fournies par Frankland à cet égard sont des plus
intéressantes. En se reportant à la ration dont nous avons éla-
boré les bases plus haut, on voit que le nombre des calories
s'élève à 2 792, et l'on peut estimer qu'un homme soumis à un
régime moyen a, dans nos climats, à dépenser par jour 3 000 calories, comme le montre le tableau suivant :

Du travail
et de
l'alimentation.

Pour 124 grammes de matière protéique sèche	541,6 calories.
Pour 430 grammes d'amidon sec	1 806,0 —
Pour 49 grammes de graisse	444,4 —
	2 792,4 calories.

Ou si vous le voulez mieux, un homme adulte produit par
heure et par kilogramme, 1 calorie 5.

L'homme peut transformer en travail au maximum 540 calories, qui correspondent à 229 500 kilogrammètres. Le plus ordinairement, l'homme, en travaillant sept heures, ne dépasse pas
100 000 à 150 000 kilogrammètres, et, si l'on voulait établir
sur ces bases, comme le fait Armand Gautier, le coefficient de
la machine humaine, on dirait que : sur 100 calories produites,
25 servent à maintenir notre température ; sur les 75 qui restent, 20 peuvent être transformées en travail effectif, et les 55
autres sont absorbées par les frottements de la machine. Notre
machine, au point de vue de la production de la force, n'est
donc pas absolument idéale, puisqu'une grande partie de cette
force est perdue.

Nous venons de voir l'importance du chiffre des calories ; aussi
est-il intéressant de savoir quelle quantité de calories peut produire 1 kilogramme des différents aliments. Sans reproduire ici

tous les chiffres fournis par Frankland, je puis vous donner les trois chiffres suivants :

Un kilogramme d'albumine sèche en se transformant
    en urée donne............................... 4 368 calories.
Un kilogramme d'amidon en se transformant donne. 4 200   —
Un kilogramme de graisse en se transformant donne. 9 069   —

Mais encore ici ce sont les indications d'Hervé-Mangon qui sont les plus intéressantes. D'après Hervé-Mangon, un homme de poids moyen doit produire par jour les quantités de calories suivantes pour fournir un travail utile extérieur représenté par les chiffres suivants :

	Nombre de calories à produire.	Effet utile en travail mécanique extérieur
Repos absolu.....................	2 600	0 00
Travail faible....................	4 200	0 03
Travail ordinaire................	4 800	0 04
Travail très considérable........	6 000	0 09

En se basant sur ce tableau, on peut alors, comme l'a fait Hervé-Mangon, établir la quantité d'aliments nécessaires pour produire ces calories utilisables pour un effet mécanique à produire. Voici ces chiffres :

DÉSIGNATION DES SUBSTANCES.	POIDS NÉCESSAIRES POUR DÉGAGER DANS L'ORGANISME LES NOMBRES SUIVANTS DE CALORIES.			
	2 600	4 200	4 800	6 000
	kilog.	kilog.	kilog.	kilog.
Pain (mie)	1,211	1,692	2,236	2,795
Pain (croûte)	0,606	0,979	1,119	1,393
Pain (1/4 croûte).....	0,692	1,119	1,278	1,598
Riz....................	0,703	1,134	1,296	1,620
Pommes de terre......	2,613	4,221	4,824	6,030
Pois secs.............	0,698	1,128	1,289	1,612
Maigre de bœuf	1,827	2,951	3,373	4,216
Œufs.................	1,135	1,834	2,098	2,621
Graisse de bœuf.......	0,286	0,463	0,529	0,661
Fromage sec..........	0,596	0,964	1,101	1,377
Beurre...............	0,357	0,578	0,660	0,825
Sucre................	0,776	1,254	1,433	1,792

D'ailleurs, on a été toujours plus loin dans cette voie de la nutrition, et on a étudié les aliments propres aux différents organes, et, tandis que le muscle consomme surtout de l'albumine, le tissu nerveux consommerait des matières albumineuses, et surtout de la lécithine ; vous savez que la lécithine est le corps que l'on a retiré du protagon, protagon qui ne serait que de la lécithine unie à de la nervine ; enfin les os, au contraire, utiliseraient les sels calcaires et en particulier les phosphates.

Tels sont les renseignements que je voulais vous fournir sur la ration journalière ; pour les compléter, il vous suffira de jeter les yeux sur le tableau suivant qui nous montre la quantité d'azote et de carbone fournie par la plupart des aliments qui servent à l'alimentation de l'homme :

De l'alimentation des tissus.

Nom de l'aliment.	Azote.	C + H. Combustibles calculés en carbone.
Viande de bœuf	3,00	11,00
Bœuf rôti	3,53	17,76
Foie de veau	3,09	15,68
Foie gras (d'oie)	2,12	65,58
Rognons de mouton	2,66	12,13
Chair de raie	3,83	12,25
— de morue salée	5,02	16,00
— de harengs salés	3,11	23,00
— de harengs frais	1,83	21,00
— de merlan	2,41	9,00
— de maquereau	3,74	19,26
— de sole	1,91	12,25
— de saumon	2,09	16,00
— de carpe	3,49	12,10
— de goujon	2,77	15,50
— d'anguille	2,00	30,05
— de moule	1,80	9,00
— d'huître	2,13	7,18
— de homard cru	2,93	10,96
Œufs	1,90	13,50
Lait de vache	0,66	8,00
— de chèvre	0,69	8,60
Fromage de Brie	2,93	35,00
— de Gruyère	5,00	38,00
— de Roquefort	4,21	44,44
Chocolat	1,52	58,00
Blé dur du Midi (moyenne variable)	3,00	41,00
Blé tendre (moyenne variable)	1,81	39,00
Farine blanche (Paris)	1,64	38,50
Farine de seigle	1,75	41,00

Nom de l'aliment.	Azote.	C + H. Combustibles calculés en carbone.
Orge d'hiver	1,90	40,00
Maïs	1,70	44,00
Sarrasin	2,20	42,50
Riz	1,80	41,00
Gruau d'avoine	1,95	44,00
Pain blanc de Paris (33 pour 100 d'eau)	1,08	29,50
Pain de munition français (ancien)	1,07	28,00
— (actuel)	1,20	30,00
Pain de farine de blé dur	2,20	31,00
Châtaignes fraîches	0,64	35,00
— sèches	1,04	48,00
Pommes de terre	0,33	11,00
Fèves	4,50	42,00
Haricots secs	3,92	43,00
Lentilles sèches	3,87	43,00
Pois secs	3,66	44,00
Carottes	0,31	5,50
Champignons de couche	0,60	4,52
Figues fraîches	0,41	15,50
— sèches	0,92	34,00
Pruneaux	0,75	28,00
Infusion de 100 grammes de café	1,10	9,00
— — de thé	1,00	10,50
Lard	1,28	71,14
Beurre ordinaire frais	0,64	83,00
Huile d'olive	traces.	98,00
Bière forte	0,05	4,50
Vin	0,15	4,00

Déjà, dans mes leçons de clinique thérapeutique, j'ai produit un tableau analogue; mais cette fois je le simplifie en ramenant tous les chiffres à la quantité d'azote ou de carbone utilisable par l'économie. Il vous suffira de multiplier les chiffres d'azote par 6,5, pour obtenir le poids de matières protéiques sèches contenues dans 100 grammes d'aliments frais.

Vous pourrez, grâce à ce tableau, établir sur des bases scientifiques la ration alimentaire. Vous n'aurez qu'à connaître le poids de l'individu et à vous rappeler que chez l'adulte, en moyenne, la ration alimentaire doit osciller par jour et par kilogramme vivant entre les chiffres suivants : de 6 à 9 grammes de carbone et de 0,360 à 0,250 d'azote.

Une fois toutes ces données acquises, et maintenant que nous avons passé successivement en revue l'étude des aliments et celle des bases de leur alimentation, nous pouvons marcher d'un pas ferme dans la voie que je vous ai tracée, et nous allons maintenant, dans des conférences successives, étudier les effets des régimes insuffisants et surabondants et leur application à la thérapeutique. Dans la prochaine conférence, nous commencerons par l'étude du régime insuffisant, ce qui nous permettra d'aborder cette grande question de la cure de l'obésité.

HUITIÈME CONFÉRENCE

DU RÉGIME INSUFFISANT ET DE L'HYGIÈNE ALIMENTAIRE
DANS L'OBÉSITÉ.

MESSIEURS,

Dans la précédente conférence, nous avons établi les bases de
la ration journalière et la somme d'aliments que l'on doit
donner pour suffire aux besoins de la nutrition. Nous avons vu
en nous basant sur les chiffres si importants fournis par Hervé-
Mangon qu'en France la ration moyenne était par jour et par
kilogramme vivant de $5^g,1797$ de carbone et de $0^g,280$ d'azote,
mais il arrive des circonstances de disette où cette ration s'abaisse
considérablement, et on l'a vue descendre à $4^g,374$ de carbone
et à $0^g,193$ et même à $0^g,160$ d'azote. La ration alimentaire
devient alors insuffisante, l'homme subit une série de phénomènes que l'on décrit sous le nom générique d'*inanition*, et
dont les effets ont été bien étudiés par Chossat et par Bouchardat.

Dans l'inanition, on voit successivement disparaître les graisses *De l'inanition.*
et les muscles, l'homme devient autophage ; il vit de sa propre
substance, le chiffre de l'urée sécrétée diminue journellement, la
température s'abaisse, et l'individu succombe bientôt à cette
déchéance progressive de l'organisme.

Cette inanition peut tenir à bien des causes : tantôt elle
résulte de l'insuffisance du régime alimentaire, tantôt, au contraire, ce régime est suffisant, mais des conditions spéciales
de l'économie s'opposent à la bonne nutrition des tissus. Dans
la voie que je me suis tracée, je n'ai pas à vous parler du mécanisme et de l'étiologie de l'inanition, je n'ai qu'à vous signaler
les applications que l'on a pu faire de ce régime insuffisant au
traitement des maladies.

Applications de la diète négative.Le régime insuffisant ou *diète négative*, comme on l'a dit, a été appliqué à la cure de plusieurs affections. Valsalva l'avait conseillé dans le traitement des anévrysmes de l'aorte ; il employait dans la cure de ces affections une méthode des plus rigoureuses, qui était basée sur la diète et la saignée. Le malade ne prenait que 250 grammes de soupe le matin, un peu moins le soir et ne buvait que de l'eau additionnée d'une gelée de coing. On y ajoutait des saignées fréquemment répétées, et on prolongeait ce traitement jusqu'à ce que le malade en fût assez amaigri ou assez affaibli pour ne pouvoir soulever sa main du lit. Si Stancario (de Bologne), Luc (de London Hospital), Pelletan, en France, etc., ont cité des exemples de guérison par ce moyen, il faut reconnaître que les insuccès sont assez nombreux pour l'avoir fait repousser entièrement de la thérapeutique, et bien hardi serait celui qui oserait l'appliquer de nos jours.

Cure des anévrysmes.

Cure des maladies du cœur.

De l'anévrysme des vaisseaux la méthode est passée au traitement de ce qu'on décrivait sous le nom d'*anévrysme du cœur*, et qui n'était autre que l'hypertrophie de cet organe, et nous voyons Corvisart et même Laennec vanter les avantages de cette méthode dans le traitement des affections du cœur. Je n'ai pas besoin d'insister ici sur la valeur négative de ce traitement, qui, s'il était appliqué, ne ferait qu'aggraver les troubles circulatoires chez les cardiaques.

Cure de la syphilis.

On a aussi appliqué la diète négative au traitement des affections diathésiques, et c'est surtout dans la cure de la syphilis qu'on a utilisé ce que l'on a décrit sous le nom de *cura famis*. Ulrich de Hutten, dès 1677, puis Astruc traitaient par le gaïac et la diète les malades atteints de syphilis. Pendant près de deux mois le patient était enfermé dans une chambre où on ne lui donnait qu'un peu de pain, du raisin, du bouillon de poulet, et on augmentait son affaiblissement par des suées successives. Dans ce traitement végétal, si vanté par les antimercurialistes, le gaïac et les autres médicaments sudorifiques ne jouaient qu'un rôle secondaire, et c'était surtout la diète sévère à laquelle étaient soumis les malades qui était l'élément le plus important de cette cure. Cette méthode de traitement a été reprise de nos jours en Suède, en 1811, à l'hôpital Saint-Séraphin de Stockholm, par Osbeck, qui a soutenu que par ce moyen on combattait très activement les manifestations de la syphilis rebelle.

Enfin, les chirurgiens et même les accoucheurs ont aussi uti- *Applications à l'obstétrique.*
lisé la *cura famis*, les premiers pour faire disparaître certaines
tumeurs, dont l'élément graisseux forme surtout la base, comme
les lipômes ; les autres voulant par ce procédé réduire le volume
du fœtus pour lui permettre de franchir les bassins rétrécis.
Quoique Merriman, Baudelocque, Moreau et même Depaul aient
cité des faits cliniques où l'application de ce moyen a donné de
bons résultats, j'avoue que c'est là une méthode bien dange-
reuse qui, tout en ayant une action hypothétique sur le volume
de la tête de l'enfant, affaiblit considérablement la mère et la
met dans les conditions les plus fâcheuses pour mener à bien sa
délivrance et ses suites.

Je pourrais encore ajouter à toutes mes citations, les avantages qu'on prétend tirer de l'abstinence dans la résorption de
certains produits inflammatoires. J'ai vu ainsi mon maître
Nonat employer les saignées souvent répétées et la diète rigoureuse à la résorption des phlegmons périutérins ; mais toutes
ces méthodes sont aujourd'hui abandonnées, et j'ai hâte d'arriver à la partie la plus intéressante de cette conférence, je
veux parler de l'application de ce régime insuffisant au traite- *Traitement de l'obésité.*
ment de l'obésité. Rien de plus logique *a priori* que l'appli-
cation de ce principe au traitement de la polysarcie, puisque l'un
des premiers effets de l'inanition est de faire brûler la graisse
accumulée dans nos tissus.

L'étiologie de l'obésité est des plus complexes, et je ne puis *Étiologie de l'obésité.*
entrer ici dans tous les détails que soulève une pareille question
de pathogénie ; je ne vous en dirai que quelques mots, vous ren-
voyant pour le surplus à l'importante leçon que Bouchard a
consacrée à cette pathogénie dans ses conférences sur le ralentissement de la nutrition (1).

L'alimentation est l'un des facteurs importants de l'obésité, et *Influence de l'hérédité*
nous devons tout d'abord noter le rôle primordial des aliments
gras dans la production de la polysarcie. A cet égard, tous les
physiologistes sont d'accord pour reconnaître que si chaque espèce d'animal fait sa graisse spéciale, elle la puise surtout
dans les substances grasses administrées, et les récentes expériences de Debove confirment entièrement cette manière de voir.

(1) Bouchard, *Maladies par ralentissement de la nutrition*, 2ᵉ édition,
1885, p. 107.

Cette graisse provient aussi des hydrocarbures, et ici les expériences zootechniques sont absolument démonstratives, le plus grand nombre des animaux constituant leur graisse aux dépens de l'amidon et des fécules. Enfin, cette graisse peut provenir des matières azotées, et Henneberg nous a montré que 100 grammes d'albumine pouvaient fournir jusqu'à 52 grammes de graisse.

Mais l'alimentation n'est pas la seule cause de l'obésité, et si Etmuller a pu dire avec raison, il y a bien des années : *In stomacho prima rudimenta obesitatis*, il faut y joindre l'hérédité. Il y a des familles d'obèses, et, de même qu'en zootechnie nous recherchons pour l'engraissement des espèces spéciales favorables à la rapide production de la graisse, de même aussi il y a des variétés de l'espèce humaine qui sont aptes à l'engraissement.

Cette graisse s'accumule peu à peu dans le tissu cellulaire, gêne la respiration et la circulation, empêche l'exercice musculaire, de telle sorte que pour l'obèse, parcourant ainsi un cercle vicieux, plus le tissu adipeux se développe, moins il prend d'exercice, et plus il favorise le développement de son obésité. Mais je suis prêt, avec Ebstein, à reconnaître qu'il faut établir une différence entre l'obésité proprement dite, c'est-à-dire le simple dépôt graisseux dans les tissus, et la transformation ou dégénérescence graisseuse des organes.

Degrés
de l'obésité.

Ebstein (1) divise en trois périodes la progression graduelle que subissent les obèses. Il caractérise ces trois périodes par des appellations originales : « Dans la première, dit-il, l'individu est *envié*, on admire sa corpulence ; dans la seconde, il devient un personnage *comique*, et il cite à l'appui de son dire Silène, Falstaff et différents types de nos comédies ; dans la troisième période, l'obèse devient *digne de commisération*, c'est un malade que tout le monde doit plaindre. »

On peut multiplier à l'infini les différentes formes de l'obésité, mais il en est une sur laquelle, à mon sens, on a passé trop rapidement, je veux parler des individus qui ne sont obèses que par le ventre et qui, tout en conservant une certaine gracilité des membres et du thorax, ont le ventre proéminent. Ce développement abdominal dépend surtout de trois causes : de l'accumu-

____

(1) W. Ebstein, *l'Obésité et son traitement*, traduction de Culmann, Paris, 1883, p. 13.

lation de graisse dans l'épiploon et dans les parois abdominales, et surtout de la distension de l'intestin et de l'estomac,
et enfin de la faiblesse des muscles abdominaux qui cèdent à
la pression résultant de ces deux causes.

Brillat-Savarin, qui nous a donné un si curieux chapitre sur
l'obésité et son traitement, ne manque pas d'insister sur cette
sorte d'obésité qui se borne au ventre, à laquelle il donne le nom
de *gastrophorie*, et il appelle *gastrophores* ceux qui en sont
atteints. Brillat-Savarin se rangeait lui-même dans le groupe des
gastrophores, car, quoique porteur d'un ventre proéminent, il
avait, comme il le dit lui-même, « le bas de la jambe sec et le
nerf détaché comme un cheval arabe » (1).

Pour combattre cette obésité, on a conseillé trois ordres de
moyens, des moyens pharmaceutiques, de l'exercice et une hygiène alimentaire spéciale. C'est ce dernier point qui nous occu-
pera d'abord.

De toute antiquité on s'est efforcé de combattre l'obésité, les
Grecs surtout, qui attachaient à la beauté du corps une si grande
importance, avaient multiplié les moyens de diminuer l'embonpoint, et Hippocrate, dans ses nombreux livres, revient mainte
fois sur ce sujet. Permettez-moi de vous signaler ce passage
d'Hippocrate qui présente ce grand intérêt qu'il signale comme
favorable à la cure de l'obésité le procédé que Ebstein a remis
en honneur il y a peu d'années, je veux parler de l'usage des
aliments gras dans la diététique de l'obèse. Voici comment s'exprime le Père de la médecine : « Les gens gras et tous ceux qui
veulent devenir plus minces, doivent faire à jeun toute chose
laborieuse et se mettre à manger encore essoufflés par la fatigue,
sans se rafraîchir, et après avoir bu du vin trempé et non très
froid ; leurs mets seront apprêtés avec du sésame, des douceurs
et autres substances semblables, et *ces plats seront gras* ; de
cette façon on se rassasiera en mangeant le moins, mais en
outre on ne fera qu'un repas, on ne prendra pas de bain, on
couchera sur un lit dur, on se promènera autant qu'on le
pourra (2). »

Vous trouverez d'ailleurs dans l'intéressante et curieuse thèse

(1) Brillat-Savarin, *Physiologie du goût*, méditation **XXI, DE L'OBÉSITÉ**.
(2) Hippocrate, t. VI, p. 77, trad. Littré, *Du régime à suivre pour perdre ou gagner de l'embonpoint*.

de Sédam Worthington (1), travail qui, je le reconnais, manque un peu d'ordre et de méthode, d'innombrables documents qui montrent combien cette question de l'obésité a intéressé les médecins depuis la plus haute antiquité. Cependant, ce n'est que depuis ces derniers temps que le traitement de l'obésité a pris une formule scientifique, et c'est à un médecin militaire français, à Dancel (2), que l'on doit, il y a plus de quarante ans, les premiers éléments de cette nouvelle cure de l'obésité.

Régime de Dancel. Dancel, qui était attaché à un régiment de cavalerie, avait remarqué l'influence de l'eau et des aliments aqueux sur le développement de l'abdomen des chevaux, et il en avait fait une des bases fondamentales de son traitement hygiénique, qui consiste à réduire le plus possible l'eau des boissons et des aliments. Il ne permettait qu'un verre ou deux, tout au plus, à chaque repas, c'est-à-dire de 200 à 400 grammes de boisson. Il repoussait les soupes et les aliments contenant une grande quantité d'eau; il supprimait aussi de l'alimentation les corps gras et les fécules, puis il purgeait fréquemment les malades et leur faisait faire de grandes courses à pied.

Dans une intéressante communication faite par mon ami Constantin Paul (3) à la Société des hôpitaux, où j'ai puisé un grand nombre des indications qui m'ont servi pour cette leçon, on peut voir la courbe d'une malade qu'il suit depuis 1876, et chez laquelle la méthode de Dancel a amené une diminution de poids des plus considérables, mais à condition de suivre ce traitement avec une rigueur mathématique.

Régime de Banting. Après Dancel, la méthode de réduction de l'obésité passe en Angleterre et prend le nom de *méthode de Banting*, et cela non pas à cause du médecin qui l'a instituée, mais à cause du malade qui a supporté ce traitement et qui a publié sa propre observation; c'était un nommé Banting, âgé de soixante-six ans, ayant $1^m,65$ de hauteur, et qui pesait, en août 1862, $91^k,500$. Ce malade se soumit au régime institué par son médecin Harvey, et avec un tel succès qu'en mai 1863, son poids s'était abaissé à $71^k,750$.

(1) Sédam Worthington, *De l'obésité* (thèse de Paris, 1878).

(2) Dancel, *De l'influence qu'exerce l'abondance des boissons sur l'engraissement et l'obésité* (*Bull. de thérap.*, 1864, t. LXVII, p. 44).

(3) Constantin Paul, *Du traitement de l'obésité* (*Bull. et Mém. de la Société des hôpitaux*, séance du 24 mai 1886, p. 230).

Je traduis textuellement le régime suivi par Banting sur l'édition qui a paru à Londres en 1874 (1) :

« Déjeuner : neuf heures du matin, avec 5 ou 6 onces (155 à 186 grammes) de bœuf, mouton, rognons, poisson grillé, lard fumé (*bacon*) ou de viande froide quelconque, sauf porc ou veau; une grande tasse de thé ou de café, sans sucre, sans lait, un peu de biscuit ou 1 once (31 grammes) de pain grillé (*dry toast*); en tout 6 onces (186 grammes) de nourriture solide, 9 onces (279 grammes) de liquide.

« Dîner : deux heures du soir, avec 5 ou 6 onces (de 155 à 186 grammes) de poisson quelconque, excepté saumon, hareng ou anguille, ou un même poids de viande quelconque, excepté porc et veau, un légume quelconque, excepté pommes de terre, panais, betterave, navet et carotte; 1 once (31 grammes) de pain grillé, du fruit, d'un pudding non sucré, de la volaille ou du gibier, et deux ou trois verres de bon vin rouge : Xérès ou Madère (Champagne, Oporto et bière sont défendus); en tout 10 à 12 onces (310 à 372 grammes) de nourriture solide et 10 onces (310 grammes) de liquide.

« Thé : six heures du soir, avec 2 ou 3 onces (62 à 63 grammes) de fruit cuit, un échaudé (*rusk*) ou deux et une tasse de thé sans lait, sans sucre; en tout, de 2 à 4 onces (62 à 124 grammes) de nourriture solide et 9 onces (279 grammes) de liquide.

« Souper : neuf heures du soir, avec 3 ou 4 onces (93 à 124 grammes) de viande ou de poisson, comme à dîner, un verre ou deux de vin rouge ou de xérès coupé avec de l'eau : en tout 4 onces (124 grammes) de nourriture solide et 7 onces (217 grammes) de liquide.

« A l'heure du coucher, au besoin, un grog de genièvre, de whisky ou d'eau-de-vie sans sucre ou un verre ou deux de vin rouge ou de xérès. »

Comme vous le voyez, Harvey suivait la méthode de Dancel, en y ajoutant cependant une diminution considérable dans l'alimentation. Il ne donnait que 170 grammes de matières albuminoïdes, 10 grammes de matières grasses et 80 grammes de matières hydrocarbonées, tandis que Dancel, au contraire, permettait au malade de manger à son appétit les aliments qui ne lui étaient pas défendus.

(1) *A letter on corpulence addressed to the public*, by William Banting, fourth edition, London, 1874, p. 8, 11.

Régime
d'Ebstein.

De l'Angleterre la méthode passe ensuite en Allemagne, où elle se perfectionne, et nous voyons Ebstein (1) modifier dans un sens nouveau la méthode de Dancel et de Banting. Frappé de ce fait que les substances grasses sont difficilement assimilées, que, d'autre part, elles calment la faim et diminuent la soif, il les permit aux obèses. Cela ne veut pas dire, comme il le dit avec juste raison dans son travail, qu'il traite l'obésité par la graisse, mais il restitue simplement à la graisse les droits qui lui reviennent à titre d'aliment.

Voici la base du régime suivi par Ebstein, régime qui a amené chez un homme de quarante-quatre ans une diminution très notable dans son obésité. Il accorde trois repas, le déjeuner, le dîner et le souper. Le déjeuner a lieu à sept heures et demie en hiver et à six heures en été ; il doit se composer d'une grande tasse de thé de 250 centimètres cubes, sans lait ni beurre, et de 50 grammes de pain blanc fortement grillé, chargé de beurre. Le dîner est le repas le plus important ; il a lieu à deux heures ; il se compose d'une soupe à la moelle de bœuf, de 120 grammes de viande grasse, associée avec une sauce grasse ; de légumes en quantité modérée ; Ebstein défend les féculents et les légumes contenant du sucre. Comme boisson, deux à trois verres de vin blanc léger, et après le repas, une grande tasse de thé noir sans lait ni sucre. Le souper a lieu à sept heures et demie ; il se compose d'une grande tasse de thé sans sucre ni lait, d'un œuf ou d'un rôti garni de graisse, avec 30 grammes de pain recouvert de beaucoup de beurre.

Régime
de Demuth.

Demuth (2) a repoussé en partie la pratique d'Ebstein et il est revenu au régime de Dancel, c'est-à-dire qu'il insiste surtout sur la défense absolue des aliments hydrocarbonés dans l'alimentation de l'obèse ; son régime se résume ainsi, d'après W. Schleicher (3) : point de diminution des matières azotées, point de diminution de la graisse au-dessous de la ration physiologique minima de 50 grammes, mais réduction la plus grande mais non illimitée des hydrocarbures.

OErtel a établi une diététique de l'obésité qui a joui et jouit

---

(1) Ebstein, *l'Obésité et son traitement*, trad. de Culmann, 1883.

(2) Demuth, *Zur Kur der Fettleibtheit. (Bair arztl. intelligensblatt,* 1881).

(3) W. Schleicher, *l'Obésité et son traitement (Annales de la Société de médecine d'Anvers,* juillet et août 1885, p. 355).

encore d'une grande vogue en Allemagne. Elle s'adresse aux obèses atteints de troubles circulatoires. Œrtel insiste surtout sur le régime alimentaire et sur les exercices. Ces derniers consistent en des ascensions graduées aux forces du malade. Quant au régime alimentaire, voici quel serait le menu d'Œrtel d'après Mass (1) :

Au matin : 150 grammes de thé ou café avec un peu de lait; 75 grammes de pain.

A midi : 100 à 200 grammes de bouilli ou de rosbif, de veau, de gibier ou de volaille peu grasse; salade et légume léger *ad libitum;* des poissons préparés sans trop de graisse; 25 grammes de pain, quelquefois des farineux jusqu'à 100 grammes au maximum. Comme dessert, 100 à 200 grammes de fruits, surtout des fruits frais, quelquefois un peu de confitures. Pas de boisson du tout. Dans la saison chaude et à défaut de fruit, de 17 à 25 centilitres de vin léger.

Dans l'après-dîner : une tasse de café ou de thé comme au déjeuner, avec tout au plus 17 centilitres d'eau, exceptionnellement 25 grammes de pain.

Comme souper : un ou deux œufs à la coque, 150 grammes de viande, 25 grammes de pain, un peu de fromage, de la salade ou des fruits. Comme boisson, 17 à 25 centilitres de vin, coupé avec un huitième d'eau.

Ceux qui ont souffert de l'obésité sans avoir présenté des symptômes morbides du côté de la circulation peuvent prendre plus de liquides; par exemple, à midi, un ou deux verres de vin ; le soir, une demi-bouteille de vin et un quart de litre d'eau.

Schwenninger, en appliquant la méthode d'Œrtel au fils du grand Chancelier, lui donna un grand retentissement; mais, tout en adoptant comme base les préceptes de Dancel, il modifia considérablement la méthode par la suppression absolue des boissons aux repas. Le malade ne doit boire que deux heures après le repas; mais alors il peut le faire abondamment. Cette exclusion des boissons aux repas ne serait pas cependant absolue, car, d'après Schleicher, voici quel serait le régime type que Schwenninger aurait prescrit avec succès à un malade d'Anvers :

Sept heures du matin : une côtelette de mouton ou de veau,

Régime
de Œrtel.

Régime de
Schwenninger

_____

(1) Mass, *Die Schwenninger-Kur*, 6ᵉ édition, 1885.

ou un morceau de sole, grand comme la paume de la main, avec une même quantité de pain sans beurre.

Huit heures : une tasse de thé avec sucre.

Dix heures et demie : un demi petit pain fourré de viande ou de saucisse.

Midi : pas de potages, ni de pommes de terre. Deux verres de vin blanc, légumes verts, viande, œufs, fromage, orange.

Quatre heures du soir : thé avec sucre.

Sept heures : petit pain avec fromage.

Neuf heures : viande froide, œufs, salade, etc., *ad libitum* deux verres de vin et même plus.

Dans deux importantes communications faites l'année dernière à l'Académie de médecine, le professeur G. Sée (1) a repris de nouveau cette question du traitement physiologique de l'obésité, et, comme OErtel, il s'efforce de distinguer les obèses des individus atteints de transformation graisseuse du cœur.

Régime de G. Sée.

Le professeur Sée, tout en admettant la réduction des graisses et surtout des féculents dans le régime des obèses, se sépare de tous les auteurs précédents en ce qu'il autorise les boissons, et en particulier les boissons aromatiques, telles que le café et le thé. Il considère, en effet, l'eau comme un dénutritif, et pense que cette eau est favorable aux combustions de l'économie. Aussi, voici comment il résume le traitement de l'obésité :

« 1° Le régime physiologique comprend 120 à 130 grammes de principes azotés, provenant de 250 à 300 grammes de chair musculaire ou d'albuminates, de 100 à 120 grammes de graisses neutres, plus 250 grammes d'hydrocarbures fournis par 300 à 400 grammes de fécule ou de sucre ; ces proportions doivent être modifiées de façon que les substances musculo-albumineuses ne dépassent pas sensiblement la ration normale, car la viande en excès, en se dédoublant, formerait elle-même la graisse ; les corps gras faciles à digérer peuvent sans inconvénient être utilisés à la dose de 60 à 90 grammes ; les hydrocarbures seront réduits au minimum ; quant aux aliments herbacés, ils ne contiennent rien de nutritif.

« 2° Les boissons, loin d'être supprimées, seront augmentées

(1) Germain Sée, *Traitement physiologique de l'obésité et des transformations graisseuses du cœur* (Académie de médecine, séance du 29 septembre et du 6 octobre 1885).

pour faciliter la digestion stomacale et activer la nutrition générale ; mais il faut supprimer les liquides alcooliques, la bière surtout, ainsi que les eaux minérales, comme usage habituel. Elles seront toutes remplacées par des liquides caféiques, et surtout par les infusions (chaudes autant que possible) de thé.

« 3° Les exercices musculaires, quels qu'ils soient, s'imposent à l'obèse ; je fais abstraction de l'équitation, qui n'est qu'un exercice passif.

« 4° Les sudations, les bains de vapeur, les bains chauds, et surtout l'hydrothérapie, peuvent présenter quelques avantages.

« 5° Parmi les médications, les plus utiles sont les iodures à très petites doses ; les eaux chlorurées sodiques, qui n'agissent que temporairement. Les eaux et les préparations alcalines, si puissantes surtout contre les diabétiques gras, n'ont pas d'action précise dans l'obésité vulgaire. Toute autre médication est au moins inutile. »

Enfin, dans une communication faite à la Société des hôpitaux, mon collègue A. Robin s'est efforcé de fixer les règles qui devaient diriger le régime des boissons chez les obèses. Vous venez de voir, en effet, combien sont grandes les divergences à cet égard. Tandis que presque tous les médecins qui se sont occupés de cette question de l'obésité ont suivi l'exemple de Dancel, et ont réduit jusqu'au minimum l'eau que l'on prend aux repas, jusqu'à la proscrire entièrement, comme le fait Schwenninger, d'autres, comme le professeur G. Sée, conseillent les boissons.

A. Robin, après avoir vérifié sur lui-même les expériences de Genth et avoir constaté l'augmentation de l'urée sous l'influence de l'accroissement des boissons, divise les obèses en deux catégories : ceux par excès et ceux par défaut, et cela en se basant sur la quantité d'urée sécrétée journellement. Si le chiffre dépasse la moyenne, l'obésité sera *par excès ;* s'il est au-dessous, l'obésité sera dite *par défaut.*

Dans le cas où le chiffre d'urée sera moyen, on se guidera sur ce que A. Robin appelle le *coefficient d'oxydation*, qui est le rapport qui existe entre les matériaux solides de l'urine et l'urée. Si ce coefficient est plus élevé que la normale, l'obésité rentrera dans le groupe de celles produites par excès ; elle sera considérée par défaut, si cette proportion est plus faible que la normale.

Dans tous les cas où il y aura obésité par excès, l'on doit

permettre les boissons et même en augmenter la dose; dans tous les cas, au contraire, où il s'agit d'obésité par défaut, on doit les restreindre. A l'appui de cette manière de voir, A. Robin (1) a cité plusieurs observations intéressantes où l'application de ces données a amené une diminution notable du poids. Mais il faut noter que tous ces malades, obèses par excès ou obèses par défaut, étaient soumis à un régime alimentaire insuffisant, qui consistait à leur donner de 300 à 400 grammes de viande, 100 grammes de légumes verts, et de 100 à 150 grammes de pain.

Des régimes de réductions dans l'obésité.

Une fois toutes ces données acquises, nous pourrons examiner l'ensemble de tous ces régimes. Constatons tout d'abord ce point capital et dominant, c'est que, quelle que soit la méthode adoptée, le régime des obèses est toujours un régime insuffisant. Jetez un coup d'œil sur le tableau suivant, que j'emprunte à la communication de C. Paul, et comparez-le au régime normal, dont nous venons d'établir les bases, et vous verrez cette conclusion s'imposer à vos yeux.

RÉGIME MOYEN DES OBÈSES.

	Matières albuminoïdes.	Matières grasses.	Matières hydrocarbonées.
Voit	118	40	150
Harvey	170	10	80
Ebstein	100	85	50
OErtel	155-179	25-40	70-110
Ration normale	124	55	435

Cette ration insuffisante fait que chez l'obèse il y a toujours de l'autophagisme; c'est cet autophagisme qui amène la réduction de l'obésité, et lorsque l'on examine attentivement chacun de ces régimes, on voit que par des artifices variables ils arrivent tous au même but : réduire la ration journalière.

Si Ebstein conseille les graisses, c'est parce qu'elles diminuent la sensation de faim, et que par le dégoût qu'elles produisent, comme l'avait dit Hippocrate, elles empêchent l'obèse de trop manger. Si Dancel repousse les sauces et tous les condiments, c'est que les mets bien préparés excitent le désir de manger. Si

(1) A. Robin, *De l'influence des boissons sur la nutrition et dans le traitement de l'obésité* (*Bull. et Mém. de la Société médicale des hôpitaux*, séance du 21 janvier 1886, p. 21).

d'autres, comme Bouchard, ordonnent un régime exclusif d'œufs et de lait, c'est parce que l'uniformité même du régime amène une certaine fatigue et un certain dégoût. Si Schwenninger défend de boire aux repas, c'est parce qu'il sait bien qu'il est difficile de manger sans prendre de boisson.

En un mot, il s'agit, par des moyens usuels, de diminuer l'alimentation de l'obèse, et surtout d'abaisser à son minimum les quantités d'aliments féculents et hydrocarburés qu'il doit prendre. C'est à vous, messieurs, de choisir le régime qui vous paraîtra le plus applicable aux différents cas que vous avez à soigner.

Les obèses, en effet, se divisent en deux groupes : les uns sont forts et vigoureux, grands mangeurs ; les autres, au contraire, sont faibles et débiles, à chair molle et flasque. Il est impossible d'attribuer le même régime alimentaire à ces deux groupes, et, dans son excellent article sur le régime dans les maladies, Smith (1) a insisté depuis bien des années sur ce point. Les premiers pourront subir toutes les rigueurs du traitement de la réduction ; les autres, au contraire, n'en obtiendront que de tristes effets. Il faudra donc, comme vous le voyez, approprier votre régime alimentaire aux différents cas.

Pour les boissons, vous pourrez vous guider sur les indications fournies par A. Robin ; mais, si vous pouvez modifier, selon les circonstances, la quantité d'eau ingérée journellement, vous devez proscrire entièrement les alcools, et le plus souvent ne donner que de l'eau ; c'est là l'opinion de notre excellent ami et collègue Saint-Germain (2), qui a montré, par une expérience faite sur lui-même, l'heureuse influence du régime et de l'exercice dans le traitement de l'obésité. Saint-Germain ne veut ni pain ni vin.

Les exercices, bien entendu, doivent marcher de pair avec la diminution de l'alimentation. Ici, l'accord est unanime ; manger peu et fatiguer beaucoup, ce sont là les points essentiels du traitement hygiénique. Quand je m'occuperai de la gymnastique, du massage, des sudations, de l'hydrothérapie, je vous montrerai les heureux effets de ces agents dans la cure de la polysarcie ; parmi ses exercices, j'insiste surtout sur celui du *mur*.

(1) Smith, *Du régime dans le traitement des maladies* (the Lancet, 14, 21 mai 1864 ; *Bull. de thér.*, 1864, t. LXVI, p. 481).

(2) Saint-Germain, *Chirurgie orthopédique*, Paris, 1883, troisième leçon : *l'Obésité et son traitement*, p. 40.

Cet exercice consiste à appliquer aussi exactement que possible toute la partie postérieure du corps sur une surface verticale de manière à bien mettre en contact les deux parties, puis le malade élève ses bras au-dessus de sa tête en les maintenant étendus et en leur faisant décrire une demi-circonférence d'avant en arrière. Cet exercice développe d'une façon toute spéciale les muscles abdominaux et permet de maintenir d'une façon plus rigide les parois abdominales.

Traitement pharmaceutique.

Enfin, il existe un traitement médical de la polysarcie, et l'on a vanté les acides, le vinaigre en particulier, le *Fucus vesiculosus*, l'iode et les iodures. Tous ces moyens n'occupent qu'un rang très secondaire dans le traitement de l'obésité ; mais il n'en est pas de même des purgatifs et des alcalins.

Les purgatifs, quels qu'ils soient, et en particulier les eaux purgatives et les purgatifs drastiques, sont tous applicables au traitement de l'obésité. En effet, chez l'obèse, le développement de l'intestin joue un certain rôle, et par ces purgatifs non seulement on fait une saignée blanche à l'individu, mais on diminue le tympanisme intestinal.

Quant aux eaux alcalines, elles ont une réelle influence sur la cure de l'obésité, surtout lorsqu'elles sont légèrement purgatives. Des cures de réduction et d'émaciation se pratiquent à Driburg, à Ems, à Kissingen, et surtout à Carlsbad et à Marienbad. Notons que dans toutes ces stations, outre l'administration des eaux et un régime alimentaire rigoureux, joint à des exercices prolongés, les médecins font prendre à leurs malades des pilules ou des poudres de réduction qui sont toutes composées de purgatifs drastiques.

En France, Phlibert (1), qui avait pu juger sur lui-même les bons effets de la cure de réduction de Marienbad, a établi à Brides, en Savoie, un ensemble de médications analogue à celles qui sont suivies en Allemagne.

Résumé du traitement.

En résumé, voici comment je procède : Je commence par examiner avec grand soin le malade qui réclame mes soins pour la cure de l'obésité ; je constate s'il n'existe pas chez lui aucun vice organique qui explique ou complique cette obésité, car, comme l'a fort bien fait remarquer Bouchard, dans un très

---

(1) Phlibert, *Du traitement de l'obésité et de la polysarcie* (Thèse de Paris, 1874, n° 345).

grand nombre de cas, la polysarcie constitue une maladie secondaire. J'examine avec une grande attention le cœur et la circulation ; la dégénérescence graisseuse du cœur est, en effet, une
complication qu'on retrouve souvent chez les obèses, et cette
dégénérescence doit modifier dans une certaine mesure la rigueur de nos prescriptions. Une fois tous ces points acquis et
après avoir vérifié l'intégrité des organes, je prescris le régime
suivant :

Pour les boissons, ou le malade boit à ses repas, ou il s'en-
gage à ne prendre aucune boisson pendant ces mêmes repas.
Dans le premier cas, je limite la quantité de liquide à un verre
et demi, c'est-à-dire à 300 grammes. Cette boisson se composera
de vin rouge ou blanc coupé avec une eau alcaline (eau de Vals,
eau de Vichy). Dans le second cas, le malade peut boire plus
abondamment, mais comme le veut Schwenninger, deux heures
après avoir mangé ; la boisson se compose alors de thé léger
sans sucre. Je proscris absolument les vins liquoreux, les liqueurs et les eaux-de-vie et la bière. J'autorise dans certains cas
le malade à prendre un peu de café noir à la fin du déjeuner.

Pour les aliments, je repousse les aliments trop aqueux, tels
que la soupe, j'autorise les œufs, le poisson, les viandes, les
légumes verts et les fruits, mais je réduis à leur minimum les
féculents.

Pour le pain, j'ordonne surtout un pain léger et dont la croûte
forme la plus grande partie, de manière à avoir un pain volumi-
neux sous un poids réel très léger, la forme de pain dont je veux
parler constitue ce pain en flûte que l'on décrit sous le nom de
flûte de Peters. Défense absolue de la pâtisserie.

J'exige que le malade pèse avec grand soin tous ses aliments
et qu'il se tienne rigoureusement dans les poids que je vais fixer.

Premier déjeuner, à huit heures : 25 grammes de pain ;
50 grammes de viande froide (jambon ou autre) ; 200 grammes
de thé léger sans sucre. Deuxième déjeuner, à midi : 50 grammes
de pain ; 100 grammes de viande ou de ragoût ou deux œufs
(l'œuf privé de sa coque pèse 45 à 50 grammes) ; 100 grammes
de légumes verts ; 15 grammes de fromage ; fruits à discrétion.

Dîner, à 7 heures : pas de soupe ; 50 grammes de pain ;
100 grammes de viande ou de ragoût ; 100 grammes de légumes verts ; salade ; 15 grammes de fromage ; fruits à discrétion.

Je joins à ce traitement l'emploi des purgatifs, soit sous forme d'eaux purgatives, soit sous forme de pilules ou de poudre laxative. J'ordonne les exercices corporels appropriés au sujet, et enfin je fais pratiquer le massage.

Résultats du traitement. J'ai obtenu par ce régime des résultats fort remarquables ; il y a peu de temps encore, je voyais avec le docteur Franco, à Ivry, un homme de trente-cinq ans, de petite taille, et pesant 125 kilogrammes. Ce malade était arrivé à un tel développement d'obésité que cet état paraissait incompatible avec la vie, il était pris d'une torpeur que rien ne pouvait vaincre ; toutes les fonctions de l'économie paraissaient être entravées et l'asphyxie était imminente ; aujourd'hui cet homme, en suivant son régime, a perdu en trois mois 30 kilogrammes de son poids et il perd encore chaque semaine quelques livres. Vous trouverez ce fait intéressant signalé dans tous ses détails avec plusieurs autres puisés dans ma pratique, dans la thèse que mon élève, le docteur Geoffroy (1), a consacré à cette étude du traitement de l'obésité. Est-on toujours aussi heureux ?

Malheureusement non. L'âge, en effet, joue un rôle considérable dans le pronostic du traitement, et autant vous pouvez promettre une cure pour ainsi dire complète aux malades qui ne dépassent pas trente ans, autant vos efforts seront infructueux lorsque vous approcherez de l'âge de quarante-cinq à cinquante ans. Les résultats du traitement dépendent aussi de la cause de l'obésité, maladie le plus souvent secondaire, la pathogénie de l'obésité n'est pas unique, et par cela même elle résiste plus ou moins au traitement dirigé contre elle. L'état d'intégrité des organes a un grand rôle dans le pronostic, et lorsque par exemple il y a dégénérescence du cœur, vous ne pouvez rien tenter, car ce traitement de réduction est un traitement d'inanition, et son plus sérieux inconvénient est d'affaiblir le cœur, de telle sorte qu'un obèse à cœur gras doit rester obèse plutôt que de se soumettre à un traitement qui doit abréger ses jours. Enfin le résultat du traitement dépend surtout de la volonté que le malade mettra à suivre ces prescriptions.

N'oubliez jamais, en effet, que dans un pareil traitement il ne suffit pas d'ordonner des règles précises et rigoureuses ; il faut qu'elles soient exécutées, et toute votre autorité sera sou-

(1) Geoffroy, *Du traitement de l'obésité* (Thèse de Paris, 1886).

vent nécessaire pour maintenir près des malades la rigueur de vos ordonnances. L'obèse, en effet, malgré son grand désir de maigrir, se fatigue facilement du régime auquel vous le condamnez, et, dès qu'il aura obtenu une légère amélioration, il abandonnera vos prescriptions ; il reprendra son régime habituel, et, en peu de jours, tous vos efforts, si chèrement achetés, seront perdus.

Telles sont, messieurs, les indications que je tenais à vous fournir sur le traitement de l'obésité. Dans la prochaine leçon, nous étudierons un sujet qui est l'opposé du régime insuffisant, je veux parler du régime surabondant.

NEUVIÈME CONFÉRENCE

DU RÉGIME SURABONDANT ET DE LA SURALIMENTATION.

Messieurs,

Dans la conférence précédente, nous nous sommes occupés du régime alimentaire insuffisant et de ses conséquences, et nous avons appliqué ce régime insuffisant au traitement de l'obésité. Aujourd'hui, je me propose de vous présenter la face inverse de ce tableau, c'est-à-dire les effets du régime surabondant et les conséquences que l'on peut en tirer au point de vue de l'hygiène thérapeutique.

Le régime surabondant peut porter sur les différents aliments dont je vous ai entretenus et tantôt ce seront les aliments azotés, tantôt les aliments amylacés, tantôt les matières grasses, tantôt enfin les boissons, qui seront pris en trop grande quantité, constituant ainsi des régimes surabondants spéciaux. Je consacrerai surtout cette leçon au régime azoté surabondant, à ses applications à la thérapeutique et je terminerai par des considérations générales sur la transformation des matières azotées dans l'économie.

Des régimes surabondants.

La suralimentation a été appliquée à la cure de certains états pathologiques, d'abord à la maigreur, puis au traitement des affections consomptives. L'engraissement chez l'homme est soumis aux mêmes lois que celles qui ont été fixées par la zootechnie. Pour pratiquer chez les animaux l'engraissement intensif, trois conditions sont nécessaires, la race d'animaux, la stabulation, et enfin une alimentation spéciale. Ces trois conditions sont-elles applicables à l'homme ? Oui, dans une mesure très restreinte.

Traitement de la maigreur.

De même qu'il existe des espèces ou des variétés d'animaux qui s'engraissent plus ou moins difficilement, il existe aussi

Variétés de la maigreur.

des espèces humaines ou des variétés individuelles qui se montrent plus ou moins résistantes à l'engraissement. Nous connaissons tous des hommes très obèses qui mangent très peu, tandis qu'au contraire il en est de très maigres qui s'alimentent d'une façon exagérée, et ici, comme pour l'obésité, l'hérédité joue un rôle spécial. Il y aura donc des individus qui ne pourront jamais engraisser, ou qui ne le feront que dans une mesure très restreinte.

Mais ce qui vient rendre difficiles les applications des lois de la zootechnie à l'homme, c'est que, comme je vous l'ai dit dans ma conférence sur la ration humaine, le travail intellectuel est une cause de dénutrition plus grande même que celle produite par le travail musculaire. Il en résulte donc que si nous pouvons condamner l'homme à un repos forcé analogue à la stabulation des animaux, nous ne pourrons pas cependant empêcher son cerveau de fonctionner, et par cela même nous ne pouvons nous opposer à l'activité de ces combustions ; le travail cérébral détruit ici les effets du repos physique. Je ne puis donc accepter la maxime générale posée par Brillat-Savarin : « Tout ce qui mange peut engraisser pourvu que les aliments soient bien et convenablement choisis (1). »

D'ailleurs la pathogénie de la maigreur est des plus complexes ; Gubler (2) distinguait à cet égard trois grandes variétés de maigreur. La première résultait de l'insuffisance de l'alimentation, c'était la maigreur famélique, la seconde de l'usure excessive des tissus par les combustions exagérées de l'économie, c'était la maigreur consomptive, enfin le troisième résultait d'une disposition héréditaire, c'était la maigreur constitutionnelle. On comprend facilement que les résultats thérapeutiques que vous obtiendrez dépendent de la cause même de la maigreur, aussi votre premier soin doit-il être de bien établir, dans les cas que vous aurez à traiter, les causes de l'amaigrissement.

Traitement pharmaceutique.

Le traitement de la maigreur comprend comme celui de l'obésité un traitement pharmaceutique et un traitement hygiénique. Je vous dirai peu de chose du traitement pharmaceutique. On a signalé bien des remèdes ; on a soutenu que le mercure, le

(1) Brillat-Savarin, *Physiologie du goût*, méditation XXIII. De la maigreur.

(2) *Leçons* de Gubler ; Sédam Worthington, *De l'obésité*, Paris, 1878, p. 226.

cuivre, jouissaient de propriétés eutrophiantes. Wyman a prétendu que le *fusel-oil* (huile de grain contenant de l'alcool amylique) avait la propriété d'engraisser les sujets à la dose de 5 à 10 gouttes. Aucun de ces faits n'est démontré, et il n'y a qu'un seul médicament qui, a cet égard, ait fait ses preuves, c'est l'arsenic. L'usage populaire qu'en font les habitants de la basse Autriche, de la Styrie, de la Carinthie, est bien en rapport avec les effets physiologiques des préparations arsénicales qui stimulent la nutrition en général et augmentent l'appétit. Dans ce traitement comme dans celui de l'obésité c'est l'hygiène qui joue ici le rôle le plus important; cette hygiène comprend deux parties, les exercices et l'alimentation.

Pour les exercices, sans parler ici de l'étrange procédé vanté par Meibomius, qui veut que la flagellation soit un procédé d'engraissement parce qu'elle produit, dit-il, le gonflement de la chair et y amène les sucs nutritifs, il faut reconnaître que c'est surtout leur exclusion qui est une condition favorable à l'engraissement. Si dans certains pays, comme la Turquie, par exemple, les femmes prennent de bonne heure un notable degré d'embonpoint, elles le doivent surtout à la réclusion à laquelle elles sont condamnées. *Exercices.*

C'est l'alimentation qui en somme constitue la part la plus importante dans la cure de la maigreur et votre rôle consistera à ordonner les aliments les plus riches en graisse et en hydrocarbures. Vous placerez en première ligne les huiles de morue, puis vous ordonnerez les aliments les plus riches en graisse et en hydrocarbures en vous guidant sur les tableaux empruntés à de Nédats, que je vous ai déjà donnés, où les aliments sont classés selon leur richesse en amidon ou en matières grasses, tableaux que je mets de nouveau sous vos yeux. *Hygiène alimentaire.*

TABLEAU DES SUBSTANCES FÉCULENTES.

Riz	74,10	pour 100.
Maïs	65,90	—
Farine de blé	63,00	—
Grain de blé	59,60	—
Farine de seigle	59,84	—
Millet	57,90	—
Sarrasin	50,00	—
Pain de froment	42,70	—
Farine d'avoine	39,10	—

Pois........................... 37,00 pour 100.
Pain de seigle................. 36,25 —
Haricots....................... 36,00 —
Topinambours................... 16,60 —
Pommes de terre................ 15,50 —

TABLEAU DES SUBSTANCES GRASSES.

Beurre......................... 91,00 pour 100.
Lard frais..................... 66,80 —
Porc........................... 50,00 —
Mouton......................... 40,00 —
Bœuf cuit...... .... 44,79 —
Bœuf cru....................... 30,00 —
Jaune d'œuf.................... 30,70 —
Crème.......................... 26,00 · -
Fromage de Neuchâtel........... 41,00 —
Roquefort...................... 30,14 —
Hollande....................... 27,50 —
Chester........................ 26,30 —
Brie........................... 25,70 —
Gruyère........................ 24,00 —
Danemark....................... 27,50 —
Parmesan....................... 16,00 —
Anguille....................... 13,80 —
Hareng salé.................... 12,70 —
Œuf............................ 12,50 —

A l'inverse de ce que vous avez fait pour le traitement de l'obésité, vous ordonnerez des potages très liquides ; vous ferez prendre une grande quantité d'eau aux repas, de manière à favoriser le développement des intestins, et par cela même celui du ventre. Mais, je le répète, malgré tous les soins que vous mettrez à diriger ce traitement de la maigreur, vous échouerez bien souvent, et je vous ai signalé plus haut les causes de ces échecs.

Du gavage. En zootechnie, outre les préceptes sur l'engraissement des animaux, que je vous ai donnés, on applique aussi des méthodes artificielles, surtout à l'engraissement des volailles ; c'est ce que l'on décrit sous le nom de *gavage*. Pour gaver ces volailles, on emploie plusieurs méthodes : tantôt c'est avec la bouche que l'individu embecquette ces volailles, tantôt on se sert d'un entonnoir, tantôt encore on utilise des appareils plus perfectionnés, comme la gaveuse Martin ou, avec un tube en caoutchouc communiquant avec un réservoir spécial, on projette, dans l'œsophage de la volaille, une pâtée alimentaire.

Ces procédés de gavage, nous les avons aussi appliqués à l'homme, et cela dans deux circonstances : lorsque les individus refusent de manger, c'est alors l'*alimentation forcée*, ou bien lorsque l'estomac repousse les aliments qu'on lui donne par la bouche, c'est le *gavage* proprement dit. Dans le premier cas, on applique cette alimentation forcée aux déments qui sont atteints de cette vésanie cérébrale qui consiste à se croire morts, ou à soutenir qu'ils n'ont pas de bouche, ou pas d'estomac, ou pas d'intestin.

Pour pratiquer cette alimentation forcée, on a conseillé plusieurs appareils ayant pour but d'empêcher l'individu de couper avec les dents la sonde œsophagienne que l'on introduit par la bouche ; mais le procédé plus simple, c'est de faire pénétrer par les fosses nasales une sonde de petit calibre, et d'introduire par cette sonde un mélange semi-liquide de lait, de poudre de viande et de vin. Les poudres de viande nous ont ici rendu de grands services, car leur état de cohésion nous a permis d'en faire des mélanges très liquides, qui passent par des tubes d'un calibre relativement restreint. Vous trouverez dans les annales de l'aliénation mentale un très grand nombre d'observations où, grâce à cette alimentation forcée, on a pu faire vivre pendant des années des déments mélancoliques, et même les guérir. *Alimentation forcée.*

Le gavage proprement dit s'applique aux cas où l'estomac, intolérant, repousse les aliments qu'on veut lui administrer. Depuis les travaux de Debove, et depuis mes propres recherches, nous avons montré, à maintes reprises, que, dans bien des circonstances, tandis que les aliments introduits par la bouche étaient rejetés par les vomissements, il n'en était pas de même de ceux que l'on amenait directement dans l'estomac. Dans les vomissements de la tuberculose, dans ceux qui surviennent dans la grossesse, dans ceux qui ont une origine nerveuse, on a pu alimenter les malades en les gavant, c'est-à-dire en introduisant avec un tube Debove le mélange alimentaire dans l'estomac. Vous savez que, dans ces circonstances, il n'est pas nécessaire de faire pénétrer le tube jusque dans le ventricule stomacal, et qu'il vous suffira de l'introduire dans la moitié supérieure de l'œsophage. Aujourd'hui, grâce à la cocaïne, cette pénétration se fait avec une extrême facilité. *Gavage proprement dit*

J'avais imaginé autrefois une gaveuse, dont je me suis beaucoup servi. Mais depuis que Galante a, sous les inspirations de Debove, modifié le siphon stomacal et l'a rendu rigide, tout en lui conservant son élasticité, j'ai abandonné ma gaveuse, et je me sers de tubes Debove de petit calibre. Il ne faut employer, bien entendu, ce gavage que dans les cas ou de vomissements ou de perte absolue de l'appétit.

Quand le malade peut manger, et y met une certaine volonté, vous pouvez recourir à la suralimentation, sans employer le gavage. Au début des recherches de Debove et des miennes, les mélanges avec les poudres de viande n'étaient pas aussi perfectionnés qu'ils le sont aujourd'hui, aussi employions-nous à cette fin soit les gaveuses, soit le tube pour pratiquer la suralimentation. Aujourd'hui, sauf les cas spéciaux que je viens de vous énumérer, vous pouvez administrer directement la poudre de viande à vos malades. Je dis poudres de viande, parce que c'est grâce à elles et à leur valeur nutritive sous un petit volume que nous pouvons pratiquer cette suralimentation. Les mélanges les plus utilisés sont les suivants :

Vous pouvez employer les mélanges de farine de lentilles et de poudre de viande sous forme de potage. Mais ce qui est de beaucoup préférable, c'est le mélange de cette poudre avec le chocolat, ou bien avec les liqueurs, constituant le mélange que l'on dénomme sous le nom de *grog à la poudre de viande*. Je vous ai déjà donné à propos des aliments azotés la formule de ces grogs ; je vous la répète : dans un bol, vous mettez deux cuillerées à bouche de poudre de viande, puis trois cuillerées à soupe de sirop de punch, et enfin la quantité de lait nécessaire pour faire du tout un mélange très liquide. Quant à la quantité de poudre de viande, vous l'élevez progressivement de 100 grammes par jour jusqu'à 200, 300, 400 grammes, que vous divisez en deux ou trois doses dans la journée.

De la suralimentation dans la tuberculose. Vous connaissez tous les résultats remarquables que l'on obtient avec cette suralimentation dans le traitement des maladies consomptives. Vous trouverez ces résultats consignés dans les travaux de Debove et dans ceux de ses élèves Broca et Wims, vous les trouverez aussi dans mes propres recherches, et dans le mémoire publié par mon interne Pennel (1). On obtient

(1) Debove, *Sur le traitement de la phthisie pulmonaire par l'alimentation forcée* (*Bull. de thérap.*, 30 novembre 1881). — Dujardin-Beaumetz,

ainsi l'augmentation de poids, une grande amélioration générale, et, dans quelques cas, rares il est vrai, un arrêt dans la marche de la tuberculose.

Tous ces résultats viennent d'être confirmés en Allemagne, à la clinique de Greifswald, par Peiper (1), qui nous a montré qu'en administrant à des phthisiques une dose de poudre de viande allant progressivement jusqu'à 200 et même 500 grammes par jour, on a pu observer une augmentation de poids allant de 5 à 22 livres chez douze phthisiques sur quatorze mis en expérience. Chez un malade, on ne retrouva même plus de bacilles dans les crachats, et une exploration physique démontra une diminution des lésions locales ; cet homme, en trente-quatre jours, avait augmenté de 17 livres et demie ; c'est là une confirmation complète des résultats auxquels nous étions arrivés en France. La suralimentation chez les phthisiques a donc fait ses preuves, et c'est là une méthode qui, désormais, doit prendre une grande place dans le traitement de la tuberculose.

Maintenant que vous connaissez les applications de la suralimentation à la cure des affections consomptives et en particulier à celle de la phthisie, j'aborde l'étude de l'un des points les plus intéressants de cette alimentation azotée, c'est la transformation de ces aliments dans l'économie et leur élimination à l'état d'urée et d'acide urique. Ces deux corps jouent un rôle si considérable dans la production de certaines affections, la goutte et la gravelle, que je me vois dans la nécessité de vous résumer en quelques mots ce que nous savons sur la nature de l'origine de ces deux corps ; vous verrez que cette étude donnera lieu à des développements fort intéressants.

Des transformations des matières azotées.

L'urée est, comme vous le savez, représentée par la formule atomique suivante : $CO Az^2 H^4$. Elle se retire directement de l'urine ou bien s'obtient par synthèse, et vous connaissez tous à cet égard les beaux travaux de mon regretté maître Würtz, qui

De l'urée.

Sur un nouveau procédé de gavage (*Bull. de thérap.*, 15 juillet 1881 ; *Clinique thérapeutique*, DU GAVAGE, 4º édition, t. I, p. 404). — Broca et Wims, *Recherches sur la suralimentation envisagée surtout dans le traitement de la phthisie pulmonaire* (*Bull. de thérap.*, 1883, t. CV, p. 289). — Pennel, *De l'alimentation chez les phthisiques* (*Bull. de thérap.*, 1882, t. CII, p. 185).

(1) Peiper, *De l'alimentation forcée des phthisiques* (*Deut. Arch. f. Klin. Med.*, 1885, vol. XXXVII).

a obtenu l'urée au moyen du cyanate d'ammoniaque. Béchamps a même soutenu que, par l'oxydation directe des matières albuminoïdes à l'aide du permanganate de potasse, on obtenait de l'urée.

Cette urée constitue la base d'une série de corps, très complexes et très nombreux, à laquelle on a donné le nom de *série urique*. Elle comprend des urées composées et des uréides, et je ne puis mieux faire que de vous renvoyer pour l'étude de cette question à la thèse si complète du regretté Henninger (1).

D'une façon générale, tous les chimistes sont d'accord pour considérer l'urée comme une amide ; ce serait une amide carbonique ou *carbamide*. Je n'ai pas ici à vous rappeler ce que l'on entend en chimie par *amides* ; vous savez que ce sont les sels ammoniacaux qui, en perdant une certaine quantité d'eau, engendrent ces amides. La formule que je mets sous vos yeux montre qu'en retirant au carbonate neutre d'ammoniaque 2 atomes d'eau, on obtient la formule de l'urée.

$$CO\begin{cases}OAzH^4\\OAzH^4\end{cases} - 2H^2O = CO\begin{cases}AzH^2\\AzH^2\end{cases} = COAz^2H^4$$

Carbonate neutre   Eau.   Carbamide ou urée.
d'ammonium.

Cette urée se retrouve dans tous les tissus de l'économie et, par jour, l'homme en sécrète, en moyenne, de 20 à 30 grammes. Nous verrons plus loin les circonstances qui augmentent ou diminuent cette sécrétion.

De l'acide urique.

Comme l'urée, l'acide urique, dont la formule est la suivante, $C^5H^4Az^4O^3$, se trouve à l'état normal dans les urines, mais en quantité beaucoup moins considérable, puisque, en vingt-quatre heures, à l'état normal, l'homme n'en produit que 0,58. Cet acide urique forme avec les bases des sels neutres et des sels acides ; le plus abondant de ces sels dans l'économie, c'est l'urate acide de soude, qui constitue ces dépôts briquetés de l'urine, qui, examinés au microscope, se présentent sous les formes cristallines les plus étranges de poignards, d'épées, etc.

Origine de l'urée et de l'acide urique.

Bien des opinions ont été émises sur l'origine de cette urée et de cet acide urique. La première, celle qui jusque dans ces dernières années était classique, voulait que l'acide urique et l'urée fussent le résultat de l'oxydation des substances albumi-

(1) Henninger, *Des uréides* (thèse de concours, 1878).

noïdes. Lorsque l'oxydation était complète, il y avait formation d'urée ; lorsqu'elle était incomplète, c'était de l'acide urique qui se produisait ; l'urée et l'acide urique étaient, en un mot, les déchets de la combustion organique. On se fondait, pour admettre cette opinion, sur des expériences chimiques et sur des expériences physiologiques. Communauté
d'origine.

Wœhler et Liebig, dans leur beau travail daté de 1838, avaient montré qu'en oxydant l'acide urique, on le transformait successivement en allantoïde, puis en alloxane, puis en urée. D'autre part, Béchamps, en montrant que l'oxydation directe des matières albuminoïdes fournissait de l'urée, avait donné à cette opinion une preuve expérimentale qui paraissait indiscutable.

Les expériences faites sur les hommes et sur les animaux paraissaient absolument confirmer cette manière de voir. En examinant la quantité d'urée et d'acide urique rendue pendant les périodes de repos et les périodes de travail, on montrait qu'il existait entre la quantité d'urée rendue en vingt-quatre heures et celle d'acide urique une proportion inverse, et que, tandis que, pendant la période de repos, la quantité d'urée était faible, celle de l'acide urique était forte ; inversement, à mesure que l'individu se livrait à un travail musculaire, on voyait le chiffre de l'urée augmenter et celui de l'acide urique s'abaisser. Je ne connais rien de plus démonstratif que les chiffres fournis par Ritter (1) et que je mets sous vos yeux. Expériences
physiologiques

	Quantité d'urine.	Azote total.	Ammoniaque.	Urée.	Acide urique.
Repos...............	1,340 gr.	17g,89	0g,48	32g,90	0g,98
4 heures de marche.	1,940	20 ,00	0 ,62	39 ,25	0 ,68
4 jours de marche..	2,120	20 ,30	0 ,59	40 ,30	0 ,62

L'influence du régime dans la production de l'urée et de l'acide urique venait encore à l'appui de cette manière de voir, puisque cette quantité d'urée et d'acide urique augmente proportionnellement à l'alimentation azotée et diminue lorsque l'individu est soumis à un régime végétal ou à l'abstinence.

Pour l'urée, le fait n'est pas douteux ; il en est de même pour l'acide urique. Lehmann, en expérimentant sur lui-même, trouve en vingt-quatre heures les chiffres suivants d'acide urique :

____

(1) Ritter, *Thèse de doctorat ès sciences*, Paris, 1872, n° 333, p. 25.

Régime animal........................ 1ᵍ,47
Régime mixte......................... 1 ,18
Régime végétal....................... 1 ,02

Ranke (1) constate des différences encore plus marquées, et les quantités d'acide urique seraient les suivantes, avec les deux régimes :

Régime animal........................ 0,88
Régime végétal....................... 0,65

Mais, à coup sûr, l'expérience la plus intéressante est celle qu'a faite Boussingault sur des canards alimentés avec différentes substances, et les résultats auxquels il est arrivé :

Sous l'influence de la diète, la quantité d'acide urique rendue
   dans les vingt-quatre heures fut de..................... 0ᵍ,27
Après l'ingestion de boules de terre glaise, elle fut encore de 0 ,27
Sous l'influence d'une alimentation composée seulement de
   gomme, elle se maintint à............................ 0 ,29
Après l'administration de caséum, on trouva............... 10 ,55
Après l'administration de la gélatine..................... 10 ,21
Après une nouvelle dose de gélatine...................... 13 ,21
Sous l'influence d'une alimentation composée de fibrine..... 9 ,10
Sous l'influence d'une alimentation composée de viande..... 18 ,91

Enfin, des expériences directes faites par Frerichs et Wœhler (2) avaient montré qu'en donnant à des chiens de l'acide urique, on augmentait la somme d'urée excrétée, et les recherches de Stokvis, celles de Zabelin et celles de Neubauer étaient absolument confirmatives de celles de Frerichs et de Wœhler.

L'opinion qui voulait donner une origine commune à l'urée et à l'acide urique paraissait absolument démontrée, à ce point qu'elle était devenue classique; elle considérait l'acide urique comme le reliquat incomplètement oxydé d'un corps intermédiaire qui, comme le dit Vundt, doit, dans l'organisme des mammifères, passer, en général, à un degré d'oxydation plus

____

(1) Ranke, *Beob. und Versuch über die Aussch. des Harns.* München, 1868. — Lehmann, *Lehrbuch d. Phys. Chemie,* p. 199.

(2) Zabelin, *Arm. der Chem. und Pharm.,* Bd. LXV, s. 335. — Neubauer, *Ibid.,* supplém. III, s. 326. — Wöhler et Frerichs, *Modifications que diverses substances éprouvent en passant dans l'urine (Journ. für Prakt. Chem.,* 1848, t. LXIV, p. 60).

avancé. Vous allez voir qu'une autre théorie s'est élevée paral- Origines
différentes de
l'urée et de
l'acide urique.
lèlement à celle-ci, qui veut que l'urée et l'acide urique aient
chacun une origine distincte.

Pour l'urée, tout le monde est d'accord pour la considérer
comme le résultat du dédoublement des matières albuminoïdes,
soit que celles-ci soient fournies par l'économie, soit qu'elles
résultent de l'alimentation. Les expériences de Panum, de Hugounencq, celles de Darier, celles plus récentes encore de Quinquaud (1), montrent la relation intime qui existe entre la production de l'urée, d'une part, et le régime azoté de l'autre. Mais
les divergences se produisent lorsque l'on veut pousser plus loin
l'étude de cette formation de l'urée.

Abandonnant la théorie de Liebig et de Wœhler qui voulaient
que l'oxygène produisît la combustion des matériaux albuminoïdes et leur transformation directe en urée, Schultzen et
Nencki (2) ont soutenu que cette urée résultait de modifications
successives apportées aux acides amidés, glycocolle, leucine,
tyrosine. Pour eux, les substances albuminoïdes se comporteraient
dans l'économie de la manière suivante : une portion est détruite
par la digestion, une autre portion, la plus considérable, se dé-
composerait dans les chylifères en corps exempts d'azote et en
acides amidés ; les corps exempts d'azote seraient brûlés et se
transformeraient en acide carbonique et en eau, tandis que les
acides amidés se transformeraient en urée.

Schultzen a entrepris un grand nombre d'expériences sur les
animaux et sur l'homme pour montrer la transformation directe
soit du glycocolle, soit du méthylglycocolle ou sarcosine en
urée. Ces expériences reprises par Küssner, Salkowski, paraissent démonstratives des faits avancés par Schultzen et Nencki.

Knierim a émis, lui, une autre opinion sur l'origine de l'urée,

_____

(1) Panum, *De la courbe de la sécrétion de l'urée et de l'urine pendant
vingt-quatre heures après un repas consistant en une certaine quantité de
viande* (*Nordisk Med. Archiv.*, vol. VI, n° 1874). — Hugounencq, *Expériences nouvelles sur le dosage de l'azote et la production physiologique
de l'urée* (thèse de Montpellier, 1883). — Darier, *Recherches cliniques et
expérimentales sur les variations de l'urée* (*Rev. méd. de la Suisse ro-
mande*, t. III, 65 et 121, février et mars 1883). — Quinquaud, *Oscillations
et formation de l'urée pendant la digestion des aliments azotés* (*Bull. de
la Société de biologie*, 11 octobre 1884).

(1) Schultzen et Nencki, *Die Vorstufen des Harstoffs* (*Zeits. f. Biologie*,
VIII).

il soutient que l'urée provient non pas des acides amidés, mais bien de l'acide aspartique et de l'asparagine.

Les mêmes discussions se renouvellent lorsqu'on veut préciser le lieu où se fait surtout cette transformation. Pour un grand nombre de physiologistes, elle se ferait dans tous les points de l'économie, et partout où existent des échanges moléculaires. Mais cependant on a localisé vers le foie le centre de production de l'urée, et nous voyons en Allemagne Meissner, en Angleterre Parkes et Murchison, en France Brouardel, soutenir cette localisation hépatique de la fonction urogène, opinion qui paraît être confirmée par les récentes expériences de von Schrœder (1), qui, en appliquant le procédé des circulations locales à la solution de ce problème, a montré la production de l'urée par la glande hépatique. J'éloigne, comme non confirmée, une autre hypothèse qui avait été faite et qui voulait que l'urée se fît exclusivement dans le rein, et j'arrive maintenant aux opinions qui ont été émises sur la production de l'acide urique.

Beneke, Voit en Allemagne, Lecorché en France, ont soutenu que l'acide urique ne provenait pas de l'urée, mais, bien au contraire, de la xanthine. Jetez, en effet, un coup d'œil sur les formules suivantes, et vous verrez que l'hypoxanthine ou sarkine, la xanthine et l'acide urique ne diffèrent que par 1 équivalent d'oxygène, et comment on a fait découler alors le dernier de ces corps de l'oxydation des deux premiers.

Hypoxanthine ou sarkine.	$C^5H^4Az^4O$.
Xanthine...............	$C^5H^4Az^4O^2$.
Acide urique...........	$C^5H^4Az^4O^3$.

Quant au point de l'économie où se fait la production de l'acide urique, il y a à cet égard de très nombreuses hypothèses, que je ne ferai ici que vous signaler : c'est ainsi qu'Ebstein a placé ce lieu de production dans la moelle des os, que Chrzonsczewski le met dans le tissu conjonctif, Robin dans le tissu fibreux, Ranke dans la rate, Beneke dans les globules blancs, Zaleski dans le rein, et qu'enfin Meissner et Lecorché le placent dans le foie.

Résumé.   Mais, me direz-vous, quelle est votre opinion, au point de

____

(1) Von Schrœder, *Arch. f. Experim. Path. u. Pharm.*, Bd. XVI, Heft 5 et 6.

(2) Lecorché, *Traité de la goutte*, Paris, 1884, p. 72.

vue de l'origine, commune ou non, de l'urée et de l'acide urique? Je vous répondrai très nettement que je reste classique, et que je considère la vieille doctrine de Wœhler et de Liebig comme la seule vraie et la seule applicable surtout en thérapeutique. Aussi je regarde l'acide urique et l'urée comme ayant une origine commune, résultant de l'oxydation plus ou moins complète des matériaux albuminoïdes de l'économie, et je vous en donnerai des preuves à propos du régime alimentaire de la goutte.

Mais, si je me suis étendu longuement sur ce sujet, c'est pour vous montrer les nombreux travaux qui ont été faits sur ce point et l'importance qu'on attache en chimie biologique à l'étude de cette transformation des matériaux azotés. Je tenais aussi à vous signaler surtout les origines de ces deux corps, urée et acide urique, qui constituent par leur présence en excès dans l'économie la *diathèse urique*, diathèse si commune et si fréquente et qui offre un terrain favorable au développement des accidents goutteux et rhumatismaux. Nous verrons de nombreuses applications des développements dans lesquels je suis entré dans la prochaine leçon où je me propose de vous entretenir du traitement hygiénique de la goutte et de la gravelle.

DIXIÈME CONFÉRENCE

DU RÉGIME ALIMENTAIRE DANS LA GOUTTE ET DANS LES GRAVELLES URINAIRE ET BILIAIRE.

MESSIEURS,

Dans la conférence précédente, j'ai longuement insisté à propos de la suralimentation sur la transformation des aliments azotés dans l'économie et sur les diverses théories qui ont été émises au sujet de l'origine de l'urée et de l'acide urique. Je ne reviendrai pas sur ces points et j'aborde l'étude si intéressante du régime alimentaire dans le traitement de la goutte et de la gravelle, affections qui résultent toutes deux de l'accumulation de cette urée et de cet acide urique dans notre organisme.

Dans cette conférence, faite exclusivement au point de vue de l'hygiène thérapeutique, je ne puis vous exposer en son entier l'histoire de la goutte, et je ne puis entrer dans les nombreuses discussions qui se sont élevées entre les solidistes et les humoristes, au sujet de la pathogénie de cette goutte. Mais je vais m'efforcer de vous résumer en quelques mots les récentes hypothèses qui ont été faites à ce sujet.

Lorsque Garrod fit paraître son traité de la goutte, on fut d'un accord unanime pour le considérer comme donnant l'explication la plus nette des phénomènes observés. Pour Garrod, la goutte résulte de deux éléments pathogéniques : l'uricémie, d'une part, l'imperméabilité du rein, de l'autre.

L'uricémie résulte de l'abondance de l'acide urique dans les différentes humeurs de l'économie, abondance qui provient elle-même soit d'une alimentation trop azotée, soit d'une oxydation insuffisante des matériaux albuminoïdes. Quant à l'imperméabilité du rein, elle empêche la sortie au dehors des déchets de la combustion, et facilite par cela même leur accumulation dans l'économie.

Cette doctrine n'a pas été admise par tous, et aujourd'hui deux opinions, absolument opposées, veulent expliquer la pathogénie de la goutte. Pour les uns, comme Bouchard (1) et Beneke, la goutte résulterait d'un défaut d'élaboration des substances albuminoïdes, et dépendrait de cet état de l'économie auquel ils ont attribué le nom de *nutrition retardante*. Pour les autres, comme Lecorché, ce serait, au contraire, l'exagération dans les fonctions de nutrition qui amènerait la diathèse urique. Deux mots de chacune de ces théories :

Théorie du ralentissement de la nutrition.

Rapprochant l'acide urique des autres acides de l'économie, Bouchard rattache la goutte à la diathèse acide et s'efforce de démontrer que cette diathèse acide dépend d'une destruction trop lente des substances organiques. D'où proviennent ces acides ? Ils proviennent soit de l'alimentation, soit de fermentations vicieuses ou anormales qui se passent dans le tube digestif ; les fermentations vicieuses favorisées surtout par la dilatation de l'estomac. Aussi, Bouchard, logique avec lui-même, fait-il jouer à cette dilatation de l'estomac un rôle prépondérant dans la pathogénie de la goutte.

Une fois formés, ces acides organiques s'éliminent par différents points : la sueur donnera issue aux acides formique, valérique, butyrique ; par l'intestin s'éliminera l'acide cholalique et par les urines les acides urique, hippurique, oxalurique. Mais qu'une circonstance vienne à modifier le jeu de ces différents émonctoires, ces acides s'accumuleront dans l'économie et les accidents goutteux apparaîtront. Tout autre est la théorie défendue par Lecorché (2).

Théorie de l'activité cellulaire.

Adoptant les idées nouvelles qui donnent à la cellule le rôle prépondérant dans cette question de la dissociation des éléments albuminoïdes, idées que je vous ai exposées dans une précédente conférence, Lécorché veut que la goutte résulte d'une dissociation exagérée des matières azotées, due elles-mêmes à une suractivité des cellules organiques ; en un mot l'hypernutrition produirait la goutte.

(1) Bouchard, *Maladies par ralentissement de la nutrition*, 2e édition, 1885, p. 57 et 264.

(2) Lecorché, *Traité théorique et pratique de la goutte*. Paris, 1884, p. 513.

Qu'il s'agisse d'exagération ou de ralentissement dans les fonctions de l'économie ; tout le monde reconnaît cependant que l'augmentation de l'acide urique dans l'économie est la cause essentielle de la goutte, et que son passage à l'état d'acide biurique détermine la production des accès de goutte. Le même accord existe au point de vue de l'influence du régime comme traitement prophylactique et préventif des accès de goutte ; c'est cette hygiène alimentaire qui me reste maintenant à vous fixer.

Dans le traitement prophylactique et curatif de la goutte, on a soutenu l'avantage des régimes exclusifs, et les végétariens se sont efforcés de montrer que, grâce à l'abstinence absolue d'aliments purement azotés, on pourrait faire disparaître la goutte ; mais ce régime exclusif a aussi ses inconvénients, et Sydenham les avait signalés depuis longtemps. Aussi, faut-il donner aux goutteux un régime mixte, et c'est sur la prescription de ce régime que je vais maintenant insister, en me basant surtout sur l'important travail de Bouchardat (1) concernant la cure de ce qu'il a appelé la *polyurique*, c'est-à-dire l'excès de production ou l'insuffisance d'élimination de l'acide urique ou des biurates. Examinons donc l'hygiène alimentaire des goutteux dans ses différents détails : aliments, boissons, heure des repas, exercices.

Pour les aliments azotés, on peut user de toutes les viandes, mais en donnant cependant une prédominance aux viandes blanches sur les aliments trop azotés (gibier à poil ou à plume). Ne pas trop user des œufs, ainsi que des poissons, des mollusques et des crustacés ; ne pas faire usage de fromages trop avancés. Les aliments gras doivent être pris avec ménagement.

Pour les aliments végétaux, les légumes conviennent parfaitement, et doivent entrer pour une grande part dans l'alimentation des goutteux ; insister surtout sur la chicorée, la laitue, les artichauts, les topinambours, les salsifis, les cardons, le céleri, les carottes, les panais, les patates, etc.

Le radis, et en particulier le radis noir, peut être conseillé, ainsi que les salades (laitue, romaine, escarole, chicorée, barbe de capucin, pissenlit, etc.); mais vous devez repousser l'oseille

---

(1) Bouchardat, *Du traitement hygiénique de la polyurique (imminence de gravelle urique ou de goutte)* (*Bull. de thér.*, 1876, t. XCI, p. 49.)

et les épinards, non pas à cause de la quantité d'azote qu'ils contiennent, mais à cause de la quantité d'acide oxalique qu'ils renferment. Pour les légumes nourrissants très azotés, le chou et le chou-fleur, il faut mettre quelque ménagement dans leur usage, de même aussi pour les aliments féculents, haricots, pois, lentilles, fèves, qu'il faut introduire en faible quantité dans l'alimentation des goutteux.

Pour le pain, Bouchardat propose de le remplacer par des pommes de terre, comme on le fait en Angleterre ; c'est là un très sage conseil, dont je démontrerai toute l'importance dans la leçon prochaine, à propos de l'alimentation du diabétique.

Quant aux fruits, ils sont tous favorables, et l'on a insisté surtout sur l'utilité des fraises et du raisin. La cure de raisin est, en effet, très utile pour améliorer l'état de certains podagres.

Quant aux champignons, truffes et autres condiments, il faut les conseiller avec beaucoup de réserve, et j'arrive maintenant à l'important chapitre des boissons chez les goutteux.

Des boissons.   En règle générale, vous devez permettre aux podagres de boire abondamment ; cette grande quantité de liquide ingéré lave le rein et agit comme diurétique. Quant aux liquides à conseiller, on a proposé l'eau, et Martianus considérait même cette eau comme un des spécifiques de la goutte. Je crois, en effet, que l'eau, et en particulier les eaux légèrement alcalines, sont très favorables dans le traitement de la goutte, mais cependant il ne faudrait pas absolument en conclure à la nécessité de proscrire le vin.

Ce qui a amené cette proscription des boissons alcooliques, c'est qu'en effet, prises avec excès, elles sont un des facteurs de la goutte et des accès goutteux, et Sydenham a pu dire « que si la gourmandise et la trop grande quantité de nourriture produisent la goutte, elle est bien plus souvent l'effet des excès de vin ».

Il faudra donc recommander l'usage très modéré du vin, toujours coupé avec des eaux alcalines, et, parmi ces vins, vous conseillerez surtout les vins vieux peu chargés en tannin, comme les bordeaux légers ou les vins blancs peu alcooliques ; mais vous repousserez impitoyablement les vins chargés d'acide carbonique, comme le vin de Champagne ; Scudamore avait signalé, il y a bien des années, l'effet désastreux du vin de Champagne chez les goutteux. Vous repousserez aussi les eaux très

gazeuses, comme l'eau d'Apollinaris et les eaux de Seltz artificielles.

Les bières fortes, telles que le porter, le stout, et la plupart
des bières anglaises qui sont suralcoolisées, doivent être absolument proscrites. Garrod nous a montré qu'en Angleterre, l'usage
prolongé de ces bières produisait, même dans la classe pauvre,
des accidents goutteux.

On a beaucoup discuté sur la valeur du cidre chez les podagres et les graveleux ; Denis Dumont, de Caen, en a vanté
beaucoup l'usage ; Lecorché est beaucoup moins enthousiaste, il
croit, au contraire, que le cidre, dans certains cas, peut être
nuisible.

Pour les cidres, comme pour les bières, il est un facteur qui
doit jouer un rôle considérable dans leur valeur thérapeutique,
c'est leur état de pureté. Comme à notre époque on alcoolise les
bières aussi bien que les cidres et les poirés, on comprend facilement l'effet de pareilles falsifications dans l'alimentation du
goutteux ; et si l'on voit les uns proscrire telle boisson que
d'autres préconisent, cela résulte simplement de l'état plus ou
moins naturel des produits employés. Bien entendu, tout ce qui
est liqueur, eau-de-vie, bitter, apéritifs, vins liquoreux, doit
être rigoureusement proscrit de l'alimentation du podagre.

Reste la question des boissons aromatiques, le café et le thé.
Pour la première de ces boissons, il faut être ménager dans son
emploi et ne le conseiller qu'en infusion très légère ; quant au
thé, il doit être proscrit, je vous montrerai tout à l'heure pourquoi, en vous parlant du traitement de la gravelle, c'est parce
qu'il contient une grande quantité d'acide oxalique.

Enfin il faut que l'heure des repas soit réglée avec soin et		Des repas.
recommander que le goutteux mange lentement et mastique avec
soin ; mais il faut surtout que l'ordonnance de ses repas soit des
plus sobres, et Sydenham signalait ce point en ces termes : « Je
crois aussi qu'on doit se contenter, à chaque repas, d'une seule
sorte de mets, parce que, si l'on mange de plusieurs sortes à
la fois, elles chargent plus l'estomac qu'une seule sorte, alors
même que l'on en mangerait une quantité égale à celle de toutes
les autres réunies. » C'est ce qu'un médecin sceptique traduisait
par cette phrase : « On guérirait la goutte si l'on pouvait guérir
la gourmandise. »

Telles sont les règles bromatologiques applicables aux goutteux ; elles peuvent se résumer dans la phrase suivante, que j'emprunte à Sydenham, auquel il faut toujours recourir lorsqu'on parle de la goutte, car si son traité *de Podagra* est plus que bicentenaire (1683), ses indications thérapeutiques seront éternellement vraies : « Il est nécessaire, dit-il, d'observer une grande modération dans le boire et le manger. En sorte que, d'un côté, on ne prenne pas plus de nourriture que l'estomac n'en peut digérer et que, d'un autre côté, on ne s'affaiblisse pas trop par l'abstinence : deux extrémités qui sont également nuisibles, comme je l'ai tant de fois éprouvé sur moi-même et sur les autres goutteux. »

Mais l'hygiène alimentaire, si elle joue le rôle le plus important dans la diététique du podagre, doit être complétée par d'autres moyens hygiéniques, que je vais vous résumer brièvement. Au point de vue des excreta, vous devrez surveiller les fonctions de l'intestin, celles de la vessie, et enfin celles de la peau.

Des excreta.

Pour l'intestin, il faut que le podagre aille chaque jour à la garde-robe, et si cet effet n'est pas obtenu, vous devez recourir soit aux eaux purgatives, soit au mélange, conseillé par Bouchardat, de sel de Seignette dans un verre de limonade ou d'orangeade, sel que vous ordonnerez tous les matins, à la dose d'une cuillerée à café ou d'une cuillerée à bouche.

Pour la vessie, le goutteux doit vider sa vessie régulièrement et complètement toutes les deux heures. Bouchardat insistait beaucoup sur cette nécessité de l'évacuation complète du liquide urinaire, et pour lui la mort de bien des malades et d'hommes illustres, de Cl. Bernard, en particulier, était due à la négligence qu'ils mettaient à vider régulièrement leur vessie.

Quant aux soins de la peau, il est important de maintenir les fonctions cutanées en bon état chez le podagre. Vous y arrivez par des lotions sur tout le corps et par un massage ; lotions et massage qui doivent être appliqués tous les matins. Bouchardat y ajoutait, par semaine, un bain aromatique, dont voici la formule :

Essence de lavande fine.........	2 grammes.
Teinture de benjoin vanillée.....	5 —
Carbonate de potasse...........	100 —

L'exercice joue un rôle considérable dans l'hygiène des goutteux, et pour ainsi dire parallèle à celui de la nourriture, De l'exercice. puisque, grâce aux exercices musculaires, le goutteux oxyde et combure les substances albuminoïdes. Il vous faudra ordonner l'exercice sous toutes ses formes, exercice, bien entendu, proportionné à l'état de résistance de votre malade, en vous rappelant les vers de l'immortel fabuliste :

> . . . .
> . . . . . Goutte bien tracassée
> Est, dit-on, à demi pansée.

Mais qui dit goutteux dit graveleux, et c'est ce qui me permet de terminer cette conférence en vous disant quelques mots des gravelles urinaire et hépatique.

Pour les gravelles urinaires, elles se divisent, comme vous le Des gravelles. savez, en deux grands groupes : les gravelles acides et les gravelles alcalines; les premières comprennent la gravelle urique et la gravelle oxalique ; les secondes, au contraire, les gravelles calcaires et les gravelles ammoniacales.

Pour la gravelle urique, je n'ai rien à ajouter à ce que je vous Gravelle
urique. ai dit à propos de l'hygiène alimentaire du podagre, et les mêmes règles bromatologiques s'appliquent à la gravelle urique, la goutte résultant de la diathèse urique et cette dernière étant toujours accompagnée par la gravelle urique. La gravelle oxa- Gravelle
oxalique. lique, qu'on appelle aussi la *gravelle du pauvre*, parce qu'elle peut être produite par un régime exclusivement végétal, mérite au contraire de nous arrêter quelques instants.

On a beaucoup discuté sur l'oxalurie ; les uns prétendant, comme Prout, Bird, Garrod, Furhbringer, Ralfe (1), que l'acide oxalique se trouvait à l'état normal dans le sang, constituant une diathèse oxalique, analogue à la diathèse urique; d'autres, au contraire, comme Lecorché, Esbach, soutenant que cet acide oxalique résultait toujours de celui qu'on introduisait par l'alimentation. Sans vouloir trancher le débat, je serais disposé, au De l'oxalurie. point de vue de l'hygiène thérapeutique, à accepter cette dernière opinion, car s'il est fort discutable d'admettre que l'oxydation incomplète des aliments sucrés et amylacés puisse déterminer l'oxalurie, tout le monde est d'accord pour reconnaître le

---

(1) Furhbringer, *Zur Balsamausschreitung von den Harn* (*Deutsch Arch. f. Klin. Med.*, p. 143, 1876. — Ralfe, *De l'oxalurie* (the *Lancet*, 12 janvier 1882).

rôle prépondérant des aliments végétaux contenant cet acide comme cause efficiente de cette oxalurie.

Aussi, toutes les fois que vous rencontrerez cette gravelle oxalique, vous devrez proscrire l'usage des aliments qui en renferment de trop grandes quantités ; pour cela, vous devrez jeter un coup d'œil sur le tableau suivant, qui a été établi par Esbach :

Les substances suivantes pour 1 000 grammes contiennent en acide oxalique :

1° *Epiceries et condiments.*

Thé noir total......................	3ᵍ,750
— infusion de cinq minutes.......	2 ,060
Cacao (poudre alimentaire)...............	3 ,520 à 4ᵍ,500
Chocolat...........................	0 ,900
— 1 tablette......................	0 ,038
Poivre pur.........................	3 ,250
Chicorée-café......................	0 ,795
Café (mélange d'amateurs)..............	0 ,127
Cerfeuil..........	0 ,035
Persil.............................	0 ,006

2° *Farineux.*

Haricots blancs.....................	0 ,312
Fèves de marais....................	0 ,158
Céleri-rave........................	0 ,135
Pommes de terre....................	0 ,046
Pain de bonne qualité...............	0 ,047
Croûte............................	0 ,130
Mie...............................	0 ,120
Farine de blé noir (sarrasin)..........	0 ,171
— d'orge.........................	0 ,039
— de maïs.......................	0 ,033
Son isolé de froment................	0 ,848

3° *Mets végétaux et herbes cuites.*

Oseille............................	2 ,740 à 3ᵍ,630
Epinards...........................	1 ,910 à 3 ,270
Rhubarbe en branche................	2 ,466
Choux de Bruxelles.................	0 ,020
Choux blancs......................	0 ,003
Betteraves.........................	0 ,390
Haricots verts......................	0 ,060 à 0ᵍ,212
Salsifis............................	0 ,070
Tomates...........................	0 ,002 à 0ᵍ,052
Carottes...........................	0 ,027
Céleri en branches..	0 ,025

4° *Salades.*

Chicorée...	0 g,103
Barbe-de-capucin	0 ,045
Escarole..	0 ,017
Mâche...	0 ,016

5° *Fruits.*

Figues sèches..........................	0 ,270
Groseilles en grappes....................	0 ,180
Pruneaux..................................	0 ,120
Groseilles grosses dites *à maquereau*.....	0 ,070
Prunes..	0 ,070
Framboise................................	0 ,062
Orange...	0 ,030
Citron...	0 ,030
Cerises..	0 ,025
Fraises..	0 ,012

Je dois appeler votre attention sur certains points de ce tableau ; d'abord sur les boissons aromatiques, comme le thé et le café. Le thé contient presque autant d'acide oxalique que l'oseille ; quant au café, il en renferme aussi une notable proportion ; mais c'est surtout le cacao qui occupe le premier rang, au point de vue de sa teneur en acide oxalique. De là cette conclusion de défendre absolument le chocolat, le thé, le café aux graveleux oxaliques. *(Hygiène alimentaire.)*

Pour les farineux, j'ai peu de chose à vous dire, si ce n'est pourtant que le son renferme une grande proportion d'acide oxalique, et que, par cela même, les pains grossiers favoriseront le développement de la gravelle.

Quant aux herbes, ce tableau vous montre que c'est à tort que l'on a repoussé la tomate et recommandé les épinards ; c'est l'inverse qu'on aurait dû faire, les épinards, par kilogramme, renfermant de 1,910 à 3,270 d'acide oxalique, tandis que, au contraire, les tomates n'en renferment que 0,002 à 0,0052.

Quant à la gravelle ammoniacale, elle est toujours secondaire, et résulte de la fermentation de l'urine, produite elle-même par des affections de la muqueuse vésicale. Ici, comme l'a montré Guyon, c'est le régime lacté qui donne les meilleurs résultats, et dans toutes les pyélites ou cystites suppurées, il vous faudra soumettre le malade au régime exclusif du lait. *(Gravelle alcaline.)*

La gravelle hépatique a une tout autre origine, elle est déterminée par la présence de la cholestérine dans les voies biliaires, *(Gravelle hépatique.)*

et elle mérite un traitement hygiénique spécial. Ces calculs sont constitués presque exclusivement par de la cholestérine et des pigments biliaires.

La cholestérine, comme vous le savez, est une graisse non saponifiable que les travaux de Berthelot ont fait ranger parmi les alcools. Cette cholestérine se dépose dans les voies biliaires, et je vous dois quelques mots sur les conditions qui favorisent ce dépôt, ce qui nous permettra d'établir sur des bases scienti- fiques le traitement hygiénique de la lithiase biliaire.

Deux circonstances prédisposent à la précipitation de la cholestérine, ou bien elle est en excès dans la bile, ou bien, tout en ne dépassant pas le chiffre normal, il se fait des modifications du liquide biliaire qui amène sa précipitation. La production en excès de la cholestérine résulte de plusieurs circonstances : ou bien de l'exagération des aliments gras, ou bien de l'exagération du fonctionnement du système nerveux. Flint, comme vous le savez, a considéré la cholestérine comme un produit de désassimilation du système nerveux.

Quant à la seconde cause, elle a bien été étudiée par Thenard, qui nous a montré que la cholestérine restant à son chiffre normal, elle peut cependant être précipitée quand l'alcalinité de la bile tend à disparaître, ce qui arrive surtout lorsqu'on se soumet à un régime exclusivement animal. N'oublions pas aussi que la stagnation de la bile dans la vésicule biliaire favorise cette précipitation. Les règles bromatologiques applicables à la lithiase biliaire découlent des faits que je viens de vous citer.

Hygiène alimentaire. Vous devrez supprimer de l'alimentation toutes les substances grasses et les hydrates de carbone, féculents et sucre, qui peuvent fournir de la cholestérine. Parmi les féculents, il en est un surtout qui doit être repoussé, ce sont les pois, parce qu'ils renferment un corps gras très analogue à la cholestérine, comme l'ont montré Heckel et Schlagdenhauffen (1), que l'on nomme *cholestérine végétale*, et auxquels Hess a donné le nom de *phytostérine*.

Des carottes. Puisque je vous parle de cette cholestérine végétale, permettez-moi de combattre ici cette pratique populaire qui veut que les

(1) Heckel et Schladenhauffen, *Sur la présence de la cholestérine dans quelques corps gras d'origine végétale* (*Acad. des sc.*, 1886, t. CIII, p. 1317).

carottes soient un excellent aliment dans le traitement des affections du foie, et en particulier de la colique hépatique. C'est là, comme je l'ai déjà dit dans mes *Leçons de clinique thérapeutique*, de la thérapeutique de similitude, et si l'on administre ce légume aux ictériques, c'est à cause de la coloration jaune qu'offrent le malade et l'aliment. Si l'on examine la composition de la carotte, et surtout si l'on s'en rapporte aux récentes analyses de Arnaud (1), il faudrait, au contraire, repousser absolument la carotte de l'alimentation des malades atteints de lithiase biliaire.

Outre le sucre qu'elle renferme, la carotte contiendrait de la *carottine*, qui est un carbure d'hydrogène ayant pour formule $C^{18}H^{36}$, et de plus de l'*hydrocarottine* qui ne serait que de la cholestérine végétale. En un mot, la carotte contiendrait du sucre, des hydrocarbures, de la cholestérine, toutes substances qui doivent la faire rejeter du régime de la gravelle hépatique.

Vous éviterez aussi l'usage exclusif des viandes. Enfin, vous conseillerez d'employer avec un extrême ménagement les œufs, et voici à quoi se réduira le régime des malades prédisposés à la lithiase biliaire : jamais plus d'un œuf dans la journée ; régime mixte composé de viande et de légumes verts. Toutes les viandes sont permises, mais le malade doit en repousser les parties grasses ; tous les légumes verts sont autorisés et ils ne peuvent avoir qu'une heureuse influence ; repousser les féculents, mais admettre les pommes de terre, manger très peu de pain.

Les fruits sont aussi recommandés, et Bouchardat insiste sur ce point (2), mais éviter les fruits trop sucrés et défendre absolument la pâtisserie. Bien entendu, le malade devra rapprocher les repas de manière à vider souvent la vésicule biliaire. Pour les boissons, couper toujours le vin avec de l'eau légèrement alcaline (eau de Vals, eau de Vichy). Le malade devra aussi régler les garde-robes, et activer les fonctions générales par un exercice

(1) Arnaud, *Recherches sur la composition de la carottine, sa fonction chimique et sa formule ; Sur la présence de la cholestérine dans la carotte, recherches sur ce principe immédiat* (*Acad. des sc.*, 1886, t. CII, p. 1119 et 1319).

(2) Bouchardat, *Traitement hygiénique des calculs biliaires* (*Bull. de thérap.*, 1880, t. XCIX, p. 145).

bien entendu. Telles sont les règles hygiéniques applicables à la lithiase biliaire.

J'en ai fini avec cette leçon et je me propose d'étudier, dans la prochaine conférence, un sujet capital au point de vue qui nous occupe, je veux parler du régime alimentaire dans le diabète.

ONZIÈME CONFÉRENCE

DU RÉGIME ALIMENTAIRE DANS LE DIABÈTE.

Messieurs,

Dans la conférence précédente, nous nous sommes occupés du traitement hygiénique de la goutte et des gravelles. Je me propose aujourd'hui de consacrer cette leçon à l'importante question du régime alimentaire du diabétique. Pour le diabétique, l'hygiène alimentaire constitue le traitement le plus important, le seul qui puisse dans un grand nombre de cas faire disparaître le glycose dans les urines ; aussi ai-je l'intention d'insister longuement sur ce point. Mais pour établir sur des bases scientifiques le régime alimentaire du diabétique, il faut tout d'abord que je résume, aussi brièvement que possible, ce que nous savons sur la pathogénie de cette affection.

Jusqu'à la découverte des fonctions glycogéniques du foie, et jusqu'aux immortels travaux de Cl. Bernard, la pathogénie du diabète fut des plus obscures. A partir de cette époque, elle s'établit sur des bases précises, et vous allez voir que depuis près de quarante ans, cette doctrine pathogénique de Cl. Bernard, malgré les nombreuses attaques dont elle a été l'objet, est restée encore debout. Cl. Bernard nous montra ce fait capital, c'est qu'à l'état physiologique, chez tous les mammifères et chez l'homme, on trouvait du sucre dans le sang ; c'est ce qu'il a appelé la *glycémie physiologique*. Lorsque le chiffre de glycose contenu dans le sang dépasse certaines limites, 3 pour 1 000, il passe alors dans les urines et détermine la glycosurie.

D'où provient ce sucre physiologique ? Il a deux sources : ou bien il résulte de l'alimentation, ou bien il est produit par le foie. Dans les leçons précédentes, je vous ai montré que les substances amylacées modifiées par la diastase salivaire et par un ferment spécial du pancréas, l'amylapsine, pénétraient dans l'économie à l'état de glycose, et que les sucres, intervertis par le suc intestinal, arrivaient dans le torrent circulatoire sous le même état de glycose. C'est là une source incessante de glycose fournie au sang. Lorsque la quantité de ces aliments amylacés ou sucrés est trop considérable, elle n'est pas comburée dans l'économie ; le chiffre de la glycémie physiologique est dépassé, et il se produit alors de la glycosurie que l'on décrit sous le nom de *glycosurie alimentaire*.

Fonctions glycogéniques du foie. L'autre source provient du foie. Dès 1848, Cl. Bernard appelait l'attention sur une nouvelle fonction du foie et depuis, à maintes reprises, il est revenu sur le même sujet. Le glycose contenu dans le sang dépose dans le foie une substance analogue à l'amidon, le glycogène, qui sous l'influence du ferment hépatique se transforme en glycose, constituant ainsi la fonction glycogénique du foie.

La glande hépatique joue par rapport à la glycémie physiologique, le rôle d'un organe régularisateur de cette fonction. Lorsque l'alimentation fournit trop de glycose, il emmagasine, sous forme de glycogène, l'excédent non utilisé. Lorsque l'alimentation ne fournit plus d'éléments propres à faire du sucre, c'est lui alors qui en verse dans le torrent circulatoire, de manière à maintenir toujours une égale quantité de glycose dans l'économie.

Mais qu'une circonstance nerveuse vienne à modifier les échanges cellulaires dans le foie, et alors la glande faisant plus de sucre, en versera davantage dans la circulation, le chiffre de 3 grammes pour 1 000 sera dépassé, il se produira de la glycosurie ; en un mot hyperglycogénie amenant hyperglycémie. Cl. Bernard réalisa même expérimentalement cette hyperglycogénèse en lésant, chez les animaux, certains points du quatrième ventricule.

Telles étaient les bases sur lesquelles Cl. Bernard établissait la pathogénie du diabète, et comme je vous le disais au début, on a modifié plus ou moins cette doctrine pathogénétique, mais sans la renverser.

C'est ainsi que Pavy a nié que la transformation du glycogène en sucre fût un fait physiologique. Pour lui, comme pour Schiff, Meisner, Tschérinow et Seegen, ce serait là un fait pathologique, le glycogène accumulé par le foie servant à faire à l'état normal non du sucre, mais de la graisse. Bouchard, Jaccoud, Lecorché, Esbach ont aussi complété la doctrine de Cl. Bernard.

Lecorché, auquel nous devons d'ailleurs un excellent traité du diabète, fait jouer un rôle important à l'exagération de sécrétion d'urée qui accompagne presque toujours la glycosurie. Pour lui, le foie, chez les diabétiques, verrait, sous une influence qui nous échappe encore, ses fonctions glycogéniques s'exagérer. Il ferait alors du sucre non plus seulement avec les matières amylacées sucrées, mais avec toutes les substances albuminoïdes, et même avec les propres muscles du diabétique, en transformant ces substances albuminoïdes en glycogène et en urée.

Théorie de Lecorché.

Jaccoud adopte la même manière de voir en divisant le diabète en deux périodes. Au début, il n'y aurait que de la glycosurie, puis à une période plus avancée, il se produirait de l'azoturie et de la glycosurie. C'est ce qu'il décrit sous le nom de *diabète azoté*.

Théorie de Jaccoud.

Pour Bouchard, reprenant les idées de Dechambre, de Reynoso et de Mialhe, qui considéraient le diabète comme dû à une utilisation insuffisante du sucre produit, il s'efforce de montrer que l'hyperglycémie provient de ce que notre organisme n'assimile pas le sucre incessamment fourni par le foie. Il signale ce fait que le foie produit par jour près de 2 kilogrammes de sucre, dont 798 grammes peuvent être seuls comburés par la respiration. Les 1 200 grammes restant doivent être utilisés par nos tissus. Qu'une circonstance intervienne et modifie les échanges moléculaires, ces 1 200 grammes de sucre ne seront plus employés par la nutrition, et la glycosurie apparaîtra. Aussi Bouchard rattache-t-il le diabète aux troubles généraux de la nutrition, qu'il a décrits sous le nom de *nutrition retardante*.

Théorie de Bouchard.

Enfin, dans un travail fort original et tout récent, Esbach a modifié la théorie de Cl. Bernard. Pour lui, le foie diabétisé produit un glucose particulier qui lui fait perdre la propriété d'être destructible. Il oppose ce sucre non destructible qu'il appelle *diabétose*, au sucre fourni par le foie à l'état physiologique, auquel il donne le nom d'*assimili-glucose* (1).

Théorie d'Esbach.

Comme vous le voyez, messieurs, les nouvelles théories de la pathogénie du diabète ont peu modifié la doctrine de Cl. Ber-

______

(1) Esbach, *le Diabète sucré ou névrose assimilatrice du foie*, Paris, 1886.

nard. Nous appuyant sur ces données, nous pouvons établir sur des bases scientifiques l'hygiène alimentaire des diabétiques.

Cette hygiène devra remplir les deux grandes conditions suivantes : réduire à leur minimum les substances alimentaires qui introduites dans l'économie peuvent fournir du glycose, d'une part, d'autre part, activer autant que possible la combustion du glycose formé dans l'économie.

Pronostic du diabète. Mais avant d'entrer dans les détails mêmes de ce traitement, je vous dois quelques mots sur le pronostic du diabète. Ce pronostic est entièrement tiré des effets du régime alimentaire antidiabétique rigoureusement suivi. N'oubliez jamais, en effet, messieurs, que ce n'est pas la quantité de sucre rendue journellement dans les urines qui fait la gravité du pronostic dans le diabète; elle réside tout entière dans la résistance que met ce sucre à disparaître sous l'influence d'un régime approprié.

A cet égard, on peut observer trois formes de diabète que j'ai appelées *diabète léger*, *diabète de moyenne intensité*, *diabète grave*. Dans les intéressantes études sur le régime alimentaire dans la glycosurie, Duhomme (1) a attribué à ces trois formes les noms de *uroglucosie simple*, *uroglucosie mixte*, *uroglucosie complexe*.

Diabète léger. Dans le diabète léger, par le seul fait d'un traitement alimentaire approprié, le sucre disparaît rapidement et d'une façon complète des urines et cela quelle que soit sa quantité. J'ai vu, pour ma part, un grand nombre de diabétiques, qui rendaient de 100 à 200 grammes de sucre par jour et qui, après huit jours du traitement de Bouchardat, voyaient cette quantité de sucre descendre à 0. Il est bien entendu que chez ces malades, la moindre infraction à ce régime ramène la production de la glycosurie. Ce sont les diabètes légers.

Diabète moyen Dans le diabète de moyenne intensité, on diminue considérablement par l'hygiène alimentaire la quantité de sucre rendue, sans jamais pouvoir cependant le faire disparaître complètement, et l'on reste toujours à une quantité qui varie entre 10 et 20 grammes. C'est ce que Bouchardat appelait les *petits diabétiques*. Souvent certains médicaments amènent chez ces malades la disparition complète de la glycosurie.

(1) Duhomme, *Du régime alimentaire dans la glycosurie* (*Bull. et Mém. de la Société de thérap.*, séances des 23 novembre 1881, 14 mars 1883, 13 janvier 1886).

Enfin, dans les diabètes graves, quelle que soit la rigueur que vous mettiez à vos prescriptions alimentaires, la quantité de sucre éliminée est toujours considérable, et lorsque l'alimentation ne leur fournit pas des éléments aptes à faire du sucre, ils transforment leurs propres muscles en glycogène et en urée. Ce sont les diabétiques maigres, les diabétiques azoturiques, tous condamnés à une mort prompte et rapide. *Diabète grave.*

Comme vous le voyez, le pronostic est entièrement tiré dans le diabète des résultats que vous obtiendrez de l'hygiène alimentaire. Quelle est donc cette hygiène ? Pour combattre le diabète, on a proposé des régimes exclusifs et des régimes mixtes. Voyons d'abord les régimes exclusifs. Ils sont au nombre de deux : le régime adipo-carné et le régime lacté. *Régime alimentaire. Régime exclusif.*

C'est Cantani (1) qui a surtout insisté sur la diète carnée et grasse rigoureuse ; il n'ordonne que des viandes et des graisses. Les graisses lui servent surtout à remplacer les éléments hydro-carburés dont il prive absolument la ration de ses malades. Le malade ne doit manger ni œuf, ni aucun légume, ni aucun féculent. Le sel est autorisé, ainsi que les viandes et les poissons salés ; à ce traitement, Cantani joint l'usage de l'acide lactique. *Régime adipo-carné.*

Il administre ce dernier sous deux formes : l'acide lactique pur, à la dose de 1 à 2 grammes, dans 100 grammes d'eau, et 20 grammes d'eau de fenouil ; ou bien un lactate alcalin, qui consiste à mettre 50 centigrammes de bicarbonate de soude dans 100 grammes de la solution d'acide lactique précédente. Cette dose de lactate de soude est renouvelée toutes les heures ou toutes les deux heures. Enfin, lorsqu'au bout d'un certain temps, quinze ou vingt jours, on n'obtient pas la disparition du sucre, Cantani ordonne le jeûne qu'il fait garder vingt-quatre heures.

Le traitement de Cantani a eu peu de prosélytes et cela résulte de bien des raisons. D'abord à cause de la répugnance qu'ont les malades à ne manger que de la viande et des graisses, répugnance telle que beaucoup d'entre eux préfèrent rester diabétiques que de continuer une pareille alimentation. Puis surtout de ce que cette diète carnée exclusive augmente dans de notables proportions l'azoturie des malades, qui y sont déjà prédisposés par le fait même de leur diabète. De plus, la gravelle urique, dont bien des diabétiques sont atteints, s'aggrave dans de no-

______

(1) Cantani, *Du diabète sucré*, trad. par Charvet, Paris, 1876.

tables proportions sous l'influence d'un pareil régime. Enfin, si l'on en croit Jaemiche, Caplick, Bond, Windl et Ebstein (1), le régime carné détermine la présence de l'acétone dans les urines, et favoriserait par cela même l'acétonémie chez les diabétiques. Je repousse donc, quant à moi, le régime exclusif adipo-carné.

Régime lacté. — C'est un médecin anglais, Dongkin (2), qui a préconisé la diète lactée exclusive dans le traitement du diabète. Voici comment il y procède : il donne au malade, au début, 4 à 6 pintes de lait écrémé dans les vingt-quatre heures (la pinte anglaise pèse 568 grammes), et il élève progressivement les doses jusqu'à 12 pintes dans les vingt-quatre heures. Sur ces 12 pintes, 7 à 8 seules doivent être prises à l'état liquide, le reste est absorbé à l'état de lait caillé. Le lait doit être tiédi à une température de 38 à 40 degrés. Au bout de quinze jours, si l'on en croit Dong-kin, on verrait disparaître complètement le sucre des urines.

Je ne sais si les faits d'amélioration obtenus par cette méthode sont nombreux; Külz (3) qui l'a expérimentée, affirme qu'il n'en a obtenu aucun bon effet. Quant à moi, je la considère comme un traitement dangereux. Comment donner à un polydypsique 6 litres de lait par jour ! Lui administrer de plus une substance qui contient une notable quantité de sucre ! Voilà des circonstances qui ne peuvent qu'aggraver la maladie. J'ai toujours vu chez les diabétiques qui boivent du lait cet aliment augmenter le chiffre de leur glycosurie et, comme Bouchardat, je repousse le lait du régime alimentaire du diabétique.

Régime mixte. — C'est à Bouchardat que l'on doit les bases du traitement alimentaire mixte des diabétiques, et en les établissant, mon vénéré maître s'est acquis des droits à la reconnaissance publique, puisque par ce seul régime alimentaire, nous pouvons faire disparaître absolument le sucre dans les urines des diabétiques dans

---

(1) Ebstein, *Weiteres über Diabetes mellitus insbesondere über die complikation desselben mit Typhus abdominal* (in *Arch. f. Klin. Med.,* XXX, 1881) ; *Ueber Drusenepithel nekrosen beim Diabetes mellitus mit besonder Berucksichtigung des diabetischen koma* (in *Deutsch Arch. f. Klin. Med.,* XXVIII, p. 143, 1881).

(2) Dongkin, *On the relation between diabetes and foot and application to the treatment of the disease,* p. 86. London, 1875.

(3) Külz, *Experimentelles über Diabetes* (in *Deutsch. Zeitschr. f. prak. Med.,* 1876, p. 150-152).

un grand nombre de cas, et dans tous, nous obtenons une notable amélioration.

Pour bien saisir l'importance de ce régime, je vais ici l'étudier sous trois chapitres distincts : le pain, les boissons, les aliments permis et défendus.

Le pain est un aliment pour ainsi dire indispensable, tellement nous y sommes habitués depuis notre enfance, et l'introduction du pain de gluten dans l'alimentation des diabétiques, que l'on doit à Bouchardat, est un des faits les plus importants de ce traitement alimentaire. Bien des malades, en effet, refusent de manger lorsqu'on ne leur donne pas de pain, et n'oubliez jamais que la diète volontaire ou involontaire est toujours préjudiciable aux diabétiques. Gros mangeur d'habitude, le diabétique a besoin d'une alimentation reconstituante et substantielle, et lorsqu'il vient à supprimer cette réparation nécessaire, on voit survenir chez lui des symptômes graves : il s'affaiblit, maigrit, et devient un terrain favorable à la culture des bacilles. Vous devez donc, dans les limites du possible, ne jamais porter atteinte à ce bon appétit de diabétique, et c'est là une des causes qui nous a fait abandonner les régimes exclusifs.

Du pain.

Le pain est une nécessité alimentaire, et vous y souscrirez en ordonnant le pain de gluten, mais il y a pain de gluten et pain de gluten, et selon les boulangers qui les ont fabriqués, on a des résultats fort différents en teneur de principes amylacés. C'est le pain de gluten sec par tranches qui contient le moins de principes féculents. Il est une marque que Bouchardat vantait beaucoup ; c'était le pain de Cormier. Ce pain, s'il remplit les conditions voulues au point de vue de sa préparation, ne satisfait pas toujours le malade et cela, à cause de sa légèreté et de son goût ; aussi s'adresse-t-il souvent à d'autres fabricants qui lui donnent un pain plus agréable, mais beaucoup plus féculent.

J'ai vu bien des diabétiques qui, malgré l'augmentation du glucose dans les urines, m'affirmaient n'avoir pas fait d'infraction à leur régime alimentaire. Seulement en poussant mon enquête plus loin, j'apprenais que l'on avait changé le fournisseur de pain de gluten. Quelques malades substituent au pain de gluten l'échaudé, croyant que cette préparation ne contient que de l'albumine. C'est là une profonde erreur ; l'échaudé est fait, il est vrai, avec du blanc d'œuf, mais aussi avec de l'amidon ; et au point de vue féculent, il est presque l'égal du pain des boulangers. Ce dernier contient en effet 56,3 pour 100 d'amidon, et l'échaudé 54,1.

On a aussi proposé pour remplacer toujours ce pain, et cela surtout en Allemagne, des pains d'amandes, d'une fabrication plus ou moins compliquée. Si ces pains ou gâteaux d'amandes peuvent constituer des gâteaux que le diabétique peut prendre sans trop de danger, ils ne constituent pas un aliment bien agréable; aussi en France en faisons-nous peu d'usage.

Dannecy, de Bordeaux, a préconisé un mélange de croûtes de pain et de poudre de viande. D'autres, se fondant sur la difficulté de mastication des diabétiques chez la plupart desquels les dents manquent ou sont en mauvais état, ont conseillé la croûte de pain ou bien encore le pain grillé. Esbach (1) a montré avec raison qu'à poids égal la croûte de pain contenait plus de sucre que la mie, et que c'était une grave erreur que de la conseiller aux glycosuriques. Le tableau suivant que je mets sous vos yeux et que je lui emprunte me paraît à cet égard des plus intéressants :

100 grammes de croûte de pain ordinaire donnent........................... 76 grammes de sucre.

100 grammes de mie de pain ordinaire donnent........................... 52   —

100 grammes de pain de gluten passable donnent........................... 18   —

100 grammes de bonne pomme de terre cuite à l'eau donnent............... 17   —

J'appelle surtout votre attention sur le dernier de ces chiffres qui même à mon avis est un peu exagéré, si l'on en croit les analyses fournies par Mayet, qui soutient que 100 parties de pommes de terre, cuites il est vrai au four, ne contiennent que 8,30 de sucre, tandis que le pain de gluten en contiendra 27 pour 100.

Je ne saurais trop insister sur l'utilité des pommes de terre chez les diabétiques qui ne peuvent pas se priver de pain. De tous les féculents, la pomme de terre est celle qui contient le moins d'amidon, et par cela même qui produit le moins de sucre, et la différence entre le pain de gluten et les pommes de terre est tellement grande en faveur de ces dernières que vous

(1) Esbach, *Diabète et croûte de pain* (*Bull. de thérap.*, 1883, t. CIV, p. 201).

devez dans la plupart des cas soumettre vos malades au régime anglais, c'est-à-dire supprimer le pain, et le remplacer aux repas par des pommes de terre cuites au four ou à l'étouffée.

Le chapitre des boissons est aussi très important. Le résultat du diabète étant de donner aux malades de la polydypsie, beaucoup de diabétiques deviennent alcooliques ; et cela d'autant plus facilement qu'ils résistent mieux que d'autres aux effets de l'ivresse. Persuadés qu'ils trouveront dans les boissons alcooliques un tonique qui leur est nécessaire, ils boivent leur vin pur, ou bien ils mêlent de l'eau-de-vie avec de l'eau. Le mélange est peut-être faible par lui-même, mais comme il est souvent répété, cela fait à la fin de la journée une somme totale d'eau-de-vie fort considérable. Des boissons.

Enfin la tentation qu'éprouve le diabétique, en se promenant sur nos grandes voies où tous les cafés sont ouverts, est quelquefois si grande, qu'il ne peut y résister et il absorbe alors quantité d'apéritifs, bitters, amers de toutes sortes (etc., etc.). Un de mes maîtres (j'ai eu trois maîtres diabétiques), Chassaignac, me disait que c'était un véritable supplice de Tantale que de parcourir, dans les courses qu'il s'imposait, les rues où l'on voit les consommateurs attablés en plein air, malgré son énergie, il n'y pouvait résister et pour satisfaire sa soif, il s'attablait souvent devant les nombreux cafés qu'il rencontrait à chaque pas.

Je crois donc, et c'est là encore l'avis de Bouchardat, qu'il faut restreindre autant que possible les boissons alcooliques dans la glycosurie. Le malade devra boire toujours du vin coupé avec de l'eau, eau alcaline naturelle, bien entendu, et vous tâcherez qu'il ne boive pas entre ses repas. S'il le fait, vous lui donnerez de l'infusion de thé ou de café très légère sans sucre, ni lait ; ou bien vous pourrez, pour tromper sa soif, lui donner des tisanes amères, de la macération de quassia amara ou de quinquina. Je proscris le lait, et je vous ai dit à propos du régime de Dongkin le motif de mon exclusion. J'arrive enfin aux aliments permis et défendus.

Pour vous guider dans ce choix des aliments permis et défendus, vous devez toujours avoir sous les yeux les tableaux suivants qui vous montrent la teneur en amidon ou en sucre des différents aliments. J'emprunte le premier de ces tableaux à de Nédats. D'après de Nédats voici la proportion d'amidon contenu dans les principaux aliments féculents : Des aliments
permis
et défendus.

Riz......................	74,10	pour 100.
Maïs......................	65,90	—
Farine de blé..................	63,00	—
Grain de blé..................	59,60	—
Farine de seigle..............	59,84	—
Millet......................	57,90	—
Sarrasin....................	50,00	—
Pain de froment..............	42,70	—
Farine d'avoine..............	39,10	—
Pois......................	37,00	—
Pain de seigle..............	36,25	—
Haricots....................	36,00	—
Topinambours..............	16,60	—
Pommes de terre..............	15,50	—

Vous pouvez comparer ce tableau au suivant qui a été donné par Boussingault :

	Viande végétale, gluten, albumine, légumine et analogues. Pour 100.	Amidon, dextrine et analogues. Pour 100.
Biscuit rond de gluten..........	44,9	40,2
— fendu de gluten..........	22,9	61,9
Macaron de gluten..............	21,3	64,7
Pâte de gluten, pain d'orge......	18,9	66,6
Echaudé......................	15,8	54,1
Brioche......................	10,9	51,3
Vermicelle ordinaire............	9,5	76,4
Sagou......................	9,1	14,7
Pain de boulanger de Paris......	7,0	56,3
Riz......................	7,5	76,0
Haricots blancs..................	26,9	48,8
Lentilles......................	25,0	55,7
Pois	23,8	55,7
Pommes de terre..............	2,8	23,2

Enfin Mayet a traduit la quantité d'amidon que contiennent les aliments féculents en sucre, et voici les chiffres auxquels il arrive :

100 grammes des substances suivantes donnent :

Navets......................	7ᵍ,00	de sucre.
Pommes de terre cuites au four...	8 ,30	—
Riz en pain cuit à l'eau..........	8 ,00	—
Petits pois en boîte..............	12 ,00	—
Purée de pois cassés............	15 ,00	—

Haricots...	16ᵍ,00	de sucre.
Carottes..........................	16 ,00	—
Marrons..........................	20 ,00	—
Lentilles.........................	22 ,05	—
Gâteaux de riz..................	25 ,00	—
Pain de gluten frais.............	27 ,07	—
Pain de gluten Lancry...........	31 ,15	—
Pain de la compagnie de Vichy...	31 ,00	—
Pain ordinaire...................	60 ,00	—
Farine ordinaire.................	71 ,00	—
Amidon..........................	83 ,00	—

Mais pour ne rien laisser échapper dans cette partie de notre étude, nous allons passer en revue successivement les potages, les viandes, les légumes et les fruits.

Pour les potages, vous permettrez les potages gras, et en par- Des potages. ticulier le bouillon aux œufs pochés. Vous permettrez aussi les potages aux légumes et en particulier le potage aux choux, à l'oignon, ainsi que les juliennes, mais dans lesquelles il ne doit entrer ni navets ni carottes. Vous pourrez permettre les potages aux pommes de terre, associés aux poireaux par exemple, mais vous devez défendre absolument les bouillies, les panades, les potages aux pois cassés, aux haricots et enfin les potages aux pâtes. On a proposé de substituer à ces pâtes des pâtes de gluten. Je n'admets pas cette substitution, les prétendues pâtes de gluten contenant autant d'amidon que les autres, et Boussingault (1), par ses analyses, nous a montré qu'une assiettée de potage fait avec ces pâtes peut renfermer jusqu'à 7 à 8 grammes de sucre. Vous devez aussi défendre les potages au lait.

Pour les viandes, elles sont toutes permises, qu'il s'agisse Des viandes. de viande proprement dite, de poissons, de mollusques ou de crustacés ; vous éviterez pour toutes ces viandes les sauces contenant de la farine, qu'on décrit en cuisine sous le nom de *roux*, ou celles qui contiennent du lait et de la crème. Vous éviterez aussi les poissons frits et enveloppés de farine.

Pour les aliments gras, ils sont tous autorisés; on doit même en augmenter la quantité de manière à fournir à l'économie les hydrocarbures qui lui sont nécessaires. Quant aux féculents et aux sucres, ils sont absolument interdits, sous quelque forme que

(1) Boussingault, *Analyse comparative du biscuit de gluten et de quelques aliments* (*Annales de chimie*, 1876).

ce soit, vous ne pourrez faire qu'une seule réserve, c'est pour la pomme de terre, et je vous ai montré à propos du pain des diabétiques les avantages des pommes de terre sur le pain de gluten.

Du sucre.   L'exclusion du sucre, vous ai-je dit, est absolue, mais il est des malades qui ne peuvent se passer de sucre, dans ce cas, vous pourrez alors autoriser la saccharine et sucrer ainsi le thé et le café dont ils font usage et j'arrive maintenant aux légumes.

Des légumes.   Les légumes sont autorisés dans le régime du diabétique, et Bouchardat a toujours insisté sur les inconvénients du régime exclusif carné chez le diabétique. Ces légumes sont utiles, parce qu'ils varient l'alimentation du diabétique et surtout parce qu'ils introduisent un élément, la potasse, dans leur alimentation.

Boussingault nous a montré, en effet, qu'un kilogramme des légumes suivants contient en potasse :

Choux..	2ᵍ,6
Chicorée...	1 ,7
Navets..	3 ,7
Carottes..	2 ,5
Betteraves.......................................	6 ,8
Pommes de terre................................	3 ,2
Epinards..	4 ,5

Vous guidant sur les tableaux précédents, vous ordonnerez donc les épinards, l'oseille, les haricots, la laitue, les choux, les asperges, le céleri, l'artichaut, le pissenlit, toutes les salades, etc. Mais vous défendrez les betteraves, les carottes, les navets, à cause du sucre qu'ils contiennent, et vous ordonnerez de manger très peu d'oignon, de poireau et d'artichaut cuit.

Des fruits.   Reste la question des fruits. En général, ils doivent être tous proscrits. Rapportez-vous, en effet, à l'analyse donnée par Mayet, que je mets sous vos yeux et qui indique la quantité de glycose que renferment les fruits et vous verrez que, sauf les groseilles, la plupart des autres fruits doivent être repoussés.

100 grammes des substances suivantes contiennent comme glycose :

Groseilles.....................	1ᵍ,50 à 8ᵍ,00
Melon..........................	7 ,50
Framboises....................	8 ,00 à 10 ,00
Orange.........................	10 ,00
Cerises.........................	10 ,25

Pêches...	10g,50
Figues	15 ,00
Prunes reine-claude. ....;...	16 ,00
Prunes sèches....................	42 ,00
Figues sèches.................	71 ,00
Raisins secs..	79 ,00

Avant de terminer ce qui a trait à l'hygiène alimentaire du diabétique, je désire appeler votre attention sur les trois points suivants : sur la nécessité des aliments gras, sur le pain de soya et sur la saccharine.

En supprimant les féculents et les sucres de l'alimentation, vous privez le diabétique des hydrocarbures nécessaires à sa nutrition et il est indispensable de les remplacer par des substances grasses. Vous conseillerez donc aux diabétiques les sardines à l'huile, le thon à l'huile, les filets de hareng saur à la norwégienne, qu'en termes plus vulgaires nous appelons le *gendarme*, la graisse d'oie, le beurre, le lard, la charcuterie (gras de jambon, foie gras, etc.) et surtout le caviar ; ce dernier mets excite en effet l'appétit des diabétiques, et pour ma part j'ai quelques exemples de malades arrivés aux dernières périodes du diabète, qui ont dû leur résurrection à l'emploi de ce condiment. *[Des aliments gras.]*

Le pain de soya constitue un grand progrès dans l'alimentation des diabétiques ; on fait avec la farine d'une légumineuse appelée *soya* un pain qui se conserve bien, d'un goût relativement agréable et qui, d'après Lecerf, aurait la composition suivante : *[Du pain de soya.]*

Eau....................	45g,000
Matières protéiques............	20 ,168
Matières grasses...............	9 ,350
Matières amylacées et sucrées....	2 ,794
Acide phosphorique............	0 ,863

Nous sommes loin, comme vous le voyez, des pains de gluten des meilleures marques, qui contiennent au minimum 16 grammes de matières amylacées et sucrées.

Déjà, à propos des féculents, je vous ai montré la riche teneur en matières azotées de cette farine, qui se montre à cet égard même supérieure à la viande. Il y a donc réel intérêt à substituer au pain de gluten et à la pomme de terre ce pain de soya.

Quant à la saccharine, c'est encore un progrès plus considérable, puisqu'elle permet de sucrer les boissons de nos diabétiques sans inconvénients pour eux.

Découverte en 1879 par Fahlberg et Remsem, la saccharine a surtout été appliquée à la thérapeutique dans ces trois dernières années. Elle se présente sous la forme d'une poudre blanche peu soluble dans l'eau, ayant une légère odeur d'amande amère et dont le nom chimique véritable est celui d'acide anhydro-ortho-sulfamino-benzoïque, acide provenant des diverses modifications que l'on fait subir à un hydrocarbure tiré de la houille, le toluol ; cet acide aurait pour formule $C^7H^5So^3N$. Cette poudre a un pouvoir sucrant 280 fois supérieur à celui du sucre de canne, et, pour lui permettre de se dissoudre dans l'eau, on combine cette saccharine à du bicarbonate de soude ou de potasse et on en fait des pastilles que l'on trouve aujourd'hui dans presque toutes les pharmacies. Une de ces pastilles très analogues à des lentilles suffit pour sucrer un verre d'eau ; mais elle ne donne que l'illusion du sucre, car la saccharine passe à travers notre économie sans y subir de modifications ; ce n'est donc pas un aliment. Cette substance ne paraît pas toxique ; les expériences de Salkowski, Aducco, Mosso et les miennes propres ont montré que l'on pouvait donner jusqu'à 6 grammes de saccharine à un chien sans produire de phénomènes toxiques. Cependant chez l'homme, à doses prolongées de 10 centigrammes, on a constaté des douleurs de l'estomac, comme l'ont bien montré les expériences de Worms. Les recherches de Stadelmann (de Heidelberg) et celles de Leyden, quoique plus favorables que celles de Worms, n'en signalent pas moins des troubles du côté de l'estomac. Aussi, tout en reconnaissant l'utilité de la saccharine dans l'alimentation des diabétiques, faut-il se montrer très réservé dans son emploi et ne pas dépasser la dose de 10 centigrammes par jour (1).

Telles sont les indications qui vous permettront de fixer d'une manière certaine les règles bromatologiques applicables aux dia-

(1) Fahlberg, *American Chemical Journal*, vol. I, p. 170 ; vol. II, p. 181. — Fahlberg et Ira Remsen (même recueil), vol. I, p. 426. — Leyden, *Gazette hebd. all.* (Wochenschrift), Berlin, avril 1886. — Salkowski, *Arch. Virchow*, 1886, t. CV, p. 146. — Aducco et Mosso, *Arch. p. le Sc. med.*, vol. XIX, n° 22, p. 107. Turin, 1886. — Dr E. Stadelmann, brochure, Heidelberg, 1886. — Worms, *Du sucre de houille ou saccharine* (*Bull. de l'Acad. de méd.*, séance du 10 avril 1888). — Mercier, *Étude sur la saccharine* (*Bull. et Mém. de la Société de méd. pratique*, 29 mars 1888).

bétiques. Ces règles doivent être suivies à la lettre et pendant longtemps, si ce n'est toujours. Des analyses souvent répétées vous permettront de saisir dans quelle mesure le malade peut revenir à son alimentation ordinaire, elles vous permettront aussi de connaître si vos prescriptions sont rigoureusement observées ; la moindre infraction amenant une augmentation du sucre excrété chaque jour.

D'ailleurs, c'est à vous de montrer toute l'importance de ce régime au diabétique, régime qui permet d'obtenir la disparition du sucre dans un très grand nombre de cas, et dans tous une très notable amélioration.

Mais les règles bromatologiques ne constituent pas à elles seules l'hygiène thérapeutique du diabète, il faut y joindre ces exercices musculaires variés sur lesquels je reviendrai lorsque je vous parlerai de la gymnastique et du massage, mais qui entrent pour une grande part dans les résultats du traitement, en vous permettant d'accomplir la seconde partie du problème. thérapeutique que vous avez à résoudre, c'est-à-dire en vous permettant d'activer la combustion du glucose en excès dans le sang.

.Dans la prochaine leçon, j'étudierai le régime alimentaire dans l'albuminurie.

DOUZIÈME CONFÉRENCE

DU RÉGIME ALIMENTAIRE DANS L'ALBUMINURIE.

MESSIEURS,

Dans la précédente leçon, nous avons étudié le régime alimentaire du diabétique ; je vais consacrer cette leçon à l'étude du régime alimentaire de l'albuminurique.

Rien de plus séduisant que de rapprocher le diabète de l'albuminurie. N'a-t-on pas démontré, et cela d'après l'expérience de Cl. Bernard, qu'en injectant de l'albumine dans le sang on détermine son passage dans les urines? Hammond, Parkes, n'ont-ils pas signalé que l'alimentation exclusive par de l'albumine provoquait de l'albuminurie ; enfin, le professeur Semmola ne ne vient-il pas de démontrer par des expériences bien conduites, qu'il suffisait d'injecter sous la peau des chiens une certaine quantité d'albumine pour voir cette dernière passer dans l'urine?

Ces dernières expériences présentent le plus haut intérêt, et dans une récente communication faite à l'Académie de médecine, Semmola (1) en a signalé toute l'importance. En injectant sous la peau des chiens pendant cinq à six jours de 15 à 20 grammes de blanc d'œuf par jour en quatre ou cinq injections hypodermiques, on détermine chez ces animaux une reproduction expérimentale de la maladie de Bright, c'est-à-dire de l'albuminurie, de la dyscrasie albumineuse avec diffusibilité progressive des albuminoïdes du sang, de la diminution de la production de l'urée dans les vingt-quatre heures, des hydropisies,

De
l'albuminurie
comparée
au diabète.

(1) Semmola, *Nouvelles Contributions à la pathologie et au traitement de la maladie de Bright* (Académie de médecine), séance du 7 septembre 1886.

et enfin des lésions rénales absolument analogues à celles que l'on observe dans la maladie de Bright.

Du diabète leucomurique.   Aussi, bien des esprits frappés de ces points de contact entre le diabète et l'albuminurie n'ont-ils pas hésité à considérer l'albuminurie comme résultant de l'augmentation des principes albuminoïdes du sang, d'une hyperalbuminose comparable à l'hyperglycémie. Gubler, qui a donné le plus de développement à cette théorie, pour bien montrer les points de contact qui existent entre le diabète et l'albuminurie, a décrit cette dernière sous le nom de *diabète leucomurique*, modifiant ainsi l'appellation que Paulinier, en 1854, avait appliquée à cette maladie sous le nom de *diabète leucomatique*.

Mais lorsqu'on approfondit ce problème physiologique et clinique, on voit combien la différence est grande entre ces deux diabètes, le diabète glycosurique et le diabète leucomurique. D'abord, tandis que nous connaissons d'une façon nette le glycose et ses modifications, notre ignorance est presque complète sur la composition des différentes albumines ; nous ignorons même la nature réelle de l'albumine, et c'est à peine si nous distinguons l'albumine de l'œuf de l'albumine du sang ou sérine.

Mais ce n'est là qu'un des petits côtés de la question ; le point capital, c'est que la quantité d'albumine que l'on trouve dans les urines n'est que secondaire, c'est l'altération rénale qui joue le rôle le plus important. Tel malade peut rendre des flots d'albumine, 8 à 10 grammes par jour, et son état général être relativement bon, tandis que tel autre, au contraire, chez lequel on trouvera des traces à peine appréciables d'albumine, offrira tous les symptômes d'une urémie mortelle.

De l'état du filtre rénal.   Pourquoi cette différence ? Elle résulte tout entière de l'état du filtre rénal. Sans entrer ici dans des discussions qui se sont élevées entre les humoristes et les solidistes au sujet de la pathogénie de la maladie de Bright, il faut reconnaître que lorsque nous sommes appelés à donner nos soins à un brightique, c'est à une période avancée de l'affection, c'est-à-dire lorsque les lésions des reins sont plus ou moins accusées. Le pronostic dépend alors non pas de l'hyperalbuminose, mais des altérations plus ou moins profondes des reins, et de la rétention qui en résulte des matières extractives et de ces produits toxiques que Bouchard nous a fait si bien connaître sous le nom d'*urotoxine*. L'urémie, période terminale des albuminuries, dépend donc non pas de la quantité d'albumine contenue dans l'urine, mais bien de l'état du filtre rénal.

Nous ne pourrons donc pas nous guider ici sur la décroissance de l'albumine dans les urines pour fonder notre traitement hygiénique; aussi nos indications seront-elles beaucoup plus vagues et basées bien plus sur l'empirisme que sur les saines données de la physiologie.

Le traitement hygiénique de l'albuminurie chronique doit remplir plusieurs indications que Semmola a fort bien résumées dans les trois propositions suivantes : *Traitement hygiénique.*

1° Fournir aux malades une alimentation qui soit le plus facilement assimilable, c'est-à-dire qui ait besoin de subir le moindre travail des fonctions digestives pour pénétrer dans l'économie ;

2° Exciter méthodiquement les fonctions cutanées et faire revivre la peau ;

3° Faciliter l'assimilation et la combustion des albuminoïdes que l'on introduit par l'alimentation.

Avant d'aborder la première de ces indications qui doit surtout nous occuper, je dois vous dire quelques mots des deux autres.

Il y a une importance capitale à faire fonctionner la peau, Semmola (1) nous a montré dans sa très intéressante communication que, dans la véritable maladie de Bright, il y a des altérations .de la peau caractérisées par une atrophie de la couche de Malpighi et par une atrophie des glandes sudoripares, et dès 1861, il signalait toute l'importance de cette partie de la médication des brightiques. Aussi recommande-t-il les applications méthodiques et répétées de frictions sèches et de massage combinés avec des sudations à l'étuve ; il accepte la douche écossaise, mais rejette entièrement du traitement de l'albuminurie l'hydrothérapie à l'eau froide. Il repousse aussi les exercices musculaires forcés. *Fonctionnement de la peau.*

Quant à la troisième indication, celle qui consiste à favoriser la combustion des substances albuminoïdes, Semmola recommande de vivre dans un air tempéré sec ayant surtout une température constante ; aussi dans les climats variables, le professeur de Naples veut-il qu'en hiver le malade ne quitte pas *Combustion des albuminoïdes.*

(1) Semmola, *Gaz. des hôpitaux,* 29 août 1861.

la chambre et se livre à des exercices musculaires dans un appartement maintenu à une température constante de 18 à 20 degrés. Il insiste avec raison sur l'impressionnabilité cutanée très vive des brightiques qu'il compare à des hygromètres très sensibles.

Inhalations d'oxygène.

A ces moyens, on doit joindre les inhalations d'oxygène et les bains d'air comprimé. J'ai vu, sous l'influence de cette médication atmosphérique, disparaître souvent l'albumine des urines. D'ailleurs, je reviendrai sur tous ces points, lorsque je vous parlerai de la balnéothérapie, de l'hydrothérapie et de la gymnastique. Maintenant revenons à la première indication, et occupons-nous du régime alimentaire de l'albuminurique.

Régime alimentaire.

Pour me guider dans cette étude du traitement alimentaire de l'albuminurie, je me servirai surtout des travaux de Semmola, de Senator et de Bouchardat, et j'utiliserai aussi les recherches personnelles que j'ai faites à cet égard, et dont une partie a été consignée dans la thèse de mon élève le docteur Nollet (1).

L'idée générale qui a présidé aux prescriptions bromatologiques applicables aux albuminuriques a été empruntée tout entière à la méthode qui a fixé l'hygiène alimentaire des diabétiques. De même que, comme nous venons de le voir chez le glycosurique, on a supprimé tous les aliments contenant du sucre ou pouvant en contenir, de même on a proposé de donner aux albuminuriques une alimentation contenant la plus faible quantité d'albumine possible, et on a ainsi opposé la *diète albumineuse* à la *diète sucrée*.

Mais avant d'aborder les détails de cette diététique, je vous dois quelques mots d'un aliment dont les effets favorables chez les brightiques sont universellement acceptés ; je veux parler du lait.

De la diète lactée.

Le régime lacté a été appliqué au traitement des anasarques dès la plus haute antiquité, puisque nous voyons le Père de la médecine, Hippocrate, conseiller le lait dans le traitement de

---

(1) Voir et comparer : Semmola, travaux de 1850 à 1883 : *Nouvelles Recherches expérimentales et cliniques sur la maladie de Bright* (*Arch. de phys. norm. et phys.*, 1884, t. IV, p. 287, 428). — Senator, *Du traitement hygiénique de l'albuminurie* (*Berl. Klin. Wochensch.*, 4 décembre 1882). — Bouchardat, *Traitement hygiénique de l'albuminurie* (*Annuaire de thérapeutique*, 1886). — Nollet, *Étude sur le régime alimentaire des albuminuriques* (thèse de Paris, 1885).

l'hydropisie. Cette tradition s'était conservée jusqu'au commencement de ce siècle, cela a même fourni à Guy Patin un de ses mots les plus cruels à propos de Mazarin qu'il détestait : « Nous le tenons enfin ; il est hydropique, il prend du lait et ne guérit pas. »

Mais il faut bien le reconnaître, c'est Chrestien, de Montpellier, qui appela de nouveau, en 1831, l'attention du monde médical sur l'utilité du lait dans le traitement des albuminuries et des néphrites. Pecholier et Guignier, appartenant à la même école, signalèrent tous les avantages de la méthode préconisée par Chrestien ; enfin on doit citer aussi Jaccoud et son élève Lemoyne (1), qui ont montré combien dans les néphrites l'usage du lait pouvait donner de bons résultats. Aussi aujourd'hui l'application de la cure lactée au traitement de l'albuminurie est-elle acceptée par tous, et on peut dire qu'il n'est pas un malade atteint de ce symptôme qui n'ait été soumis à ce régime lacté.

Mais, comme je vous le disais tout à l'heure, l'albuminurie n'est pas le point le plus important, c'est la lésion du rein et l'on comprend que la diète lactée se montre impuissante à régénérer les glomérules de Malpighi et les tubuli, lorsqu'ils sont étouffés et détruits par la sclérose rénale.

En tout cas, c'est toujours le lait qui doit servir de base à votre régime. Mais comme le lait ne peut pas être indéfiniment continué, et qu'il est d'ailleurs des malades qui répugnent à son usage, il est nécessaire de recourir à d'autres prescriptions bromatologiques, et c'est ici que se placent les prescriptions faites par Semmola et par Senator ; ces prescriptions portent sur la quantité et la qualité des aliments.

Pour la quantité on a observé que le chiffre de l'albumine augmentait toujours à la suite des repas trop copieux. On devra

Des repas.

(1) Voir et comparer : Chrestien, *De l'utilité du lard administré comme remède et comme aliment dans le traitement de l'hydropisie ascite* (*Archives générales de médecine*, 1re série, t. XXVII, 1831). — Pecholier, *Indication de l'emploi de la diète lactée dans le traitement de diverses maladies* (*Montpellier médical*, t. XVI, 1866). — Guimer, *Indications et contre-indications de la diète lactée dans les hydropisies* (*Bull. de thér.*, 1857, t. LIII, p. 337-391. — Jaccoud, *Clinique de l'hôpital Lariboisière*, Paris, 1873, p. 792. — Lemoyne, *De la diète lactée comme traitement des hydropisies* (thèse de Paris, 1873). — Debove, *Du régime lacté dans les maladies* (thèse d'agrégation, 1878).

donc faire en sorte que l'albuminurique mange peu à la fois, mais qu'il fasse des petits repas plus nombreux.

Des œufs. Quant à la qualité, les brightiques devront faire un choix parmi les aliments et repousser absolument certains d'entre eux; en tête de cette proscription, il faut placer les œufs. Vous savez que l'on a déterminé des albuminuries expérimentales par l'alimentation exclusive avec le blanc d'œuf. Stokvis (1) a étudié très complètement cette action du blanc d'œuf chez les albuminuriques et il a montré après Legart, Brown-Sequard et Hammond qu'il fallait, pour que ce passage de l'albumine se produisît, les deux circonstances suivantes : d'abord que l'alimentation avec les œufs fût exclusive et de plus que les œufs n'eussent subi aucune cuisson. Il suffit, en effet, de la plus légère coction pour empêcher le filtrage de l'albumine à travers les reins.

Je dois cependant vous rappeler l'observation si curieuse dont Claude Bernard a été le sujet. Le célèbre physiologiste racontait qu'ayant mangé plusieurs œufs durs après une abstinence d'aliments un peu prolongée, il fut surpris de trouver ses urines albumineuses. Aussi, tout en admettant comme démontrés scientifiquement les faits de Stokvis, je crois cependant qu'il faut se montrer réservé dans l'emploi des œufs, même cuits, chez les albuminuriques.

Des viandes. Pour la viande, Senator veut qu'on la supprime de l'alimentation des albuminuriques ou du moins que l'on ne fasse usage que d'un peu de viande blanche, mais au contraire il recommande l'alimentation végétale sous toutes ses formes ainsi que les graisses. J'ai beaucoup usé de cette diète végétale chez les albuminuriques et je dois reconnaître que dans bon nombre de cas j'ai tiré de ce régime de grands avantages. Les féculents, les légumes, les fruits, joints aux graisses et au lait, suffisent parfaitement à l'alimentation.

De l'oignon. Parmi les légumes, il en est un qui a joué un grand rôle dans la cure de l'albuminurie, je veux parler du bulbe de l'*Allium cepa*, de l'oignon. Serres (d'Alais) (2), en 1853, a soutenu qu'avec cet oignon, que l'on devait prendre cru, on combattait efficacement les hydropisies. Mais ce qui diminue beaucoup les

---

(1) Stokvis, *De l'usage des œufs dans l'albuminurie* (*Centralb. f. Klin. Med.*, 1886, n° 20.

(2) Serres (d'Alais), *Sur le traitement par la diète lactée et l'oignon cru* (*Bull. de thérap.*, t. XLV, p. 39, 1853).

observations de Serres, c'est qu'il ordonnait en même temps le régime lacté, de telle sorte qu'il est difficile de faire la part de l'oignon dans ces cures, et quoique Claudot et Pautier (1) aient cité des faits analogues, on doit douter des propriétés curatives de l'oignon dans la cure qui nous occupe. Cependant, comme le goût et l'odeur de cet oignon plaisent à certaines personnes, je ne vois aucun inconvénient pour faire tolérer le lait à leur ordonner des soupes à l'oignon et au lait.

Cependant il est des malades qui ne peuvent se passer de viande; dans ces cas, c'est la viande de porc qui m'a paru augmenter le moins le chiffre de l'albumine dans les urines ; aussi je recommande à mes brightiques soit du jambon, soit du porc rôti froid, et en particulier les parties grasses de cette chair.

Senator conseille les poissons; je crois au contraire que le poisson n'est pas favorable et qu'il augmente notablement le chiffre de l'albumine.

Quant aux fromages faits, comme ce sont des aliments très azotés, on doit en restreindre l'usage.

Pour les boissons, c'est encore le lait qu'il faut autant que possible ordonner et ne céder que si son usage répugne absolument au malade. Dans ce cas, vous pouvez vous servir de vin et surtout de vin tannique ; on coupera, bien entendu, ce vin avec des eaux légèrement alcalines telles que Vals ou Vichy. Il est bien entendu que vous proscrirez absolument le vin pur, les eaux-de-vie et les liqueurs.

La même proscription frappera la bière, tous les observateurs en effet sont d'accord pour reconnaître que l'usage de la bière augmente le chiffre de l'albumine.

Puisque je parle de ces boissons, permettez-moi d'en signaler une que Semmola a appelée liquide anti-brightique et dont la composition est la suivante :

Iodure de sodium...................	1 gramme.
Phosphate de soude...............	2 —
Chlorure de sodium..............	6 —
Eau potable....................,	1 litre.

Le professeur de Naples veut que cette boisson soit prise tous

(1) Claudot, *Cas d'anasarque guéri par les trois soupes au lait et à l'oignon* (*Bull. de thérap.*, t. XLV, p. 363, 1853).— Pautier, *Emploi de la diète lactée et de l'oignon cru dans l'anasarque* (*Gaz. hebd.*, 1868).

les jours soit pure, soit mélangée avec le lait ; il soutient en avoir obtenu les meilleurs effets.

Résultats du traitement hygiénique. Telles sont les règles bromatologiques qui président à l'alimentation de l'albuminurique. Ces règles, il faut bien le reconnaître, sont dictées par l'empirisme et elles sont très loin d'avoir la haute valeur de celles qui président à l'alimentation du diabétique, je vous en ai dit la raison plus haut, c'est que l'augmentation ou la diminution du chiffre de l'albumine dans l'urine ne joue qu'un rôle absolument secondaire dans la plus ou moins grande gravité de la maladie de Bright. Mais comme les symptômes d'empoisonnement urémique, qu'ils soient produits par l'urée ou par l'urotoxine, sont augmentés par une alimentation azotée, il me paraît raisonnable et physiologique de diminuer autant que cela se peut dans l'alimentation des brightiques l'usage de ces substances azotées, et de donner ainsi la préférence au régime végétal et lacté.

Quel résultat pouvez-vous attendre de ces prescriptions hygiéniques rigoureusement suivies ? Ils sont très variables et dépendent entièrement de la plus ou moins grande étendue des lésions rénales, et aussi de la nature même de ces lésions ; on a vu chez des enfants des albuminuries d'une haute intensité guérir complètement, et le plus curieux exemple que je puisse citer à cet égard est celui que j'ai vu à Compiègne, avec le docteur Chevalier : il s'agissait d'un enfant de douze ans qui excrétait par litre la quantité colossale de 35 grammes d'albumine. Au moment de mon examen, il existait des symptômes d'urémie manifeste ; mais au bout de trois mois, en suivant un régime alimentaire très sévère, dont la diète lactée, les bains de vapeur et le massage firent tous les frais, il y eut une guérison complète.

Mais, malheureusement, le plus souvent on est appelé à une période avancée de la maladie, et votre rôle consistera surtout à faire vivre le malade et à empêcher de nouvelles poussées du côté du rein en éloignant, autant que faire se peut, les accidents urémiques. Ce à quoi vous arriverez en vous rappelant que l'intestin est une voie de suppléance aux fonctions rénales et cutanées, et que l'on peut dans une certaine mesure par des purgations répétées donner issue aux matériaux toxiques qui s'accumulent dans le sang et prévenir ainsi l'intoxication urémique.

Je touche à la fin de ces conférences, mais je désire encore vous entretenir de deux sujets importants d'hygiène alimentaire, je veux parler du régime dans les maladies de l'estomac et du régime dans les fièvres. Dans la prochaine conférence, j'aborderai le premier de ces sujets.

TREIZIÈME CONFÉRENCE

CONSIDÉRATIONS GÉNÉRALES SUR LE RÉGIME ALIMENTAIRE
DANS LES MALADIES DE L'ESTOMAC.

MESSIEURS,

Je ne me dissimule pas que j'aborde aujourd'hui un des points
les plus difficiles de l'hygiène thérapeutique, mais l'importance
de cette partie de mon sujet est telle que vous me permettrez
d'insister longuement sur cette question du régime alimentaire
dans les maladies de l'estomac. On peut affirmer que le plus
grand nombre des affections gastriques sont tributaires d'un traitement exclusif basé sur l'hygiène et que les agents pharmaceutiques ne jouent, dans la cure de pareilles affections, qu'un rôle
absolument secondaire.

Pour mettre de la méthode dans les considérations dans lesquelles je vais entrer, je me propose de suivre l'ordre suivant :
Je commencerai d'abord par établir sur quelles bases vous pouvez
instituer le régime alimentaire dans les maladies de l'estomac :
c'est ce que je me propose de faire dans cette conférence ;
puis, dans une autre leçon, nous appliquerons ces considérations générales à chacune des maladies de l'estomac en particulier.

Deux procédés sont à la disposition du praticien pour le guider
dans l'étude des affections de l'estomac, ce sont les procédés
cliniques proprement dits et ceux qui s'adressent directement
à l'estomac. Les procédés cliniques étaient les seuls que nous
possédions jusqu'à ce que la méthode de Kusmaul nous permît
d'étudier directement les fonctions gastriques. Ils consistent dans
la palpation et la percussion de la région stomacale, dans un in-
terrogatoire attentif du malade, et dans l'examen des vomissements et des déjections. C'étaient là les seuls signes qui pou-

vaient nous guider dans le diagnostic des affections stomacales.

Ces signes, au point de vue particulier du fonctionnement de l'estomac, étaient, il faut bien le reconnaître, d'une exactitude bien douteuse. Le malade ne peut vous fournir que des renseignements bien incertains sur la durée exacte de la digestion stomacale, et la répugnance qu'il éprouve souvent pour certains aliments résulte d'une question d'habitude et d'accoutumance, ou bien encore de certaines susceptibilités particulières. J'ai connu un malade chez lequel le rognon de veau produisait de véritables phénomènes d'empoisonnement; d'autres ont les mêmes effets avec les œufs, et l'on pourrait ainsi augmenter cette liste d'une façon considérable.

Rappelez-vous à ce sujet les modifications apportées par la grossesse à la digestibilité de certains aliments; rappelez-vous aussi les modifications plus qu'étranges qui surviennent chez les personnes nerveuses et hystériques dans la tolérance ou l'intolérance de certains aliments, et vous reconnaîtrez avec moi que si les procédés cliniques ordinaires sont utiles dans l'étude du bon ou du mauvais fonctionnement de l'estomac, ils manquent de précision.

Procédé direct d'examen de l'estomac. Aussi faut-il accueillir avec empressement les méthodes plus scientifiques qui nous viennent d'Allemagne et dont Leube s'est montré le plus actif propagateur, méthodes qui consistent à examiner directement la muqueuse de l'estomac et son contenu. Tous ces procédés sont basés sur l'emploi de la sonde ou des explorateurs gastriques, ils comprennent deux actes distincts : examen de la durée de la digestion, examen du suc gastrique.

Durée de la digestion. Commençons par l'examen de la durée de la digestion. Pour Leube, un estomac sain doit avoir digéré en sept heures un potage, un fort bifteck et un petit pain blanc. Le liquide d'un lavage de l'estomac fait après ce laps de temps doit être absolument clair, si l'estomac fonctionne d'une façon régulière. Kretschy fait une seule réserve à la règle posée par Leube; c'est que, pendant l'époque des règles chez la femme, la durée de la digestion peut dépasser sept heures.

Examen du suc gastrique. Mais où les procédés se sont multipliés, c'est dans l'examen direct du suc gastrique, et nous avons ici à étudier l'acidité de ce suc gastrique, d'une part, et, de l'autre, son pouvoir digestif. Avant d'entrer dans l'examen de ces deux questions, je dois vous dire d'abord quelques mots des procédés mis en usage pour obtenir ce suc gastrique, et ici encore nous aurons à étudier les deux points suivants : procédés pour retirer le suc gastrique de l'estomac, procédés pour faire sécréter à la muqueuse de l'estomac le suc gastrique.

Pour retirer le suc gastrique de l'estomac, nous avons deux méthodes : celle de la sonde, celle de l'éponge. Pour le procédé de la sonde vous pouvez employer le siphon stomacal, qui vous permet de recueillir le contenu de l'estomac, ou bien, ce qui vaut mieux, la pompe stomacale. Je mets sous vos yeux celle dont je me sers ordinairement ; cet instrument, construit par

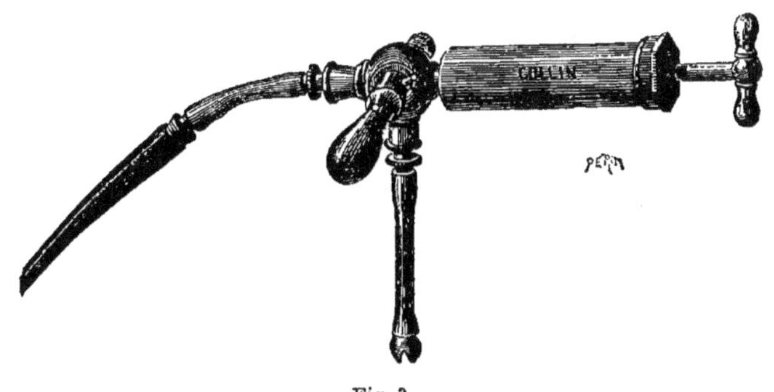

Fig. 3.

Collin, est des plus simples et des plus ingénieux, et il suffit de tourner la manette qui fixe cette seringue pour la faire communiquer soit avec l'estomac, soit avec un récipient extérieur (voir fig. 3).

Leube, lui, se sert d'une sonde molle en gomme de 2 millimètres de parois et de 6 millimètres de diamètre, et c'est à l'aide de la pompe gastrique qu'il amène le contenu de l'estomac à l'extérieur. Ewald emploie un procédé fort commode : il se sert d'une sonde de petit calibre et d'une longueur de 70 centimètres, sonde très analogue à celle en caoutchouc rouge dont on se sert pour le cathétérisme de la vessie. Il introduit cette sonde dans l'estomac jusqu'à ce que l'extrémité vienne affleurer au bord des lèvres, il fait faire alors un effort de vomissement au malade, et, au moment où le liquide vient apparaître à l'extrémité de la sonde, il la pince avec ses doigts et la retire vivement de l'estomac ; puis il suffit de souffler dans la sonde pour recueillir dans un verre le liquide qu'elle contient.

Procédés pour recueillir le suc gastrique.

Procédés par la sonde.

J'ai moi-même construit un explorateur gastrique que je mets sous vos yeux et qui a été établi par Galante (voir fig. 4).

Cet instrument, comme vous le voyez, est des plus simples (1), Il se compose d'un tube stomacal résistant, mais flexible, semblable à la portion du tube de Debove, qui pénètre dans l'estomac. Dans l'intérieur de ce tube, j'ai placé un réservoir de verre, dont l'extrémité inférieure est munie d'un petit tube en caout-

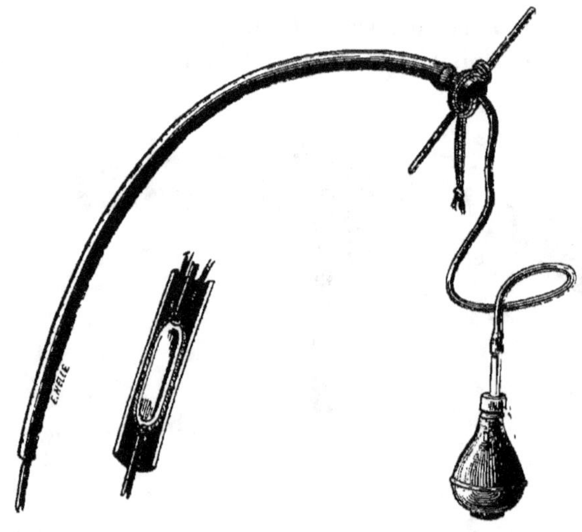

Fig. 4.

chouc, qui dépasse le bout terminal de la sonde. L'extrémité supérieure du même réservoir est aussi munie d'un tube en caoutchouc beaucoup plus long qui aboutit à la branche supérieure de la sonde et qui vient se terminer dans une poire en caoutchouc; enfin des fils de soie, attachés au réservoir, permettent de le retirer à volonté.

La manœuvre de l'instrument est des plus faciles ; vous introduisez l'appareil muni d'un réservoir de verre dans l'estomac ; vous pressez la poire élastique, et, grâce au vide, le liquide pénètre dans le réservoir. Vous retirez alors la sonde stomacale, grâce aux fils, vous pouvez extraire le réservoir, et il vous suffira

(1) Dujardin-Beaumetz, *De la valeur diagnostique des procédés cliniques employés pour reconnaître l'acidité du suc gastrique* (Soc. méd. des hôpitaux, décembre 1884, et *Gaz. hebd.*, 4 décembre 1884, p. 804).

de presser sur la poire en caoutchouc pour en recueillir le contenu dans un verre.

A côté de ces procédés dits *de la sonde*, je dois vous dire quelques mots du procédé de l'éponge, procédé très employé en Allemagne et que l'on doit à Edinger. Des petites éponges enveloppées de gélatine sont attachées à l'extrémité d'un long fil; on fait avaler une de ces éponges au malade, et lorsqu'elle a séjourné pendant trente minutes dans l'estomac on la retire, on en exprime alors le contenu sur une petite cupule de verre.

Si vous n'avez pas des éponges préparées en Allemagne, vous pourrez les remplacer très facilement par le moyen que voici : vous prenez une de ces capsules en gélatine, divisées en deux parties emboîtées l'une dans l'autre, qui sont connues sous le nom de *capsules Lehuby*, vous placez dans l'intérieur de la capsule un petit fragment d'éponge attaché solidement avec un fil de soie qui traverse grâce à une aiguille la seconde partie de la capsule, et il vous suffira pour terminer d'emboîter les deux hémisphères de la capsule.

Le procédé par l'éponge est plus pénible que celui par la sonde ; on a voulu éviter ainsi l'introduction d'un tube dans l'intérieur de l'estomac ; mais la déglutition d'une éponge tenue par un fil qui doit rester trente minutes dans l'estomac, produit plus de nausées et de vomissements que le séjour d'une sonde. J'ai essayé ces éponges sur bien des malades et sur moi-même, et j'ai dû abandonner cette méthode.

Maintenant que vous connaissez les moyens employés pour recueillir le suc gastrique, il me faut vous dire comment vous devrez vous y prendre pour obtenir la sécrétion de suc gastrique. Il est bien entendu que l'estomac, au moment de votre exploration, ne doit pas contenir d'aliments, la présence de ces derniers venant modifier d'une façon considérable les réactions du suc gastrique. C'est donc à jeun que vous devez opérer, et, pour obtenir la sécrétion du suc gastrique, vous pouvez user de trois procédés : mécaniques, chimiques, thermiques.

Les procédés mécaniques consistent à irriter par un corps étranger, comme le bec de la sonde ou l'éponge, la muqueuse gastrique. Les procédés chimiques résultent de l'emploi d'une solution de bicarbonate de soude. Vous commencez d'abord par laver l'estomac, puis vous introduisez 50 centimètres cubes d'une solution de bicarbonate de soude à 3 pour 100. Au bout d'un quart d'heure, vous ajoutez un demi-litre d'eau tiède, vous amorcez le siphon ou, grâce à la pompe stomacale, vous videz l'estomac, et c'est ce liquide que vous examinez.

Ces deux procédés, procédés mécaniques et chimiques, doivent être abandonnés ; le premier parce qu'il est incertain, le second parce que le bicarbonate de soude modifie les réactions que vous aurez à faire subir ultérieurement au contenu de l'estomac. Les procédés thermiques sont les seuls employés, et voici comment on procède :

Procédés thermiques. Vous introduisez dans l'estomac, par le siphon, 100 centimètres cubes d'eau glacée; puis vous attendez dix minutes, vous introduisez alors 300 centimètres cubes d'eau ; vous retirez le tout de l'estomac, et c'est le liquide ainsi obtenu dont vous pouvez examiner la nature. C'est ce dernier procédé thermique que nous venons de mettre en usage chez le malade que je mets sous vos yeux. Vous avez vu avec quelle facilité nous avons pu, grâce à l'heureuse disposition de la pompe stomacale par la rotation du manche qui la fixe, injecter du liquide dans l'estomac ou l'en retirer.

Nous avons donc, suivant les prescriptions de Leube, introduit 100 centimètres cubes d'eau glacée dans l'estomac. Nous avons attendu dix minutes, puis nous avons retiré ce liquide que je viens de placer sous vos yeux, et c'est lui que nous allons examiner. On fait subir au liquide ainsi recueilli deux ordres d'épreuves, les unes destinées à juger leur pouvoir digestif, les autres faites pour reconnaître la présence ou l'absence de l'acide chlorhydrique dans le suc gastrique.

Examen du suc gastrique. Je passerai brièvement sur les premières. Elles sortent du domaine habituel des recherches cliniques et consistent à pratiquer avec ce liquide des digestions artificielles. Vous prenez une Pouvoir digestif. certaine quantité du liquide retiré de l'estomac, vous l'additionnez d'acide chlorhydrique; vous ajoutez de l'albumine coagulée en petits cubes dont vous connaissez le poids ; vous mettez le tout dans une étuve à 40 degrés, et au bout d'un certain temps vous appréciez la quantité d'albumine transformée en peptone ; en un mot, vous faites une digestion artificielle avec ce suc gastrique. Cette méthode, préconisée par Leube, ne peut être appliquée que dans des cas exceptionnels et on doit la rejeter absolument comme procédé pratique.

Il n'en est pas de même des procédés mis en usage pour reconnaître la présence de l'acide chlorhydrique dans le suc gastrique. C'est à von den Velden que l'on doit les travaux les plus intéressants à ce sujet. Après avoir insisté sur la nécessité de la présence de l'acide chlorhydrique dans le suc gastrique pour permettre la digestion stomacale, von den Velden a établi cette loi que lorsque l'acide chlorhydrique fait défaut, cette absence résulte de la présence d'une néoplasie cancéreuse de l'estomac. Il y a donc, comme vous le voyez, une importance considérable, au point de vue du diagnostic et du pronostic des affections de l'estomac, de constater la présence ou l'absence de cet acide chlorhydrique.

Trois réactifs ont été proposés par von den Velden : le violet de méthyle, qui, sous l'influence de l'acide chlorhydrique, passe du violet au bleu ; la tropéoline, qui de jaune devient rouge carmin ; la fuchsine, qui de rouge devient incolore. Quelques mots de ces divers réactifs :

La tropéoline est une substance colorante que l'on retire du goudron de houille, et son nom provient de ce que les couleurs qui en découlent se rapprochent de celles de la capucine (*Tropæolum majus*) ; il y a plusieurs espèces de tropéoline, que l'on désigne sous les appellations de *tropéoline* 0, 00, 000 ; c'est la tropéoline 00 dont on doit se servir.

En France, vous pouvez remplacer la tropéoline allemande par une substance analogue à laquelle on donne le nom d'*orangé Poirrier*, du nom de l'usine Poirrier, où se préparent les matières colorantes dérivées de l'aniline, il y a plusieurs orangés Poirrier, et c'est l'orangé Poirrier n° 4 qui correspond à la tropéoline 00. Vous faites, avec la tropéoline 00 ou l'orangé Poirrier n° 4, une solution à 1 pour 100.

Pour la fuchsine, on se sert d'une solution de 2 à 3 centigrammes pour 1 000 ; mais ce réactif ne doit pas être employé pour les trois motifs suivants : parce qu'il est peu sensible, parce que la décoloration est lente à se produire, enfin parce qu'il est toujours difficile à l'œil de juger si la décoloration est plus ou moins complète. Restent donc les deux procédés par le violet de méthyle et par la tropéoline.

Pour le violet de méthyle, vous prenez deux tubes à expérience ; vous placez dans ces deux tubes 50 centimètres cubes d'eau distillée dans lesquels vous faites tomber 2 gouttes d'une solution à 2 pour 100 de violet de méthyle ; puis vous faites tomber goutte à goutte dans l'un des tubes le liquide résultant du lavage; dans l'autre, au contraire, de l'eau simple en égale quantité.

Je pratique, comme vous le voyez, cette réaction, et vous pouvez voir quelle netteté elle présente, et, tandis que l'un des tubes reste violet, l'autre est devenu complètement bleu; cette réaction permettrait de reconnaître jusqu'à 1,5 pour 1 000 d'acide chlorhydrique.

La réaction de la tropéoline est encore plus sensible, et elle présente le grand avantage que l'acide lactique donne un virage différent. Voici comment vous devez procéder :

Vous prenez deux verres de montre d'égale capacité; vous placez les deux verres de montre sur du papier blanc ou plutôt sur un carreau de porcelaine blanche. Vous versez avec une pipette dans un de ces verres de montre une quantité donnée du liquide préalablement filtré provenant de l'estomac; dans l'autre, vous versez une égale quantité d'eau, puis vous faites tomber avec un compte-gouttes dans les deux verres de montre un nombre égal de gouttes de solutions de tropéoline 00 ou d'orangé Poirrier n° 4 au centième. Il vous est facile de voir combien est vif le changement de couleur, et tandis que l'un des verres de montre garde sa coloration jaune, l'autre prend une couleur rouge-carmin très manifeste.

A ces réactifs, Uffelman a ajouté encore deux autres procédés; l'un est basé sur la modification que subissent les matières colorantes du vin sous l'influence de l'acide chlorhydrique. Voici comment Uffelman prépare ce réactif, il prend 1 centimètre cube de vin de Bordeaux jeune, y ajoute 3 centimètres cubes d'alcool et de glycérine; il obtient ainsi une décoloration presque complète et il suffit de traces d'acide chlorhydrique pour amener une coloration rouge du mélange.

L'autre réactif proposé par Uffelman consiste dans une solution à 2 pour 100 d'acide phénique dans laquelle on ajoute 1 goutte de perchlorure de fer; on obtient ainsi un liquide coloré en bleu. Si l'on verse dans ce liquide une solution renfermant de l'acide chlorhydrique, la coloration disparaît. S'il s'agit d'acide lactique, la solution devient jaunâtre; s'il s'agit d'acide butyrique, elle devient laiteuse.

Les deux réactifs de Uffelman sont moins employés que ceux de von den Velden, et ce sont ces derniers qui sont de beaucoup les plus pratiques. Il nous reste maintenant à en apprécier la valeur diagnostique.

En France, ces recherches ont été accueillies avec un certain dédain, et peu de médecins se sont mis à contrôler les recherches des travaux des médecins allemands, et l'on a continué à suivre la loi de la tradition. Je crois ce dédain injustifié, car si les commémoratifs et les symptômes fournis par le malade lui-même peuvent nous guider dans le diagnostic, il est injuste de repousser des méthodes qui peuvent confirmer dans une certaine mesure notre diagnostic. L'absence de l'acide chlorhydrique libre dans l'estomac est un signe important. Je sais bien que cette absence peut être constatée dans d'autres maladies que le cancer, et Uffelman et Schellhart l'ont constatée dans certains cas de dilatation de l'estomac, dans certaines fièvres, mais on est presque en droit d'admettre que lorsqu'il existe dans le suc gastrique, on doit éloigner l'idée du cancer de l'estomac, et l'observation si intéressante de Roose (1), où l'acide chlorhydrique s'est maintenu dans le suc gastrique dans un cas de cancer du pylore jusqu'à la mort du malade, est tout à fait exceptionnelle.

Je suis donc décidé à entrer hardiment dans la voie tracée par nos confrères d'Allemagne, voie qu'ils suivent d'ailleurs avec succès et qu'ils s'efforcent de perfectionner chaque jour. C'est ainsi que Ewald a étudié plus attentivement à quel moment se montraient dans l'acte digestif les différents acides de l'estomac, il est arrivé à admettre trois périodes digestives : dans une première période qui dure de dix à trente minutes, on constate de l'acide lactique dans l'estomac ; dans une seconde, on trouve de l'acide chlorhydrique et de l'acide lactique ; dans une troisième, on constate de l'acide chlorhydrique libre, et cela une heure après l'ingestion des aliments. Aussi veut-il que, dans le diagnostic des affections stomacales, on tienne compte des quatre circonstances suivantes : 1° de l'énergie de la réaction acide ; 2° de la présence ou non d'acide libre ; 3° de la nature de cet acide ; 4° de son pouvoir digestif sur les substances albuminoïdes et hydrocarbonées.

____

(1) Roose, *Cancer du pylore avec persistance jusqu'à la mort d'acide chlorhydrique dans le suc stomacal* (*Revue méd. de Louvain*, janvier 1886, n° 1, p. 20).

Avant de terminer ces considérations générales, je dois vous dire quelques mots de la médication générale employée en Allemagne, et en particulier par Leube, dans la cure des affections stomacales.

Régimes de Leube.

Toute la pratique de Leube est basée sur l'emploi du lavage de l'estomac et sur cet axiome physiologique qu'au bout de sept heures, l'estomac doit se débarrasser entièrement des aliments qu'il contient.

Leube, comme l'a bien montré mon élève Deschamps (de Riom), dans son intéressante communication sur la thérapeutique stomacale en Allemagne (1), a établi ainsi quatre régimes dont je vais vous donner communication.

Premier régime.

Le premier régime se compose de bouillon, de la solution de viande (*fleisch-solution*), de lait, des œufs mollets et crus. Ce sont pour Leube les aliments les plus digestifs. J'appelle votre attention sur l'ordre dans lequel je les ai énumérés, cet ordre est pour Leube celui de leur digestibilité.

Pour les boissons, on devra prendre de l'eau pure ou légèrement chargée d'acide carbonique ; le régime convient au début du traitement du catarrhe chronique de l'estomac.

Second régime

Dans le second régime prennent place et toujours dans l'ordre de leur digestibilité : la cervelle de veau bouillie, le riz de veau bouilli, le poulet bouilli, le pigeon bouilli ; on y ajoutera les bouillies au lait et les pieds de veau.

Troisième régime.

Dans le troisième régime, on ajoute à ces aliments le bifteck très saignant et le jambon cru. Leube insiste sur la préparation de ce bifteck, il veut que l'on prenne un morceau de la cuisse qu'on a bien amolli et que l'on a raclé avec une cuiller, pour en retirer les parties les plus tendres, parties que l'on fait rôtir rapidement dans du beurre frais.

Quatrième régime.

Le quatrième régime comprend un grand nombre d'aliments qui sont : le poulet rôti, le pigeon rôti, le chevreuil, la perdrix, le rosbif saignant (surtout froid), le veau rôti, le macaroni. On commencera dans le quatrième régime, le vin, mais en très petite quantité. Très peu de légumes, très peu de salade et surtout très peu de ces compotes de fruits qu'on a l'habitude en Allemagne de servir toujours avec le rôti. Telles sont les règles de la diété-

(1) Deschamps (de Riom), *la Thérapeutique stomacale en Allemagne* (*Bull. gén. de thérap.*, 1886, t. CX, p. 70).

tique suivie en Allemagne pour la cure des affections de l'estomac.

Depuis la publication de ces conférences, cette question de l'examen direct du suc gastrique, comme moyen diagnostic des affections stomacales, a été l'objet de travaux importants en France. Je dois tout d'abord signaler la très juste revendication de mon collègue Laborde, qui a montré que c'était à lui qu'on devait les premiers travaux sur ce sujet et qui avait signalé avant les travaux allemands le bénéfice que l'on pouvait tirer du violet de méthyle pour reconnaître l'acidité du suc gastrique.

Cette année, le professeur G. Sée (1) a fait à l'Académie une très intéressante communication sur les indications que l'on pouvait tirer de l'examen direct du suc gastrique pour le traitement des affections stomacales. Il se sert du réactif de Gunzbourg (de Francfort); ce réactif est ainsi composé : on mélange 2 grammes de phloroglucine avec 1 gramme de vanilline dans 30 grammes d'alcool absolu; puis, dans un verre de montre, on verse un nombre égal de gouttes de ce réactif et du suc gastrique recueilli et filtré ; on porte le tout à l'étuve et on obtient par la dessiccation lente un dépôt rouge cristallisé des plus nets.

Du réactif de Gunzbourg.

Pour se procurer le suc gastrique, G. Sée use des nouveaux procédés de Boas, Ewald, Jarvoski et Gluzinski, qui consistent à donner au malade un déjeuner d'épreuve. Ce repas se compose de deux petits pains blancs (35 à 70 grammes), d'un œuf et d'un verre d'eau; à l'aide de l'aspirateur Potain, on retire ce mélange de l'estomac trois quarts d'heure à une heure après son administration. Ce réactif de Gunzbourg présente cet avantage qu'il ne donne des réactions qu'avec des acides minéraux d'une part et que, d'autre part, la présence des peptones ne trouble pas ladite réaction.

En se basant sur ses recherches, Sée divise les malades atteints d'affections stomacales en deux groupes : ceux qui ont trop d'acide chlorhydrique (dyspepsie hyperchlorhydrique), ceux qui en sont dépourvus (dyspepsie achlorhydrique). Pour les premiers, il recommande l'usage d'un régime azoté et repousse le régime amylacé. Pour les dyspepsies achlorhydriques, au contraire, le malade doit être soumis à un régime purement végétal. A ces régimes alimentaires, G. Sée ajoute l'emploi des acides

Hyper-chlorhydrie. et achlorhydrie.

(1) G. Sée, *Des maladies de l'estomac jugées par un nouveau réactif chimique* (Acad. de méd., 7 janvier 1888.)

et des alcalins ; pour les acides, c'est l'acide chlorhydrique dont il use et il administre 8 à 10 gouttes d'une solution de 0,3 à 0,5 pour 100 de cet acide dans 200 grammes d'eau ; pour les alcalins, il use du bicarbonate de soude à la dose de 5 à 6 grammes, qu'il administre deux fois dans les trois heures qui suivent le repas, la chlorhydrothérapie s'adressant aux dyspepsies achlorhydriques et l'alcalinothérapie aux dyspepsies hyperchlorhydriques.

Je me suis efforcé de montrer, dans la réponse que j'ai faite à cette communication (1), combien étaient incertaines les conclusions que l'on pouvait tirer de l'examen du suc gastrique. En effet, chez le même malade, on voit l'acidité de ce suc augmenter ou disparaître sous l'influence de causes multiples, et, malgré l'ardeur que j'ai mise à ces recherches, j'avoue n'avoir pas tiré de cet examen direct du suc gastrique tous les avantages que j'en espérais ; je reconnais toutefois que c'est une méthode complémentaire utile, qui, en s'ajoutant aux autres signes cliniques, peut vous permettre d'établir dans les cas douteux votre diagnostic et votre traitement.

Maintenant que vous connaissez sur quelles bases est fondée la diététique des maladies de l'estomac, nous pouvons étudier le régime propre à chacune de ces affections. C'est ce que je ferai dans la prochaine leçon.

(1) Dujardin-Beaumetz, *Sur l'examen direct du suc gastrique.* (Acad. de méd., 24 janvier 1888.)

QUATORZIÈME CONFÉRENCE

DU RÉGIME ALIMENTAIRE SPÉCIAL

DANS LES MALADIES DE L'ESTOMAC ET DE L'INTESTIN.

MESSIEURS,

Dans la leçon précédente, nous avons vu sur quelles bases scientifiques nous pouvions étudier la diététique des affections de l'estomac. Nous allons appliquer ces considérations générales à chaque affection de l'estomac en particulier, commençant par le cancer.

Le cancer de l'estomac n'a pas à proprement parler d'hygiène alimentaire spéciale, et selon le siège, la variété de cancer, la marche plus ou moins rapide de l'affection, la symptomatologie et la thérapeutique sont variables. Mais ce que vous devez retenir surtout, c'est que l'on peut conserver avec les cancers, même les plus étendus, l'intégrité presque complète des fonctions digestives, et dans une récente communication faite à la Société des hôpitaux j'en ai cité plusieurs exemples qui ont passé, sous vos yeux, dans ce service (1).

Vous vous rappelez cet homme couché au n° 17 de la salle Beau ; il était profondément cachectique, et portait à la région de l'estomac une tumeur dont la nature ne nous paraissait pas douteuse. Cet homme nous réclamait chaque jour avec instance une salade aux œufs durs, et pendant un mois, il fit de cet aliment indigeste son unique nourriture ; il succomba, et l'autopsie confirma entièrement notre diagnostic en nous montrant l'existence d'un cancer en nappe de la totalité de l'estomac.

(1) Dujardin-Beaumetz, *Du pronostic dans le cancer de l'estomac* (Soc. méd. des hôpitaux, séance du 12 mars 1886 et *Bull. et Mém. de la Société méd. des hôpitaux,* 3ᵉ série, p. 129).

Vous vous souvenez aussi de cette femme qui entrait dans notre service pour des vomissements incessants et des douleurs très vives dans la région de l'estomac ; grâce au lavage, les fonctions de l'estomac se rétablirent, et ceci à un tel point que la malade put pendant un an reprendre une alimentation ordinaire. Elle rentre de nouveau dans notre service et y succombe subitement ; à l'autopsie, nous trouvons une perforation de l'estomac au centre d'une dégénérescence cancéreuse. Nos annales médicales fourmillent de ces faits, et l'on peut affirmer que l'intégrité presque complète, en apparence du moins, des fonctions stomacales peut se rencontrer aux périodes les plus avancées de l'évolution des affections carcinomateuses de cet organe.

Ici donc vous devez vous laisser guider par les désirs du malade, tout en exigeant cependant que les aliments soient pris à l'état de purée, et en insistant plus particulièrement sur les aliments végétaux et féculents plutôt que sur les aliments gras et azotés. Nous basons l'exclusion de ces derniers aliments, surtout sur ce que le suc gastrique, comme je vous l'ai déjà dit dans les cas de cancer de l'estomac, en perdant son acide chlorhydrique perd ses propriétés digestives sur les matières albuminoïdes.

Régime alimentaire dans l'ulcère de l'estomac. Si les règles de diététique sont incertaines pour le cancer, il n'en est plus de même pour le traitement de l'ulcère de l'estomac, et Cruveilhier eut le titre de gloire de décrire le premier la maladie et d'en trouver le remède. Ce remède, comme vous le savez, est le régime lacté dans toute sa rigueur ; il y va cette fois de la vie du malade, car s'il s'écarte de ce régime, des hémorrhagies mortelles peuvent se produire.

Debove, pour neutraliser l'action digestive du suc gastrique sur la muqueuse propre de l'estomac, et pour empêcher tout travail digestif dans le ventricule, veut que l'on donne de 30 à 40 grammes de bicarbonate de soude par jour au malade ; je crois que de pareilles doses ne sont pas sans inconvénients, et je suis plus disposé à admettre la pratique de Lucca (de Naples) qui veut que l'on coupe le lait avec de l'eau de chaux seconde.

Ce n'est que graduellement, bien entendu, qu'on revient à l'alimentation ordinaire, en commençant d'abord par les féculents, puis en abordant la viande sous la forme la plus digestive, c'est-à-dire à l'état de poudre. .

C'est encore le lait et le régime exclusif lacté qui est l'agent curateur le plus actif du catarrhe chronique de l'estomac, catarrhe toujours développé sous l'influence des excès alcooliques. Dans cette gastrite du buveur, on observe deux périodes : dans la première, il y a d'abord exagération dans les sécrétions acides de l'estomac, ce qui produit du pyrosis et de la cardialgie, dans la seconde, il y a cessation de la sécrétion du suc gastrique, et production de mucus : c'est la période des pituites. Dans l'une et l'autre de ces périodes, vous devez employer ce régime lacté exclusif en ayant soin toutefois d'ajouter au lait des eaux alcalines ou du bicarbonate de soude.

Régime alimentaire dans la gastrite chronique.

Comme la cessation brusque de toute boisson alcoolique amène souvent chez ces malades du tremblement et des désordres nerveux graves, vous pouvez, dans les premières périodes de la maladie, user avec avantage de ces laits fermentés, kéfyr ou galazime, dont je vous ai parlé à propos des aliments complets, puis vous reviendrez graduellement à l'alimentation ordinaire en vous fondant sur les différents régimes que Leube a fixés pour la cure des affections stomacales.

Mais pendant de longues années, si ce n'est pendant toute la vie, le malade devra s'abstenir de toute boisson alcoolique, et ne boire aux repas que du lait ; c'est là une condition bien difficile à obtenir dans notre classe ouvrière, aussi voyez-vous ces malades, après avoir été guéris à l'hôpital, y revenir de nouveau, parce qu'ils ont repris leurs habitudes d'intempérance. Jamais n'a été plus juste que dans ce cas le mot de *serment d'ivrogne*, et j'arrive maintenant à l'hygiène alimentaire des dilatés stomacaux.

La dilatation de l'estomac, depuis les beaux travaux de Bouchard, joue un rôle prépondérant dans les maladies de l'estomac ; elle mérite donc de nous arrêter quelques instants au point de vue de l'hygiène alimentaire que réclame cette affection.

Régime alimentaire dans la dilatation de l'estomac.

Frappé de ce fait, que les substances introduites dans l'estomac y séjournent un temps anormal et y produisent, par le séjour, ce bruit de flot caractéristique, on a conseillé d'appliquer à cette affection le régime sec ou xérophagie. Vanté autrefois par Hippocrate, par Pétron, par Asclépiade, par Ettmuller, et plus récemment par Chomel, pour combattre ce qu'il appelait improprement *la dyspepsie des liquides*, ce régime a eu pour ardent défenseur notre collègue et ami Huchard. Il veut que le malade boive un verre et demi à chaque repas, qu'il repousse les aliments trop aqueux, ne mange que des soupes très épaisses ; il défend les fruits et veut que le malade se nourrisse surtout de viandes rôties, d'œufs et de légumes.

Mais c'est à Bouchard que l'on doit les indications les plus précises sur le régime alimentaire que doivent suivre les malades atteints de dilatation de l'estomac. Vous trouverez dans le remarquable travail de mon excellent interne le docteur Paul Le Gendre (1), les détails les plus circonstanciés sur le régime fixé par Bouchard, et c'est sur ses indications que nous allons examiner successivement les boissons et les aliments que peuvent prendre ces malades.

Pour les boissons, Bouchard accorde 375 grammes au déjeuner et au dîner. On doit écarter toutes les boissons qui ont une tendance à fermenter ; le vin rouge doit être défendu, et le malade prendra soit des eaux minérales de table, soit de l'eau contenant un tiers de bière, ou un quart de vin blanc ou une cuillerée à café d'eau-de-vie. Il est bien entendu que le malade ne doit pas boire entre les repas.

Pour les aliments, les substances grasses doivent être abandonnées ; on ne doit manger que de la croûte de pain ou du pain grillé ; vous devez éloigner autant que possible les repas et l'on doit laisser neuf heures entre les deux repas, déjeuner et dîner, comme espace diurne et quinze heures comme espace nocturne.

Voici comment je procède dans le traitement de la dilatation de l'estomac, et je reproduis presque textuellement ici l'ordonnance que j'ai l'habitude de donner à ces dilatés :

1° Déjeuner à sept heures ; 2° déjeuner à onze heures ; 3° dîner à sept heures et demie ; ne jamais manger entre les repas.

Tous les aliments sont permis. Insister cependant sur les aliments suivants : les viandes, les poissons, les œufs, les féculents, les légumes verts et les fruits.

A. Les viandes seront très cuites et plutôt braisées que rôties.

B. Les poissons seront cuits au bleu ou à l'eau.

C. Les œufs seront très peu cuits (crème).

D. Les féculents seront à l'état de purée (purée de pommes de terre, de haricots rouges, de lentilles, revalescière), pâtes alimentaires, nouilles, macaroni.

---

(1) Paul Legendre, *Dilatation de l'estomac et fièvre typhoïde* (thèse de Paris, 1886).

E. Les légumes verts seront très cuits (purées de carottes, de navets, de petits pois frais, salade cuite, épinards, cresson cuit, haricots verts).

F. Les fruits seront en compote, sauf les fraises et le raisin. Comme pain, prendre du pain grillé. Pas de soupe liquide.

Pour les boissons, prendre à chaque repas un verre et demi (300 grammes) de vin blanc coupé largement avec de l'eau d'Alet ; pas de vin pur ; pas de liqueurs. Ne jamais boire entre les repas.

Pardonnez-moi la forme un peu concise de cette énumération, mais elle pourra vous rendre des services quand vous aurez à tracer le régime des dilatés.

J'ajoute, bien entendu, à mon traitement des cachets médicamenteux, dont voici la formule :

℞ Salicylate de bismuth..........
   Magnésie anglaise............. $\widetilde{aa}$ 10 grammes.
   Bicarbonate de soude..........
     En trente cachets médicamenteux.

Enfin, quand on a affaire à des dilatés constipés, ce qui est la règle, j'ajoute quelques légers laxatifs et en particulier la poudre de réglisse composée dont voici la formule :

℞ Follicules de séné passées à l'alcool, réduites en
   poudre................ .... $\widetilde{aa}$ 6 grammes.
   Soufre sublimé...........................
   Fenouil en poudre......................... $\widetilde{aa}$ 3 grammes.
   Anis étoilé en poudre......................
   Crème de tartre pulvérisée................... 2 grammes.
   Poudre de réglisse........................ 8 grammes.
   Sucre en poudre.......................... 25 grammes.

Prendre le soir dans un demi-verre d'eau une cuillerée à dessert de cette poudre.

Je complète mon traitement par l'hydrothérapie. Enfin le lavage de l'estomac n'est pratiqué que quand la dilatation est trop considérable.

En soumettant avec rigueur vos malades à ce régime alimentaire, vous améliorerez considérablement l'état de vos dilatés stomacaux et vous ferez disparaître la plupart des symptômes qui ont pour point de départ la gastro-ectasie, sans modifier pour cela beaucoup la distension du ventricule gastrique.

L'hygiène alimentaire chez les dyspeptiques est bien difficile à fixer. Ce mot *dyspepsie* doit peu à peu disparaître du cadre nosologique et être remplacé par le nom de la maladie dont cette dyspepsie est le symptôme; mais, comme je ne puis ici entrer dans tous les développements que mériterait une pareille question, je vous renverrai au traité des maladies de l'estomac que je prépare en ce moment.

Au point de vue exclusif du régime alimentaire, je divise les dyspeptiques en trois groupes : les dyspepsies par exagération de sécrétion du suc gastrique, les dyspepsies par défaut de sécrétion ; et enfin, les dyspeptiques avec troubles sympathiques.

Dyspepsie par exagération de sécrétion du suc gastrique. Pour les premiers, vous devez ordonner un régime, purement végétal, composé de féculents, de légumes et de fruits. Comme boisson, vous ordonnerez le lait et permettrez quelquefois la bière, mais jamais le vin.

Dyspepsie par défaut de sécrétion. Pour les dyspeptiques par défaut de sécrétion, c'est la viande et le bouillon qui sont, à mon sens, les meilleurs peptogènes. Vous pourrez donc ordonner de la viande, mais sous une forme très assimilable, c'est-à-dire sous forme de poudre ou de pulpe. C'est ici que les appareils pulpeurs pourront vous rendre de grands services. Mais il faut être très ménager dans la quantité de viande que vous ordonnez et la proportionner exactement à la puissance digestive du malade que vous soignez. Vous pouvez ordonner le lait, qui augmente par la présence de l'acide lactique le pouvoir digestif de l'estomac. Vous pourrez vous servir aussi du mélange, vanté par Herzen, de bouillon et de lait. Comme le vin et l'alcool augmentent l'acidité du suc gastrique, vous autoriserez le vin ou bien encore l'eau additionnée d'un peu d'eau-de-vie. Dans cette dyspepsie par défaut de sécrétion du suc gastrique, les peptones peuvent vous rendre quelques services lorsque les malades en supportent l'usage.

Dyspepsie avec troubles sympathiques. Pour les dyspeptiques avec troubles sympathiques tels que le vertige stomacal, vous devez diminuer toutes les excitations qui résultent de l'irritation de la muqueuse de l'estomac et vous y arriverez en faisant de votre malade un végétarien, c'est-à-dire *Régime végétarien.* en lui faisant un régime exclusivement composé de féculents, de légumes et de fruits, et en lui donnant du lait comme boisson.

Comme vous le voyez, messieurs, j'attribue une importance considérable au traitement purement végétal dans un grand nombre de maladies de l'estomac; permettez-moi donc de vous indiquer ici comment je formule habituellement ce traitement.

Pour le pain, j'ordonne surtout de la croûte ou bien encore, lorsque le malade peut le mâcher, le pain grillé que l'on trouve aujourd'hui dans le commerce.

Pour les féculents, je conseille les purées de pommes de terre, la purée de haricots, la purée de lentille, la revalescière, la farine de maïs, la fécule de marron, le gruau d'avoine, le gruau d'orge, les pâtes alimentaires, macaroni et nouilles ; le tout accommodé au gras ou au maigre.

Pour les légumes, c'est aussi à l'état de purée que je les conseille : julienne en purée, purée de petits pois, salade très cuite, épinards, oseille, haricots verts.

Pour les fruits, ils doivent être cuits et pris en compote, sauf toutefois les raisins. Dans un pareil régime végétal, j'autorise les œufs, à condition toutefois qu'ils soient très peu cuits. Pour la boisson, la bière me paraît préférable au vin dans le régime végétarien, et je termine maintenant cette leçon en vous disant quelques mots sur le régime alimentaire à suivre dans les maladies de l'intestin. Je ne m'occuperai ici que de la constipation et de la diarrhée, ce sont là surtout les deux maladies où le régime alimentaire intervient le plus heureusement. Commençons par la constipation.

La constipation peut être combattue heureusement par un régime alimentaire approprié et l'on peut dire que c'est encore le meilleur traitement de ce symptôme pour lequel vous serez si fréquemment consultés.

Régime
alimentaire
dans la
constipation.

En règle générale, il vous suffira d'augmenter les matières fécales pour déterminer les garde-robes, et comme ces dernières sont constituées par les déchets de la nutrition et en particulier par de la cellulose non attaquée par les sucs digestifs, c'est en donnant surtout des aliments contenant cette cellulose en certaine quantité comme le pain de son, les légumes verts, les salades, les épinards, les soupes à l'oseille, etc., que vous pourrez provoquer les garde-robes. Rappelez-vous à cet égard la curieuse observation de Voit qui a soutenu qu'en examinant les matières fécales déposées le long des routes, on pouvait juger de la richesse du pays ; là où le paysan mange de la viande, les matières sont dures ; là au contraire où la nourriture est purement végétale, elles sont molles et analogues comme aspect à la bouse de vache.

A ces herbes, à ces légumes verts, vous pouvez joindre quelques aliments qui jouissent de propriétés curatives. C'est d'abord le pain d'épice, qui, pris en grande quantité, est très nettement laxatif, puis ce sont les fruits et en particulier le raisin. Dans la cure de raisin, dans la *trauben-kure*, la diarrhée est un des effets que l'on obtient à coup sûr; il en est de même de certains fruits, comme l'orange et le citron mélangés avec certaines eaux alcalines telles que l'eau de Vals et de Vichy.

Mais il est deux substances qu'on a surtout vantées dans le traitement de la constipation : c'est la farine de moutarde et la farine de lin. Didier s'était fait le propagateur de la graine de moutarde blanche. Ce moyen qui eut une grande vogue autrefois paraît abandonné aujourd'hui. S'il avait l'avantage de déterminer souvent par sa présence des garde-robes, il avait aussi l'inconvénient de déterminer par l'accumulation de graines de moutarde dans l'intestin une véritable occlusion.

La graine de lin est un bon moyen que vous devez conseiller. Il consiste, comme vous le savez, à verser une cuillerée à dessert ou à bouche de graine de lin dans un peu d'eau, de la laisser macérer pendant une heure et d'avaler le tout au moment du repas. On peut, je le répète, arriver par tous ces petits moyens à maintenir la régularité des garde-robes, et j'aborde maintenant l'étude du régime alimentaire dans la diarrhée.

Au point de vue alimentaire, on doit distinguer les flux abdominaux déterminés par des affections de l'intestin grêle de ceux qui résultent de celles du gros intestin. C'est surtout avec les premiers que l'hygiène alimentaire peut donner de bons résultats.

D'abord établissons ce fait que, dans les diarrhées chroniques, le seul traitement efficace est un régime alimentaire approprié. Ce régime est absolument basé sur l'emploi des quatre moyens suivants : le lait, la viande crue, les peptones et les poudres de viande.

Le lait occupe ici la première place, et c'est par le régime lacté rigoureusement suivi que l'on vient à bout des diarrhées chroniques, et je n'en connais qu'une qui soit rebelle à ce traitement et d'ailleurs à tous les autres traitements, c'est la diarrhée tuberculeuse. J'ai dit rigoureusement suivi, car ici les infractions au régime exclusif du lait perpétuent la diarrhée au lieu de la guérir, et nous voyons bien souvent, chez les malades qui reviennent de l'extrême Orient, les tristes conséquences de ces infractions au régime lacté.

Le malade, se trouvant un peu mieux, abandonne le lait pour
le reprendre sitôt que la maladie augmente d'intensité, la
diarrhée se perpétue et le malade finit par succomber. Donc,
régime exclusif au lait; puis emploi de la viande crue et des
poudres de viande; je préfère de beaucoup la seconde à la première, mais il faut aller avec une extrême lenteur et proportionner
les doses de viande crue et de poudre de viande à l'état de
l'intestin.

Bazile Feris préférait les peptones à la viande crue et aux
poudres de viande et il faisait prendre à ses malades les peptones unies au régime lacté. Je crois que vous pouvez aussi
essayer ces peptones, puis alors augmenter peu à peu l'alimentation en vous guidant sur la digestibilité des aliments que vous
ordonnez.

De même que l'on a donné à certains aliments des propriétés
laxatives, de même aussi on a attribué à d'autres aliments des
propriétés constipantes. Je signalerai particulièrement le coing,
les substances qui contiennent du tannin comme l'artichaut; on
a aussi pensé que le blanc d'œuf pouvait être utilisé dans ce cas.
Tous ces moyens sont absolument secondaires et ne jouent
qu'un rôle effacé dans la cure de la diarrhée.

Pour la diarrhée de l'enfance, c'est encore le lait qui est le
grand guérisseur et surtout le lait qui est approprié à l'âge de
l'enfant, et toutes les fois que vous verrez se produire cette
diarrhée verte chez vos petits malades, soyez persuadés qu'elle
résulte soit de l'action du froid, soit des infractions au régime
alimentaire.

Il est bien entendu que vous pouvez augmenter les propriétés constipantes du lait par l'addition de l'eau de chaux,
et c'est là une des principales indications de cette eau calcaire.

Damaschino, Hayem et Lesage nous ont montré la nature microbienne de la diarrhée verte, de là cette nécessité de désin-
fecter tous les linges souillés de matières lorsqu'on veut éviter
la propagation de cette diarrhée à d'autres enfants. Hayem (1)
nous a montré les grands bénéfices que l'on retire dans cette
diarrhée de l'emploi de l'acide lactique en solution à 2 pour 100,

____

(1) Hayem, *Traitement de la dyspepsie du premier âge et particulièrement de la diarrhée verte.* Nature microbienne de cette diarrhée (Acad.
méd., 17 mai 1887. — *Bull. de thérap.*, t. CXII, p. 441).

dont on donne une cuillerée à café à l'enfant un quart d'heure après la tétée.

Je terminerai cette partie de l'hygiène thérapeutique en consacrant une dernière leçon à l'étude du régime alimentaire dans les affections fébriles.

—————————

QUINZIÈME CONFÉRENCE

DU RÉGIME ALIMENTAIRE DANS LES MALADIES FÉBRILES.

MESSIEURS,

S'il me fallait vous exposer dans tous ses détails l'histoire de l'hygiène alimentaire dans les maladies aiguës, cette leçon suffirait à peine à vous montrer les phases si diverses par lesquelles est passé ce grand problème d'hygiène thérapeutique. Je ne ferai donc ici que vous signaler les points principaux de cette histoire.

Pendant de longs siècles, la médecine suivit scrupuleusement les règles que le médecin de Cos avait fixées d'une façon remarquable, pour établir le régime dans les maladies aiguës. Dans le livre tout entier qu'il a consacré à l'étude de ce régime, Hippocrate s'exprime ainsi : « Sans doute, dit-il, en un cas où la faiblesse est le résultat de la douleur et de l'acuité de la maladie, c'est un grand mal de faire prendre en quantité de la boisson, de la tisane ou des aliments, dans la pensée que la débilité provient de la vacuité des vaisseaux ; mais il est honteux aussi de ne pas reconnaître qu'un malade est faible par inanition, et d'empirer son état par la diète. » Et il ajoute, avec beaucoup d'à-propos et de sens médical, les mots suivants : « Si un autre médecin, ou même un homme étranger à la médecine, venant auprès du malade et apprenant ce qui s'est passé, recommande de bien boire et de bien manger, ce que le médecin ordinaire avait défendu, il paraîtra avoir procuré un soulagement manifeste. Ce sont surtout ces cas qui dans le public font honte au praticien, car il semble que le premier venu, médecin ou étranger à la médecine, a pour ainsi dire ressuscité un mort (1). »

Galien, Celse, Aétius, Paul d'Egine suivirent, en les commen-

Doctrine hippocratique.

---

(1) Hippocrate, *Du régime dans les maladies aiguës*, t. II, p. 817.

tant, les préceptes hippocratiques, qui se résumaient en ces mots : « Quand la maladie est dans sa force, la diète la plus sévère est de rigueur. » Cependant cette abstinence n'était pas complète, puisque la médecine hippocratique administrait à cette même période de la maladie cette infusion d'orge mondée qui a fait donner aux tisanes leur nom générique (de πτισάνη, orge mondée). Quelques rares infractions furent faites aux règles hippocratiques : une des plus curieuses à coup sûr est celle de Petron, qui donnait à ses fébricitants de la viande, ce que Galien d'ailleurs lui reprocha très vivement.

Théorie de Brown.

Mais vers la fin du dix-huitième siècle, en 1780, lorsque Brown eut fait paraître ses *Elementa medicinœ* qui devaient révolutionner la médecine, la doctrine hippocratique fut modifiée au point de vue du régime dans les fièvres. Considérant presque toutes les maladies aiguës fébriles comme appartenant aux affections asthéniques, le réformateur écossais conseilla pour les guérir une médication stimulante et tonique, dans laquelle le régime alimentaire jouait un rôle important. Ces idées trouvèrent un terrain bien préparé en Angleterre, et en particulier en Ecosse, et nous voyons, longtemps après, Graves soutenir avec succès les idées de Brown et montrer les dangers de l'abstinence dans les fièvres ; il considère même ce fait comme un point tellement important de sa carrière médicale, qu'il voulut, dit-on, que l'on inscrivît sur sa tombe que, pendant sa vie, il avait été un des plus ardents partisans de l'alimentation dans les fièvres.

Ecole de Broussais.

En France, pendant de longues années, la doctrine de Brown resta lettre morte, la médecine physiologique de Broussais lui opposant une barrière infranchissable. Faisant dépendre toutes les maladies fébriles d'une irritation gastro-intestinale, le fougueux réformateur du Val-de-Grâce, plus sévère qu'Hippocrate, condamnait à une diète absolue tous les malades chez lesquels la fièvre se manifestait. Ignorant qu'aux périodes terminales des fièvres continues l'alimentation provoque une fièvre physiologique, comme l'avait bien fait observer Bordeu, Broussais remettait de nouveau à une abstinence complète les pauvres malades qui éprouvaient à la suite d'une première alimentation le moindre processus fébrile ; et l'on peut dire aujourd'hui, sans crainte de se tromper, que cette funeste doctrine appliquée avec rigueur fut désastreuse au point de vue de ses résultats.

Aussi, lorsque la médecine française se débarrassa du joug que l'école de Broussais lui avait imposé, elle modifia les règles absolues d'abstinence que cette école avait fixées dans le traitement des maladies aiguës fébriles, et, malgré les tentatives de Forget, qui s'éleva le plus vivement contre ces *nourrisseurs de fièvre*, comme il les appelait, et qui écrivait naïvement qu'il y avait quelque chose de mieux à faire que de nourrir la fièvre, c'était de la guérir, la plupart des médecins montrèrent les dangers de l'abstinence dans les maladies fébriles ; on leur attribua, en particulier, les eschares si nombreuses que l'on observait chez les dothiénentériques.

Cette campagne fut menée avec une grande ardeur par Marotte, Trousseau, Hérard, etc., et dans une remarquable discussion qui eut lieu il y a près de trente ans, en 1857, à la Société des hôpitaux, tous les médecins furent d'accord pour reconnaître la nécessité d'alimenter les malades atteints d'affections fébriles. Si Trousseau fut, par l'éclat de son enseignement et le charme de sa parole, le défenseur de cette alimentation, il faut reconnaître que Monneret (1) fut celui qui la prescrivit le plus hardiment. Il ordonnait de nombreux potages, de la limonade vineuse, du vin de quinquina et du vin de Bagnols, à ses typhoïsants, et cela jusqu'à leur faire prendre par jour plus de 6 litres de liquide.

Notons aussi que, quelques années auparavant, on avait accordé le prix Corvisart à un travail de Duriau sur l'abstinence dans les maladies, et dont la conclusion était la suivante : « L'abstinence n'a aucune influence sur les maladies aiguës ; elle n'en modifie ni la marche ni les manifestations. » Jusque-là, l'observation clinique seule avait été mise en cause pour repousser ou admettre le régime alimentaire dans la cure des maladies aiguës fébriles ; mais, depuis, de nouveaux moyens d'investigation furent mis en œuvre, et nous allons voir ce qu'ils ont fourni à l'appui de l'une ou l'autre de ces opinions.

Pour mettre de la méthode dans mon exposé, nous allons, si vous le voulez bien, examiner les modifications qu'apporte le processus fébrile dans le fonctionnement du tube digestif et dans la nutrition.

Période actuelle.

(1) Monneret, *De l'alimentation comme traitement curatif de la fièvre typhoïde* (*Bull. de thérap.*, 1860, t. LVIII, p. 97).

HYGIÈNE THÉRAPEUTIQUE. 15

Pour le fonctionnement du tube digestif, tous les observateurs sont d'accord pour reconnaître que la fièvre modifie profondément les sécrétions du tube digestif. Dans des expériences faites sur les individus porteurs de fistules gastriques, on a constaté que l'un des premiers symptômes de cette fièvre était de diminuer dans de très notables proportions la sécrétion du suc gastrique et même d'altérer sa composition. Il en est de même aussi des autres sécrétions du tube digestif.

Mais le point le plus important, c'est que, lorsqu'on s'adresse à certaines fièvres, comme la fièvre typhoïde par exemple, ces modifications dans le fonctionnement de la muqueuse intestinale sont encore bien plus accusées. Dans cette maladie, en effet, tout le réseau des lymphatiques est pris ; les ganglions mésentériques sont enflammés, de telle sorte que le fonctionnement des chylifères est profondément perturbé, et que l'absorption des substances grasses émulsionnées et celle des aliments albuminoïdes peptonisés ne peut se faire dans la plus grande partie de l'intestin grêle et du gros intestin. Les boissons seules peuvent pénétrer dans l'économie par le réseau veineux de la veine porte.

La question de la nutrition est tout aussi importante ; je ne puis ici à ce propos vous faire l'histoire de la fièvre ; mais vous savez tous que, par l'examen des urines d'une part, par celui des gaz de la respiration de l'autre, on est en droit d'admettre que l'hyperthermie fébrile résulte soit d'une désintégration organique plus active avec diminution des combustions, soit d'une exagération dans les combustions. La première théorie est adoptée par ceux qui prennent pour base la théorie cellulaire de la nutrition et qui considèrent l'urée comme un dédoublement des substances albuminoïdes ; la seconde théorie est professée par ceux qui admettent comme vraies les idées de Liebig et considèrent l'urée comme le résultat direct des combustions organiques.

Nous en avons d'ailleurs une preuve directe, lorsqu'on examine le poids des malades. Dans une thèse fort intéressante, malheureusement incomplète, de Thomas Layton (1), vous trouverez des indications précieuses sur la perte du poids du corps dans les différents processus fébriles. Dans la fièvre typhoïde, cette perte

(1) Layton, *Etude clinique sur l'influence des causes qui altèrent le poids corporel de l'homme adulte malade* (thèse de Paris, 1868, n° 123).

moyenne serait par jour de $238^g,672$; pour la pneumonie, elle serait de $387^g,6$; pour le rhumatisme articulaire, de $375^g,8$. Ces chiffres moyens n'ont qu'une valeur très relative ; ce qu'il aurait été important de connaître, c'est la marche de cette perte de poids dans le cours d'une fièvre continue. C'est ce que Thomas Layton n'a pas fait d'une façon positive, et je me permets de m'élever contre une de ses affirmations, que, dans les maladies fébriles aiguës, la perte de poids est uniformément descendante.

Vous savez qu'au point de vue clinique il n'en serait pas ainsi pour la fièvre typhoïde, où nous voyons le malade conserver, en apparence du moins, son embonpoint ordinaire, pour maigrir avec une extrême rapidité dans les premiers jours de sa convalescence. Les faits trop peu nombreux observés à l'aide de la balance par Lorain (1), ne permettent point de juger définitivement cette question.

Aussi je me propose de reprendre cette question à l'aide de pesées faites journellement chez des malades atteints de fièvre typhoïde, et de comparer la température, la production de l'urée et la diminution du poids. C'est là un travail de longue haleine, mais qui me permettra, je crois, de démontrer d'une façon positive que, dans la fièvre typhoïde, la dénutrition ne suit pas, comme le voulaient Monneret et Layton, une marche uniformément descendante ; qu'elle s'accuse, au contraire, d'une façon exagérée lorsque le processus fébrile disparaît.

Mais ce n'est là qu'un point de la question ; il en est un autre qui présente encore un plus grand intérêt, c'est de savoir ce que deviennent les produits qui résultent de cette désintégration organique. Ce point a été surtout fort bien étudié, tout récemment, par notre collègue Albert Robin (2).

A. Robin nous a montré que ces produits de désintégration s'accumulaient dans l'économie, de telle sorte que l'on trouve, dans le sang des typhiques par exemple, jusqu'à 7 et même 9 pour 100 de matériaux extractifs, tandis qu'à l'état normal ce chiffre ne serait que de 4 grammes à $4^g,5$ pour 100. Ces matériaux extractifs s'éliminent au dehors par les matières fécales, par les sueurs et surtout par les urines, et la gravité ou la

(1) Lorain, *Température du corps humain*, t. XI, p. 128, 135, 417.
(2) Robin, *Leçons de clinique et de thérapeutique médicales*, Paris, 1887, p. 33 et suivantes.

bénignité de la fièvre dépend de la plus ou moins grande facilité avec laquelle se fait cette élimination. Il y aurait même à certains moments des périodes de *décharge*, pendant lesquelles l'économie éliminerait de très grandes quantités de ces matériaux extractifs. Ce seraient là les crises que nous voyons se produire dans le cours de la dothiénentérie.

Mais ces matières extractives ainsi accumulées, et qui résultent de la désintégration organique, ne sont pas les seuls principes toxiques qui empoisonnent l'organisme des typhiques. Il faut y joindre les ptomaïnes et les leucomaïnes, qui résultent d'une part des phénomènes septiques dont le tube digestif est le siège, et, de l'autre, de la présence de micro-organismes ou de bacilles. Bouchard et Lépine nous ont bien montré par l'examen des urines des typhiques et de leurs effets toxiques la présence de ces différents produits. Ainsi Lépine nous a fait voir qu'à l'état normal les matières organiques n'entrent que pour 15 pour 100 dans la toxicité totale des urines, dans les urines fébriles, au contraire, ce chiffre s'élève à 45 pour 100.

Résumé. De tout ce qui précède, il résulte donc, que dans les processus fébriles, et en particulier dans celui de la fièvre typhoïde, le tube digestif ne se prête pas à l'absorption des substances albuminoïdes d'une part et que, de l'autre, les produits de la désintégration organique s'accumulent dans l'économie et y produisent des phénomènes toxiques.

Alimentation liquide et saline. Quel sera le rôle de l'alimentation en pareil cas? Il sera des plus limités, puisque les substances liquides seules et chargées de sel pourront pénétrer dans l'économie, tandis que les substances grasses et albuminoïdes trouveront dans les altérations des chylifères des obstacles nombreux à leur pénétration. Dans l'hypothèse que nous avons faite d'un individu atteint de fièvre typhoïde, les substances albuminoïdes et graisseuses seront fournies non pas par les aliments, mais par l'individu lui-même, qui mangera sa propre graisse et ses propres muscles.

Du bouillon et du lait. Réduite à cette simple question de la pénétration de matières salines et aqueuses, l'alimentation n'en joue pas moins un rôle considérable dans le cours des maladies fébriles, mais à condition toutefois que ces aliments soient liquides. Le lait et le bouillon que l'on administre aux typhiques permettent d'introduire, d'une part, une grande quantité d'eau et, d'autre part, une très notable quantité de substances salines. Chez le typhique, comme l'a bien montré A. Robin, il y a une véritable *inanition minérale* résultant des pertes journalières en potasse, en acide sulfurique, en acide phosphorique et en chlorure de sodium, pertes qui se font par les urines et qui s'élèvent à 3 ou 4 grammes de chlorure de sodium, à 1ᵍ,50 ou 2 grammes d'acide phosphorique, à 2ᵍ,967 d'acide sulfurique et à 1ᵍ,730 de potasse. Reportez-vous maintenant à l'analyse du bouillon que je vous ai donnée dans l'une des premières conférences, et que je reproduis ici, vous verrez combien cette analyse répond bien aux pertes incessantes des typhiques en matières salines.

Eau..		985ᵍ,600
Substance organique solide desséchée à 20 degrés dans le vide sec.............	16ᵍ,917	
Sels solubles ; chlorhydrate, phosphate et sulfate de potasse et de soude..........	10 ,724	28 ,180
Sels très peu solubles ; phosphate de magnésie et de chaux.....................	0 ,539	
		1 013ᵍ,780

En sera-t-il de même du lait ? Oui, dans une certaine mesure ; par l'eau et les substances salines qu'il renferme, substances très analogues à celles du serum, le lait répond très bien à l'indication d'une nourriture liquide et saline dans les maladies fébriles. Mais ce lait renferme en outre des albuminoïdes et des graisses. Quel rôle jouent ces corps ? Agissent-ils comme aliments ou bien sont-ils rejetés sans être absorbés ? Nous l'ignorons entièrement, et des expériences précises faites avec la balance entre les typhiques nourris exclusivement avec du bouillon et ceux soumis au lait, pourront nous permettre de juger cette question. Pour moi, je crois que le lait n'agit dans les maladies fébriles que par l'eau et par les substances salines qu'il renferme.

Si les principes salins contenus dans les aliments sont propres à réparer les pertes salines incessantes du fébricitant, l'eau contenue dans ces mêmes aliments remplit un tout autre but. C'est de permettre d'éliminer au dehors par les urines les principes extractifs accumulés dans l'économie. Ce but sera rempli non seulement par les aliments aqueux, tels que le bouillon et le lait, mais encore par les tisanes, en tête desquelles nous devons placer la limonade, et cela non pas seulement à cause du goût agréable de cette limonade, mais parce qu'on a attribué au citron des propriétés antifébriles toutes spéciales.

De
la limonade.

Les médecins arabes, et en particulier Isach-Ibn-Amrem, ont signalé depuis bien longtemps l'action avantageuse de la pulpe du citron contre la fièvre, et Maglieri, qui a repris dernièrement ces expériences en Italie, affirme que la décoction de limon est égale, sinon supérieure, aux préparations de quinine. Sans aller jusque-là, on peut reconnaître que la limonade remplit un rôle utile en introduisant de l'eau et quelques principes salins chez les typhiques. Mais il est un point qui doit nous arrêter plus longtemps, c'est le rôle du vin et des alcools.

Du vin
et de l'alcool.

Le vin et l'alcool ont été appliqués depuis longtemps à l'intérieur à la cure des maladies aiguës, et dans les livres hippocratiques on insiste souvent sur l'emploi du vin comme médicament tonique. Mais il faut bien le reconnaître, ce n'est que depuis une vingtaine d'années, c'est-à-dire depuis le travail que Robert Bentley Todd a fait paraître en 1860, que l'on a employé d'une manière courante l'alcool dans le traitement des phlegmasies et

Méthode
de Todd.

dans celui des maladies fébriles. Todd, dans les propositions qu'il émet au sujet des maladies aiguës, soutenait que le rôle du médecin était de chercher les moyens les plus convenables pour soutenir la force vitale dans les maladies aiguës, celles-ci suivant une évolution naturelle vers la guérison. Pour Todd, le meilleur moyen de soutenir les forces était d'user de l'alcool.

Mon regretté maître Béhier fut un des propagateurs les plus actifs de la pratique de Todd, et bientôt en France les phlegmasies aiguës, telle que la pneumonie, furent toutes mises au traitement alcoolique. Jaccoud a donné à ce propos une statistique empruntée à Bennett, très favorable à cette médication ; sur 120 cas de pneumonie, la mortalité n'ayant été que de 3,10 pour 100. Elle s'élève à 7,4 pour 100 avec l'expectation pure et de 16 à 34 pour 100 pour les pneumonies traitées par la saignée ou le tartre stibié.

Cette même médication a été appliquée au traitement des fièvres. Fourrier (1), de Compiègne, en 1873, nous a montré les bons effets qu'il avait obtenus par cette médication alcoolique dans le traitement de la fièvre typhoïde. De son côté, Burdel, de Vierzon, nous a signalé les avantages du vin dans le traitement

____

(1) Fourrier, *Bull. de thérap.*, t. LXXXV, p. 241 et 292.

de la fièvre paludéenne, et l'on a cité de curieux exemples d'individus atteints de fièvre intermittente rebelle à tous moyens de traitement, qui furent guéris par l'absorption de doses considérables d'alcool ; Todd avait observé des cas semblables.

Aujourd'hui que l'enthousiasme qu'avait suscité à ses débuts la pratique de Todd est un peu calmé, on est unanime cependant à reconnaître les grands avantages de la médication alcoolique dans ces maladies fébriles aiguës. C'est surtout dans les formes adynamiques de ces affections que ces alcools sont indiqués. Ils donnent aussi d'excellents résultats aux deux extrêmes de la vie chez le jeune enfant et chez le vieillard. Chez l'enfant, comme l'a bien montré notre collègue Gingeot (1), l'alcool est remarquablement supporté, et donne les meilleurs résultats dans le traitement de la pneumonie ; il en est de même chez le vieillard. Ajoutons enfin que l'alcoolique, lorsqu'il est atteint d'affections aiguës, voit apparaître des symptômes graves, si l'on vient à supprimer brusquement l'usage des alcools, d'où la nécessité chez lui de le maintenir au traitement institué par Todd.

Indications des alcools dans les fièvres

Formes adynamiques des fièvres, âges extrêmes de la vie, habitudes alcooliques : telles sont les grandes indications de l'emploi des alcools dans les maladies fébriles.

Si tout le monde est unanime à reconnaître dans de pareils cas les bons effets de la médication tonique, cette unanimité cesse lorsque l'on veut expliquer quel est le mécanisme de cette action favorable. Les uns, comme Gubler, veulent voir dans l'alcool un médicament dynamophore, et qui agit dans les maladies fébriles en soutenant et augmentant les forces du malade. D'autres considèrent l'alcool comme un médicament antithermique qui abaisse la température et s'oppose à l'hyperthermie. D'autres encore soutiennent, comme A. Robin, que l'alcool s'oppose à la désintégration organique tout en augmentant la quantité d'oxygène inspirée ; d'autres enfin prétendent que l'alcool n'agit que comme un aliment.

Action physiologique des alcools dans les fièvres.

Pour moi, qui ai grandement étudié cette question de l'action physiologique de l'alcool, je crois que toutes ces opinions sont vraies dans leur ensemble, et que l'alcool agit à la fois et comme aliment, et comme tonique, et comme antithermique, et que

(1) Gingeot, *Traitement de la pneumonie des enfants par l'alcool* (thèse de Paris).

c'est cette triple action qui explique ses effets favorables dans la cure des maladies aiguës fébriles. Pour moi, l'alcool est un aliment et, comme vous le savez, je soutiens l'opinion qu'il subit dans l'organisme une combustion plus ou moins complète; mais cette combustion, il la subit au détriment de l'oxygène du sang, et par cela même il diminue les phénomènes combustifs et abaisse la température; comme l'a bien soutenu Marvaud, c'est un aliment d'épargne. Mais il agit aussi en nature sur les centres nerveux auxquels il communique des éléments de force et de tonicité, et, comme le voulait Gubler, c'est un dynamophore.

Pour pratiquer cette médication alcoolique, nous avons l'habitude dans nos hôpitaux de prescrire la potion de Todd; cette potion a, comme vous le savez, la formule suivante :

<pre>
    Cognac ou rhum..................... 60 grammes.
    Potion diacode..................... 60   —
</pre>

Dans la clientèle privée, je crois que nous avons tout avantage à repousser la potion de Todd et les différentes modifications qui y ont été apportées et de la remplacer par des vins alcooliques comme, par exemple, les vins d'Espagne, de Portugal ou de Sicile. Ces vins sont d'un goût plus agréable que la potion de Todd. Ils peuvent être naturels, ce qui n'existe jamais pour les eaux-de-vie du commerce, qui ne proviennent qu'exceptionnellement du vin.

En résumé, messieurs, comme vous le voyez, dans les maladies fébriles, et en particulier dans les fièvres typhoïdes, l'alimentation doit se composer de substances liquides renfermant, outre l'eau qu'elles contiennent, des principes salins, des principes toniques, et une très faible quantité de principes albuminoïdes.

Mais la rigueur dans ce régime doit surtout être observée aux périodes terminales de la fièvre typhoïde à ce moment où, la fièvre cessant, le malade entre en convalescence.

Pour réparer les pertes que cette inanition prolongée a fait subir à tout l'organisme, le malade est pris d'une de ces faims insatiables qui le font se jeter avec avidité sur tous les aliments qu'on lui présente ; il avale sans mâcher, réclamant toujours de nouveaux aliments. Ceux-ci, mal digérés, encombrent bientôt le tube digestif, et bien souvent cet encombrement produit une rupture intestinale accompagnée d'une péritonite mortelle, rupture d'ailleurs bien facile à comprendre quand on songe aux lésions llontd e'instin était le siège. C'est donc ici que votre surveillance doit être appliquée à modérer cette alimentation, à ne donner que des substances facilement digestibles, et sous un état qui permette leur prompte absorption ; puis peu à peu, à augmenter l'alimentation, à mesure que le malade marche vers une guérison définitive.

Mon excellent élève, le docteur Stackler, en mettant en usage une balance très sensible, construite par Redier, sur les indications de Hervé-Mangon, qui nous permet d'inscrire la courbe résultant des modifications journalières du poids du malade, a bien mis en lumière cette nécessité de régler l'alimentation suivant l'intensité du processus fébrile et je vous renvoie au travail si intéressant qu'il a publié sur ce sujet (1). Déjà l'année précédente, un autre de mes élèves, le docteur Cohin, avait abordé cette étude, mais d'une façon beaucoup moins complète (2).

Telles sont, messieurs, les indications que je voulais vous fournir sur l'hygiène alimentaire dans les maladies fébriles. J'en ai fini avec cette première partie de l'hygiène thérapeutique. J'espère que cette étude du régime alimentaire vous a offert quelque intérêt et qu'à chaque pas, dans votre pratique, vous aurez à appliquer les préceptes que j'ai formulés devant vous. Mais ce n'est là qu'une partie de ma tâche ; dans une autre série de leçons, nous compléterons cette étude de l'hygiène thérapeutique en nous occupant de la gymnastique, de l'hydrothérapie, de la balnéothérapie, de l'aérothérapie, de la climathérapie, et nous trouverons encore dans ces différents chapitres des points intéressants et offrant une utilité réelle.

(1) Stackler, *Des indications thérapeutiques tirées de pesées journalières faites au cours de la fièvre typhoïde normale* (*Bull. de thérap.*, 30 juin 1888, t. CXIV, p. 529).

(2) Cohin, *Etudes sur les variations du poids du corps dans la fièvre typhoïde* (thèse de Paris, 1887).

TABLE DES MATIÈRES

Albumine, 17.
— (Digestibilité de l'), 61.
Albuminoïdes(Composition des substances), 17.
— (Digestion des substances), 18.
— (Rôle des substances) dans la nutrition, 19.
— (Principes) du lait, 34.
— (Principes) des aliments végétaux, 72.
Albuminurie comparée au diabète, 191.
— (Du traitement hygiénique de l'), 193.
— (Fonctionnement de la peau dans l'), 193.
— (Combustion des albuminoïdes dans l'), 193.
— (Inhalation d'oxygène dans l'), 194.
— (Régime alimentaire dans l'), 194.
— (Diète lactée dans l'), 194.
— (Des repas dans l'), 195.
— (Des œufs dans l'), 196.
— (Des viandes dans l'), 196.
— (De l'oignon dans l'), 196.
— (Des boissons dans l'), 197.
Alcaloïdes, 23.
Alcools, 105.
— (Action toxique des), 105.
— (Action physiologique des), 110.
— (Modifications des) dans l'économie, 110.
— (Effets thérapeutiques des), 112.

Alcools dans les maladies fébriles aiguës, 230, 231.
— (Action physiologique des) dans les fièvres, 231.
Aliment (Définition de l'), 16.
— complets, 33.
— azotés, 51.
— complexes, 51.
— (De la cohésion des), 52.
— végétaux, 71.
— (Composition des) végétaux, 71.
— amylacés, 73.
— féculents, 77.
— gras, 82.
— (Relation nutritive des), 117.
Alimentaires (Des principes) primordiaux, 15.
— (Division des principes) primordiaux, 16.
— (Ration), 116.
Alimentation dans les hospices, 118.
— (Rôle de l') dans la production du travail, 123.
— et travail, 125.
— des tissus, 127.
Amidon des aliments végétaux, 72.
— (Transformation de l') en sucre, 72.
Apéritifs, 109.
Avoine (Farine d'), 76.
Azote (Pertes journalières d') chez l'homme, 15.
— fourni par les aliments, 125.

Beurre, 86.
— (Composition du), 87.
— bromo-iodé, 87.
Bière, 102.
— (Composition des), 101.
— de malt, 102.
Boissons, 89.
— aromatiques, 96.
— alcooliques, 99.
— (Diète des), 112.
— dans l'albuminurie, 197.
— dans le diabète, 183.
Bouillon, 60.
— (Composition du), 61.
— (Rôle du) dans la nutrition, 61.
— (Préparations de), 62.
— de Darcet, 23.

Café (Applications thérapeutiques de), 98.
— (Préparations de), 98.
Caféine, 96.
— (Action physiologique et hygiénique de la), 97.
Cancer (Régime alimentaire dans le) de l'estomac, 213.
Carbone (Pertes journalières de) chez l'homme, 15.
— (Hydrates de), 24.
— fourni par les aliments, 125.
Carottes (Les) dans la gravelle hépatique, 172.
Caséine, 17.
Champignons, 79.
Chondrine, 22.
Céréales, 74.
Cidre, 101.
Constipation (Régime alimentaire dans la), 219.
Crème (Composition de la), 87.
Crustacés, 68.

Diabète (Pathogénie du), 175.
— léger, 178.
— moyen, 178.
— grave, 179.
— (Les régimes alimentaires dans le), 179.
— (Régime exclusif dans le), 179.

Diabète (Régime adipo-carné dans le), 179.
— (Régime lacté dans le), 180.
— (Régime mixte dans le), 180.
— (Du pain dans le), 181.
— (Des boissons dans le), 183.
— (Des aliments permis et défendus dans le), 183.
— (Des potages dans le), 185.
— (Des viandes dans le), 185.
— (Des légumes dans le), 185.
Diarrhée (Régime alimentaire dans la), 220.
Diastase salivaire, 24.
Diététique (Définition de la), 11.
Digestibilité, 52.
Dilatation (Régime alimentaire dans la) de l'estomac, 215.

Eau (Pertes journalières de l') chez l'homme, 16.
— (Rôle de l') dans la nutrition, 30.
— (Composition de l') potable, 87.
— calcaires, 92.
— (Micro-organismes des), 92.
— (Température de l') potable, 93.
— (Absorption de l'), 94.
— (Action diurétique de l'), 94.
— de table naturelles, 95.
— de Seltz, 95.
— de-vie, 105.
— de-vie de consommation, 108.
— (Rôle de l') dans l'obésité, 136.
— sulfo-carbonée dans la dilatation de l'estomac, 215.
— de chaux seconde dans la diarrhée, 220.
Escargot, 67.
— (Composition de l'), 67.
— (Propriétés thérapeutiques de l'), 68.
Estomac (Maladies de l'), 201.
— (Diagnostic des maladies de l'), 201.
— (Procédés d'étude des affections de l'), 201.
— (Procédés chimiques dans les maladies de l'), 201.

Estomac (Procédés directs dans les maladies de l'), 202.
— (Régimes dans les affections de l'), 210.
— (Régime alimentaire dans la dilatation de l'), 215.

Fermentation lactique, 38.
— butyrique, 40.
— putride, 40.
— alcoolique, 41.
Fibrine, 17.
Fièvres (Histoire du régime alimentaire des), 223.
— (De la nutrition dans les), 226.
— (Désintégration organique dans les), 227.
— (Du bouillon et du lait dans les), 228.
— (De la limonade dans la) typhoïde, 230.
— (Du vin et de l'alcool dans la) typhoïde, 230.
Fromages, 40.
— (Analyse des), 40.
Fruits (Composition des), 81.
— (Rôle des) dans la nutrition, 81.
— (Des) dans le diabète, 186.

Galazyme, 42.
Gastrite chronique (Régime alimentaire dans la), 215.
Gastrique (Examen du suc), 198, 203.
— (Procédés pour provoquer la sécrétion du suc), 205.
— (Présence de l'acide chlorhydrique dans le suc), 207.
Gélatinigènes (Substances), 22.
— (Rôle des) dans la nutrition, 23.
Glycémie physiologique, 24, 173.
Glycogénique (Fonction) du foie, 176.
— (Théorie de la), 177.
Glycose, 24.
Goutte, 162.
— (Théorie de la), 163.
Goutte (Traitement prophylactique de la), 165.

Goutte (Hygiène alimentaire dans la), 165.
— (Aliments dans la), 165.
— (Boissons dans la), 166.
— (Des excréta dans la), 168.
Graisses, 25.
— (Absorption des), 26.
Gravelle urique, 169.
— oxalique, 169.
— (Hygiène alimentaire dans la) oxalique, 171.
— alcaline, 171.
— hépatique, 171.
— (Hygiène alimentaire dans la) hépatique, 172.
— (Des carottes dans la) hépatique, 172.

Homard, 68.
— (Composition du), 68.
— (Valeur nutritive du), 68.
Huile de foie de morue, 83.
— (Composition des), 84.
— (Administration des), 85.
Huître (De l'), 66.
— (Composition de l'eau de l'), 66.
Hygiène thérapeutique, 1.
— (Histoire de l'), 1.
— (Rôle de l'), 13.

Inanition, 131.
Inorganiques (Les principes), 27.

Kéfyr, 41.
Koumys, 41.

Lait, 33.
— (Composition du), 33.
— (Des albuminoïdes du), 33.
— (Variations de composition du), 36.
— (Des) médicamenteux, 36.
— (Des) pathogènes, 37.
— (Des) fermentés, 38.
— (Des petits), 38.
— (Cure du petit-), 39.
— (Digestion du), 44.
Lait (Cure de), 45.

Lait (Applications thérapeutiques du), 46.
— (Injections intraveineuses de), 47.
— de poule, 49.
— fermenté dans la gastrite chronique, 211.
— dans la diarrhée, 214.
Légumes féculents, 77.
— herbacés, 79.
— mucilagineux, 79.
— acides, 80.
— dans le diabète, 184.
Légumine, 88.
Lentille, 78.

Maigreur (Traitement de la), 149.
— (Variétés de la), 149.
— (Pathogénie de la), 150.
— (Traitement pharmaceutique de la), 150.
— (Hygiène dans la), 151.
— (Exercices dans la), 151.
— (Alimentation dans la), 151.
— (Alimentation forcée dans la), 153.
— (Gavage dans la), 153.
Maïs, 76.
Malt (Bière de), 104.
Maltines, 102.
Moule, 67.
— (Action toxique des), 67.
Mytilotoxine, 67.

Nutribilité, 52.
Nutrition (Théorie cellulaire de la), 19.
— (De la) dans les fièvres, 224.

Obésité (Hygiène alimentaire dans l'), 133.
— (Etiologie de l'), 133.
— (Formes de l'), 134.
— (Traitement de l'), 135.
— Traitement de Dancel, 136.
— Traitement de Banting, 136.
— Traitement de Ebstein, 138.
— Traitement de G. Sée, 140.
— Traitement de A. Robin, 141.

Obésité (Exercices dans l'), 143.
— (Purgatifs dans l'), 144.
— (Eaux alcalines dans l'), 144.
Œuf, 48.
— (Composition de l'), 48.
— (Des) en thérapeutique, 49.
— (Des) dans l'albuminurie, 196.
Oignon dans l'albuminurie, 196.
Organiques (Les principes), 16.
— (Principes) azotés, 17.
— (Principes) non azotés, 24.
Osséine, 22.

Pain, 75.
— dans le diabète, 178.
Pancréatique (Suc), 24.
Peptones, 18.
— (Réactions des), 18.
— (Application des) à la thérapeutique), 21.
Peptonisation, 18.
Phosphates, 28.
Phthisie (Contagion de la), 12.
— (De la suralimentation dans la), 152.
Poisson dans la nutrition, 64.
— (Composition des), 64.
— (Valeur nutritive des), 65.
— (Action de la chair des), 65.
Poiré, 101.
Potages dans le diabète, 185.
Protéine, 17.
Ptyaline, 24.

Raisin (Cure de), 82.
Ration alimentaire, 115.
— (Bases de la) alimentaire, 116.
— des soldats, 117.
— d'entretien, 120.
— de travail, 120.
Régime insuffisant, 131.
— surabondant, 149.
— alimentaire dans la goutte, 165.
— alimentaire dans le diabète, 179.
— alimentaire dans l'albuminurie, 193.
— alimentaire dans les maladies de l'estomac, 210.

Régime alimentaire dans le cancer de l'estomac, 213.
Régime alimentaire dans l'ulcère de l'estomac, 214.
— végétarien dans les dyspepsies, 218.

Saccharine, 188.
Salins (Des principes), 16.
Sang, 62.
— dans la nutrition, 63.
— (Du) en thérapeutique, 63.
Sels, 27.
Sodium (Chlorure de), 27.
— (Rôle du) dans la nutrition, 27.
Soya, 88, 187.
Suralimentation, 153.
— (De la) dans la tuberculose, 155.

Todd (Potion de), 232.

Ulcère de l'estomac, 214.
— (Régime alimentaire dans l') de l'estomac, 214.
Urée, 155.

Urée (Origine de l'), 156.
— (Influence du régime sur la production de l'), 155.
Urique (Acide), 156.
— (Origines de l'acide), 156.
— (Diathèse), 157.

Viande (Pulpeurs de), 53.
— (Composition des), 56.
— (Préparations des), 57.
— rôtie, 57.
— crue, 58.
— (Emploi thérapeutique de la) crue, 58.
— (Poudres de), 59.
— (Digestion des), 63.
— (Des) dans le diabète, 185.
— (Des) dans l'albuminurie, 196.
Vin, 99.
— (Richesse alcoolique des différents), 97.
— liqueurs, 101.
— rouges, 101.
— blancs, 101.
— mousseux, 101.
Vinage, 101.

Paris. — Typographie A. Hennuyer, rue Darcet, 7.